乡村全科执业助理医师资格考试
核心考点速记手册

田 磊◎主编

全国百佳图书出版单位
中国中医药出版社
·北京·

图书在版编目（CIP）数据

乡村全科执业助理医师资格考试核心考点速记手册/田磊主编．—北京：中国中医药出版社，2021.12
（乡村全科执业助理医师资格考试系列图书）
ISBN 978-7-5132-7226-1

Ⅰ．①乡… Ⅱ．①田… Ⅲ．①医师—资格考试—自学参考资料 Ⅳ．①R192.3

中国版本图书馆 CIP 数据核字（2021）第 204058 号

中国中医药出版社出版
北京经济技术开发区科创十三街 31 号院二区 8 号楼
邮政编码　100176
传真　010-64405721
河北品睿印刷有限公司印刷
各地新华书店经销

开本 787×1092　1/32　印张 23.25　字数 371 千字
2021 年 12 月第 1 版　2021 年 12 月第 1 次印刷
书号　ISBN 978-7-5132-7226-1

定价　79.00 元
网址　www.cptcm.com

服务热线　010-64405510
购书热线　010-89535836
侵权打假　010-64405753

微信服务号　zgzyycbs
微商城网址　https://kdt.im/LIdUGr
官方微博　http://e.weibo.com/cptcm
天猫旗舰店网址　https://zgzyycbs.tmall.com

如有印装质量问题请与本社出版部联系（010-64405510）
版权专有　侵权必究

乡村全科执业助理医师资格考试核心考点速记手册 编委会

主　编　田　磊

副主编　张　峦　　郭琛英　　曹粟满
　　　　刘　婷

编　委　胡丽鸽　　张　超　　田泾市
　　　　艾丹丹　　姚　梦　　杨睿萱
　　　　朱啊荣　　居传水　　胡振举
　　　　胡月玲　　王军燕　　王孝友
　　　　王军峰　　胡春萍　　胡爱玲
　　　　田四杠　　郝欣茶

编写说明

为建立乡村全科执业助理医师制度，做好乡村医生队伍建设和全科医生队伍建设的衔接，国家在2016年增设了乡村全科执业助理医师资格考试。

乡村全科执业助理医师考试紧密结合乡镇卫生院和村卫生室的工作实际，与国家医师资格考试统一组织，单独命题，单独划定合格线，取得乡村全科执业助理医师资格的人员可以按规定参加医师资格考试。

国家医学考试中心在调研的基础上，会同相关部门，组织专家拟定了乡村全科执业助理医师基本标准和考试大纲，同时编写了与之配套的指导用书，但指导细则内容广博，重点却不甚突出，导致许多考生在复习过程中无法把握知识的结构与主次，难以通过考试。

为此，我们编写了这本《乡村全科执业助理医师资格考试核心考点速记手册》。本书紧密结合考试形势，切合实用，具有以下特点：

体例清晰 乡村全科执业助理医师考试内容广博，涉及面广。本书对大纲框架进行了清晰化整理，使得知识点的结构能够清晰展现，有助于学习者建立完整的知识体系，同时涵盖了 80% 以上的知识点，确保了内容的完整性。

内容精炼 在医学考试中，重要的知识点总会被反复涉及，根据这种情况，我们将乡村全科执业助理医师考试中全部知识点进行分析，去粗取精，选择的精华部分也尽可能用最凝练的语言表达其知识内涵，省略了与考试无关的内容。

重点准确 通行的指导用书内容完备，但重要考点不突出不具体，使得复习时雾里看花，容易失去耐心。而本书的一大特色就是靶向明确，重点突出。将重要考点以下划线标出，方便考生对重点内容重点复习，加深印象。

过程简便 本书将考试指导用书中较杂乱的内容用表格的方式展现，方便大家以对比的形式理解和记忆相关知识点。其次，小开本便于携带，方便学习者整合零碎时间，随时学习，随时记忆，提高效率。

我相信，只要同学们认真努力，在本书的帮助下一定能够顺利通过乡村全科执业助理医师考试，成为一名名副其实的乡村医生！

田磊

2019 年 10 月

目 录

第一部分 医学人文

第一章 医学心理 ·················· 2
   第一节 概述 ··················· 2
   第二节 心理健康的概念与标准 ··· 3
   第三节 心理应激的应对 ········ 4
   第四节 心身疾病 ··············· 6
   第五节 心理干预的基本方法 ··· 7
   第六节 医患沟通 ··············· 11
第二章 医学伦理 ·················· 14
   第一节 概述 ··················· 14
   第二节 医学伦理的基本原则 ··· 15
   第三节 医患关系伦理 ·········· 18
   第四节 乡村全科诊疗的伦理要求 ··················· 22
   第五节 乡村公共卫生服务的伦理要求 ··············· 24
第三章 卫生法规 ·················· 26
   第一节 传染病防治法 ·········· 26

第二节	突发公共卫生事件应急条例 …………… 30
第三节	医疗废物管理条例 …… 31
第四节	疫苗流通和预防接种管理条例 …………… 33
第五节	母婴保健法 …………… 36
第六节	执业医师法 …………… 37
第七节	侵权责任法（医疗损害责任） …………… 40
第八节	精神卫生法 …………… 43
第九节	医疗机构管理条例 …… 44
第十节	医疗事故处理条例 …… 46
第十一节	乡村医生从业管理条例 …………… 49
第十二节	医院感染管理办法 …… 51
第十三节	处方管理办法 ……… 52
第十四节	抗菌药物临床应用管理办法 …………… 59
第十五节	药品管理法 …………… 60
第十六节	人口与计划生育法 …… 62
第十七节	中医药法 …………… 63
第十八节	中医药条例 …………… 71

第二部分 公共卫生

第一章 卫生管理和政策……………… 76

第一节 疾病预防策略 ············ 76
第二节 基本公共卫生服务和重大公共卫生服务项目 ··· 78
第三节 家庭医生签约服务 ····· 79
第四节 中医预防与养生保健 ··· 80
第二章 卫生统计学和流行病学基本知识··· 83
第一节 卫生统计学概述 ········ 83
第二节 统计表 ··············· 85
第三节 算术平均数 ············ 86
第四节 常用人口统计指标 ····· 87
第五节 常用流行病学方法 ····· 89
第六节 疾病的分布与影响因素 ··· 90
第七节 公共卫生监测 ·········· 95
第三章 健康教育与健康促进··············97
第一节 概 述 ··············· 97
第二节 健康教育内容 ········· 100
第三节 健康教育服务形式和要求 ··············· 110
第四章 传染病及突发公共卫生事件······ 113
第一节 传染病流行过程 ····· 113
第二节 传染病及突发公共卫生事件报告和处理 ··· 116
第三节 预防接种 ············ 129
第五章 居民健康管理··············143
第一节 居民健康档案管理 ··· 143

第二节 0~6岁儿童健康管理 ………… *147*
第三节 孕产妇健康管理 …… *163*
第四节 老年人健康管理 …… *179*
第五节 高血压患者健康管理… *184*
第六节 2型糖尿病患者健康管理 ………… *189*
第七节 结核病患者健康管理… *193*
第八节 严重精神障碍患者健康管理 ………… *198*
第九节 中医药健康管理 …… *206*
第十节 中风、痹证的中医健康管理 ………… *213*
第六章 卫生监督协管……………… *216*
第一节 基本知识 …… *216*
第二节 服务内容和要求 …… *221*

第三部分 全科医疗

第一章 全科医学基本知识………… *226*
第一节 全科医疗 …… *226*
第二节 全科医生 …… *233*
第二章 常见症状 *240*
第一节 发热 …… *240*
第二节 皮疹 …… *242*
第三节 水肿 …… *244*

第四节　发绀 …………… *246*
第五节　结膜充血 ………… *249*
第六节　耳鸣与耳聋 ……… *250*
第七节　鼻出血 …………… *253*
第八节　口腔溃疡 ………… *255*
第九节　牙痛 ……………… *256*
第十节　咽痛 ……………… *259*
第十一节　吞咽困难 ……… *261*
第十二节　咳嗽与咳痰 …… *263*
第十三节　咯血 …………… *267*
第十四节　呼吸困难 ……… *270*
第十五节　胸痛 …………… *274*
第十六节　心悸 …………… *277*
第十七节　恶心与呕吐 …… *278*
第十八节　黄疸 …………… *280*
第十九节　腹痛 …………… *283*
第二十节　腹泻 …………… *287*
第二十一节　便秘 ………… *289*
第二十二节　呕血与便血 … *291*
第二十三节　尿频、尿急与尿痛
………… *294*
第二十四节　血尿 ………… *297*
第二十五节　阴道出血 …… *299*
第二十六节　腰腿痛 ……… *301*
第二十七节　关节痛 ……… *304*

第二十八节 头痛 …… 307
第二十九节 抽搐 …… 310
第三十节 眩晕 …… 312
第三十一节 晕厥 …… 314
第三十二节 意识障碍 …… 317
第三十三节 失眠 …… 320
第三章 常见病与多发病 …… 322
 第一单元 呼吸系统 …… 322
  第一节 急性上呼吸道感染 … 322
  第二节 急性支气管炎 …… 326
  第三节 慢性阻塞性肺疾病 … 328
  第四节 支气管哮喘 …… 331
  第五节 肺炎 …… 334
  第六节 肺结核 …… 339
 第二单元 心血管系统 …… 341
  第一节 慢性心力衰竭 …… 341
  第二节 心律失常 …… 346
  第三节 原发性高血压 …… 349
  第四节 冠状动脉粥样硬化性
       心脏病 …… 353
 第三单元 消化系统 …… 356
  第一节 胃食管反流病 …… 356
  第二节 急性胃炎 …… 357
  第三节 慢性胃炎 …… 358
  第四节 消化性溃疡 …… 361

第五节	肝硬化	366
第六节	急性阑尾炎	369
第七节	胆石症	372
第八节	急性胆囊炎	375
第九节	急性胰腺炎	377

第四单元　泌尿与生殖系统 …… 380
　第一节　尿路感染 …… 380
　第二节　慢性肾小球肾炎 …… 383
　第三节　慢性肾衰竭 …… 385
　第四节　前列腺增生 …… 387
　第五节　尿路结石 …… 389
　第六节　异位妊娠 …… 390
　第七节　阴道炎 …… 392
　第八节　痛经 …… 397

第五单元　血液、代谢、内分泌
　　　　　系统 …… 398
　第一节　缺铁性贫血 …… 398
　第二节　血小板减少性紫癜 …… 402
　第三节　甲状腺功能亢进症 …… 404
　第四节　甲状腺功能减退症 …… 407
　第五节　糖尿病 …… 409
　第六节　血脂异常 …… 413

第六单元　精神、神经系统 …… 414
　第一节　脑血管疾病 …… 414
　第二节　癫痫 …… 423

第三节 精神分裂症 ………… 426
第四节 抑郁症 …………………… 427
第七单元 运动系统 ……………… 428
第一节 颈椎病 …………………… 428
第二节 粘连性肩关节囊炎 … 430
第三节 类风湿关节炎 ……… 431
第四节 骨关节炎 ……………… 434
第八单元 小儿疾病 ……………… 435
第一节 先天性心脏病 ……… 435
第二节 小儿腹泻 ……………… 437
第三节 小儿急性肾小球肾炎… 442
第四节 营养性维生素 D 缺乏性
佝偻病 ………………… 444
第五节 新生儿黄疸 …………… 447
第六节 小儿热性惊厥 ………… 449
第七节 常见发疹性疾病 …… 451
第九单元 传染病与性病、
寄生虫病 …………………… 460
第一节 病毒性肝炎 …………… 460
第二节 流行性脑脊髓膜炎 … 467
第三节 狂犬病 …………………… 470
第四节 艾滋病 …………………… 471
第五节 性传播疾病 …………… 473
第六节 肠道寄生虫病 ………… 478
第十单元 五官、皮肤及其他 …… 479

第一节　结膜炎 …………… 479
第二节　中耳炎 …………… 483
第三节　鼻炎与鼻窦炎 …… 485
第四节　牙周炎 …………… 488
第五节　过敏性皮肤病 …… 490
第六节　真菌性皮肤病 …… 495
第七节　浅表软组织急性化脓性
　　　　感染 ……………… 500
第八节　急性乳腺炎 ……… 506
第九节　腹股沟疝 ………… 508
第十节　痔 ………………… 510
第十一节　破伤风 ………… 512
第十一单元　常见肿瘤 …… 514
第一节　肺癌 ……………… 514
第二节　食管癌 …………… 517
第三节　胃癌 ……………… 519
第四节　结、直肠癌 ……… 520
第五节　乳腺癌 …………… 523
第六节　子宫颈癌 ………… 525

第四章　合理用药 ………… 527

第五章　急诊与急救 ……… 540
第一单元　急、危、重症 …… 540
第一节　休克 ……………… 540
第二节　自发性气胸 ……… 544
第三节　气道异物 ………… 546

第四节	心脏骤停	549
第五节	急性心肌梗死	552
第六节	高血压急症	553
第七节	糖尿病酮症酸中毒	555
第八节	低血糖症	557
第九节	癫痫持续状态	558

第二单元 常见损伤与骨折 559
第一节 颅脑损伤 559
第二节 腹部损伤 567
第三节 常见的骨折 569
第四节 关节脱位 577

第三单元 意外 584
第一节 急性农药中毒 584
第二节 急性一氧化碳中毒 590
第三节 急性酒精中毒 592
第四节 镇静催眠药中毒 595
第五节 中暑 598
第六节 窒息 600
第七节 淹溺 602
第八节 热烧伤 603
第九节 冻伤 608
第十节 坠落伤 611
第十一节 电击伤 613
第十二节 毒蛇咬伤 615
第十三节 蜂蜇伤 619

第六章 中医辨证施治和适宜技术应用… 621
第一单元 中医学基本概念 ……… 621
第二单元 诊法 …………………… 623
第一节 望诊 …………………… 623
第二节 闻诊 …………………… 627
第三节 问诊 …………………… 629
第四节 切诊 …………………… 644
第三单元 八纲辨证 …………… 645
第一节 表里辨证 …………… 645
第二节 寒热辨证 …………… 647
第三节 虚实辨证 …………… 647
第四节 阴阳辨证 …………… 648
第四单元 脏腑辨证 …………… 649
第一节 肝与胆病辨证 …… 649
第二节 心与小肠病辨证 …… 651
第三节 脾与胃病辨证 …… 653
第四节 肺与大肠病辨证 …… 656
第五节 肾与膀胱病辨证 …… 659
第五单元 经络腧穴、刺灸法总论… 661
第一节 经络腧穴总论 …… 661
第二节 刺法灸法总论 …… 664
第六单元 常见病、多发病 …… 668
第一节 感冒 …………………… 668
第二节 咳嗽 …………………… 669
第三节 胸痹 …………………… 670

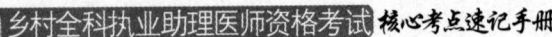

第四节 不寐 …………… 671
第五节 中风 …………… 672
第六节 头痛 …………… 674
第七节 眩晕 …………… 675
第八节 胁痛 …………… 676
第九节 胃痛 …………… 677
第十节 呕吐 …………… 679
第十一节 泄泻 ………… 680
第十二节 便秘 ………… 681
第十三节 内伤发热 …… 682
第十四节 腰痛 ………… 684
第十五节 痹证 ………… 685
第十六节 疝 …………… 687
第十七节 痔 …………… 689
第十八节 湿疮 ………… 692
第十九节 痛经 ………… 694
第二十节 月经先后无定期 … 696
第二十一节 带下病 ……… 697
第二十二节 肺炎喘嗽
　　　　　（小儿咳嗽）… 698
第二十三节 小儿泄泻 …… 699
第二十四节 面瘫 ………… 700
第二十五节 漏肩风 ……… 702
第七单元 中成药应用 …… 704
第一节 应用禁忌 ………… 704

第二节　用法 …………… *710*
第三节　肺系病证常用中
　　　　成药 …………… *712*
第四节　心脑系病证常用中
　　　　成药 …………… *714*
第五节　脾胃系病证常用中
　　　　成药 …………… *717*
第六节　肝胆系病证常用中
　　　　成药 …………… *718*
第七节　肾系病证常用中
　　　　成药 …………… *719*
第八节　其他病证常用中
　　　　成药 …………… *719*
第九节　调经类常用中成药 … *720*
第十节　止带类常用中成药 … *721*
第十一节　小儿肺系病证常用
　　　　　中成药 ………… *721*
第十二节　小儿脾胃系病证
　　　　　常用中成药 ……… *722*
第十三节　皮肤与外科常用
　　　　　中成药 ………… *722*
第十四节　骨伤科常用
　　　　　中成药 ………… *723*
第十五节　五官科常用
　　　　　中成药 ………… *724*

第一部分 医学人文

第一章 医学心理

第一节 概 述

一、医学模式的转化

医学模式在历史上经历了神灵主义模式、自然哲学医学模式、生物医学模式和生物-心理-社会医学模式四种医学模式阶段。

1. 神灵主义医学模式 形成于原始社会,方法是祈求神灵和巫医、巫术。

2. 自然哲学医学模式 例如,我国中医著作中有关"天人合一""天人相应"的观点。

3. 生物医学模式 以生物躯体为中心的医学整体观。

4. 生物-心理-社会医学模式 将人视为一个整体,考虑患者的心理因素和社会因素。20世纪90年代,中国有些专家学者又提出了"整体医学模式"。

二、医学心理学的基本观点

1. 心身统一的观点。

2. 社会对个体影响的观点。
3. 认知评价的观点。
4. 主动适应与调节的观点。
5. 情绪因素作用的观点。
6. 人格特征作用的观点。

第二节 心理健康的概念与标准

一、心理健康的意义

1. 有助于心理疾病的防治。
2. 有助于人们心理健康的发展。
3. 有助于推动精神文明的建设。

二、心理健康的标准

以下五条标准值得重视:

1. 智力正常　智力正常是人正常生活的最基本的心理条件,是心理健康的首要标准。

2. 情绪良好　心理健康者能经常保持愉快、开朗、自信的心情,善于从生活中寻求乐趣,对生活充满希望。

3. 人际和谐　人际和谐表现在:一是乐于与人交往,既有稳定而广泛的人际关系,又有知己;二是在交往中保持独立而完整的人格,有自知之明,不卑不亢;三是能客观评价别人,取人之长补己之短,宽以待人,友好相处,乐于助人;四是<u>交往中积极态度多于消极态度</u>。

4. 适应环境。

5. **人格完整** ①人格的各个结构要求<u>不存在明显的缺陷与偏差</u>;②具有清醒的自我意识,不产生自我同一性混乱;③<u>以积极进取的人生观作为人格的核心</u>;④<u>有相对完整统一的心理特征</u>。

第三节 心理应激的应对

一、应激源

1. 社会性应激源。
2. 职业性应激源。
3. 环境性应激源。
4. 心理性应激源。

二、心理应激对健康的影响

1. 积极意义 适度的心理应激是维持人正常功能活动的<u>必要条件</u>。适当的刺激和心理应激,有助于<u>维持人的生理、心理和社会功能</u>。

2. 消极作用 应激的生理与心理反应一般

是作为一个整体同时发生的。长期的或强烈的应激反应会引起心身疾病和心理障碍。心理应激下的心理和生理反应,特别是较强烈的消极反应,可加重一个人已有的疾病,或造成疾病复发。

三、影响心理应激中介因素

应激的心理反应的类型和强度取决于三类因素:应激源的强度、当事人本身的心身特点和环境因素。

四、心理应激的应对方法

应对应激的方法多种多样,其中比较常用的方法有:

1. 消除、逃避或回避应激源。
2. 调整对刺激事件的认知。
3. 增加可控性和可预测性。
4. 提高自身心理素质与应对经验。
5. 采用自我防御机制。
6. 学会放松和自我调节。
7. 取得社会支持和安慰,利用各种有效的应对资源。
8. 请心理治疗师帮助,必要时选用适当药物。

第四节 心身疾病

一、心身疾病的概念

心身疾病是指心理社会因素在疾病发生、发展、转归和防治过程中起重要作用的躯体器质性疾病和躯体功能性障碍。常见的心身疾病有：原发性高血压、冠心病、消化性溃疡、哮喘、功能性子宫出血、癌症等。

二、影响心身疾病的心理社会因素

1. 社会文化因素。
2. 情绪因素。
3. 人格特征 "A 型行为类型"（这类人格特征的特点是竞争性强、办事急躁、时间紧迫感、常具有敌意），认为这种人格类型与冠心病的发病密切相关。"C 型行为类型"（这类人格特征的特点为过度的忍耐、压抑、过分合作、谨慎、过分自我克制）为癌症易患人格。

三、心身疾病的诊断要点

心身疾病的诊断上包括躯体诊断和心理诊断两方面，主要依据以下几方面的要点进行：

1. 确定心理社会因素存在，其与患者的躯体症状有明确的时间关系。

2. 躯体症状有明确的器质性病理改变,或存在已知的病理生理学变化。

3. 病情的加剧与缓解与情绪因素密切相关。

4. 排除神经症或精神病。

第五节 心理干预的基本方法

心理干预包括心理治疗和心理咨询。

一、心理治疗的性质与适应证

1. 性质 治疗过程特点:①自主性;②学习性;③实效性。

2. 适应证 心理治疗最常应用在神经症、儿童与成人的行为障碍,包括性心理障碍、应激或挫折后的情绪反应、重性精神病的恢复期、心身疾病的辅助治疗、学习问题、人格问题以及某些慢性病患者的康复治疗等。

二、心理治疗的主要方法

心理治疗的主要方法包括行为疗法、以人为中心疗法。

1. 行为疗法 是根据行为学习及条件反射理论,消除和纠正异常并建立一种新的条件反射和行为的治疗方法。

表 1-1 行为治疗的具体方法

治疗方法	实施方法	举例
系统脱敏法（沃帕）	采取缓和的方法，逐步将患者置于（暴露于）他所惧怕的情境中，消除患者恐惧。关键是由轻到重、有顺序（系统）地进行。实施程序：①制定焦虑等级值；②放松训练；③脱敏治疗。在门诊做完脱敏后，还要带到实地去进行脱敏	恐蛇症等问题
冲击疗法	又名满灌法。治疗开始即将患者处于他最怕的情境中，如果并没有真正可怕的事情发生，那么紧张、焦虑不安便会明显减轻。应用此方法前应严格做必要的检查，且征得患者同意。治疗时医生应在现场严密观察与适时终止。本法也可多次应用，逐渐延长暴露时间	将怕水的孩子推入水中
厌恶疗法	是将令患者厌恶的刺激与对患者有吸引力的不良刺激相结合形成条件反射，以消退不良刺激对患者的吸引力，使症状消退。将此疗法作为其他疗法无效后的选择。应用前要征得患者同意及配合	电击法、橡皮筋法、氨水法、厌恶想象法等

2. 以人为中心疗法

（1）以人为中心疗法的特点：①以来访者为中心；②把心理治疗看成一个转变过程；③非指令性治疗的技巧。

（2）以人为中心疗法的主要技术：①真诚；②无条件积极关注；③同感的了解。

三、心理治疗的原则

1. 治疗关系的建立原则　单向性、系统性、正式性、时限性。

2. 心理治疗的原则

（1）保密原则：医生不得将患者的具体材料公布于众。

（2）真诚原则：这是心理治疗的一个重要条件。

（3）"中立"原则：心理治疗的目的是要帮助患者自我成长。在心理治疗过程中，不能替患者做选择，而应保持某种程度的"中立"。当遇到来访者询问问题时，要让来访者自己做出决定。"中立"原则并非是"价值中立"，遇到违反原则、触犯法律等问题，治疗师则应表明自己明确的态度，而不是"模棱两可"。

（4）回避原则：亲人与熟人均应在治疗中回避。

四、心理咨询

1. 心理咨询的方式　门诊心理咨询、信函心理咨询、电话心理咨询、专题心理咨询、互联网心理咨询。

2. 心理咨询的主要手段　宣泄、领悟、强化自我控制、增强自信心。

3. 心理咨询的常用技巧（表 1-2）

表 1-2　心理咨询的常用技巧

常用技巧	特点及方法
倾听技术	方法：设身处地地倾听，态度认真、有兴趣，并适当地表示理解；不随意打断来访者的诉说；不急于下结论；要给予倾诉者充分的尊重和接纳。咨询师要做出反应及深层次的分析反馈；必要时以点头、目光注视、微笑等同应
同感技术	方法：①咨询师应设身处地地体验来访者的精神世界；②运用咨询技巧把自己对来访者内心体验的理解准确地传达给对方；③引导来访者对其感受做进一步思考
真诚技术	特点：让来访者表露自己的软弱、失败、过错，切实感到被接纳和关爱。咨询师的真诚坦白可做一个良好的榜样，使来访者受到鼓励，以真实的自我和咨询师交流。 方法：开诚布公、言行一致、表达自我
询问技术	方法：①开放式询问常使用"什么""怎样""为什么"等词来发问，可获得深层次、更详细的材料。②封闭式询问常使用"是不是""对不对""有没有"等词，而回答也是"是""否"等简单答案。在咨询过程中，应将两种询问方式结合起来使用，但不宜过多使用封闭式询问，否则会剥夺来访者充分表达自己的机会

第六节 医患沟通

一、医患沟通的技巧

1. 言语沟通

（1）交谈的原则：尊重患者、有针对性、及时反馈。

（2）交谈的技巧：注意运用倾听、体会患者感受、抓住主要问题、善于引导话题、恰当应对反应。

2. 非言语沟通 非言语沟通可分为动态与静态两种。动态主要包括面部表情、身段表情、目光接触和人际距离。静态包括衣着打扮、环境信息等。

二、医患交往的障碍与处理

1. 医患交往的障碍 导致医患沟通不良的因素可来自于医患双方。

（1）信息缺乏或不足。

（2）沟通方式有误：医患之间某些信息并未被对方理解，甚至造成双方误解。如患者对医务人员经常使用的"行话"难以理解。

（3）记不住医嘱：医生采用以下措施有助于患者的记忆：①将医嘱内容进行归纳。②指导力求具体。③重要的医嘱首先提出。④语句表达通俗易懂，简洁明了。⑤复述可以增强记忆。

（4）同情心不够。

（5）依从性差：有人用如下公式来强调依从性的重要性：

治疗效果 = 医生的临床知识与技能 × 患者的依从性

依从性低的常见原因有两个方面，一方面是患者的原因：①患者对病情的认知与医务人员不同，由于症状不明显或自以为病情已好转时，患者常不愿意执行医嘱；②医嘱的经济费用过高或对患者的工作造成不良影响时，患者往往不遵医嘱；③医嘱过于复杂，患者难以理解，导致文化水平较低的患者不遵从；④患者不遵医嘱最常见的原因是医疗措施和药物治疗给患者带来较大的痛苦和不良反应，导致患者拒绝治疗。依从性低的另一个常见原因来自于医务人员的行为：①医务人员冷漠、粗暴等态度引起患者不信任，这是患者不遵医嘱的主要原因；②医嘱要求难以执行，如服药的种类较多，时间不一，患者难以把握。患者依从性差是医患沟通中的最大障碍，医务人员应及时查找原因，提高患者的遵医依从性。

2. 建立良好的医患关系 主要着眼于对医

务人员的要求。

（1）树立新的医学模式下的医学观：医生不能只见疾病不见患者，只注意局部忽略全身。

（2）具备广博的专业知识和精湛的技术。

（3）培养良好的道德品质和心理素质。

第二章 医学伦理

第一节 概 述

一、医学伦理的概念

1. 什么是伦理 伦理是善在现实社会生活中的展现,具有较强的普遍性和现实性。相较于道德,伦理具有某种更强的约束性,如医生在医疗活动中若违背知情同意的伦理要求,需要承担其应有的道德甚至法律责任。

2. 什么是医学伦理 医学伦理是伦理学在医疗实践中的具体应用。

二、中医学的道德传统

1. 对待患者——至亲之想 中国古代医家把患者当作亲人来对待。

2. 治学态度——至精至微 中国古代医家精于医术。"博极医源,精勤不倦"。

3. 服务态度——一心赴救 中国古代医家把及时地抢救患者作为自己的天职。

4. 医疗作风——端正纯良 医生要"正己

正物"。"正己"指精通医理,严肃医风;"正物"指诊断正确,用药恰当。

5. 对待同道——谦和谨慎。

三、医师行为规范

1. 尊重科学　在执业过程中,医师遵循的首要原则就是尊重医学科学规律。

2. 规范行医。

3. 重视人文。

4. 规范文书。

5. 严格报告。

6. 救死扶伤。

7. 严格权限　所谓严格权限,就是要求医师严格按照执业类别、执业范围进行执业。

8. 规范试验　所谓规范试验,就是要求医师严格按照药物、医疗新技术等涉及人的生物医学研究的有关规定开展试验性临床医疗,充分保障患者本人或其家属的知情同意权。

第二节　医学伦理的基本原则

医学伦理的基本原则具体包括尊重、不伤害、有利、公正四个原则。

一、尊重原则

尊重原则,强调在医护实践中对患者的人

格尊严、隐私及其自主性等权利予以尊重。知情同意、知情选择等均是患者自主性的体现。

但是,患者的自主性不是绝对的,而是有条件的,这包括:①它是建立在医务人员为患者提供适量的、正确的且患者能够理解的信息基础之上的。②患者必须具有一定的自主能力。对于丧失自主能力的患者或缺乏自主能力的患者是不适用的,这些患者的自主权需要由家属、监护人或代理人代理。③患者作出决定时情绪必须处于稳定状态,是基于理性的考量。④患者的自主性决定必须是经过深思熟虑、完全自愿的,选择是经权衡或与家属商讨后作出的抉择。⑤患者自主性决定不会与他人、社会的利益发生严重冲突。如构成严重危害时,也应受到必要的限制。

尊重原则要求医务人员:①平等尊重患者及其家属的人格与尊严。②尊重患者知情同意和选择的权利,而对于缺乏或丧失知情同意和选择能力的患者,应该尊重其家属或监护人代理知情同意和选择的权利。然而,在生命的危急时刻,家属或监护人不在场而又来不及赶到医疗机构时,医务人员出于患者利益考虑和医学责任,可以按照相关规定和程序行使"特殊干涉权"。③要履行帮助、劝导甚至限制患者选择的责任。

二、不伤害原则

在医学实践中,<u>不伤害是指在诊治、护理过程中不使患者的躯体、精神、经济等方面受到损害</u>。

<u>对医务人员有以下要求</u>:①培养为患者利益和健康着想的动机和意识,杜绝有意伤害和责任伤害;②尽力提供最佳的诊治、护理手段,防范无意但却可知的伤害,把不可避免但可控的伤害控制在最低限度;③对有危险或有伤害的医护措施要进行评价,要选择利大于弊的措施等。

三、有利原则

<u>有利原则有狭义和广义之分</u>。狭义的有利原则是医务人员的诊治、护理行为应当<u>对患者确有助益,要能够减轻患者的痛苦,促进其康复</u>;<u>广义</u>的有利原则<u>不仅对患者有利</u>,而且医务人员的行为<u>还应当有利于医学事业和医学科学的发展</u>,有利于促进人群、人类的健康和福利。

<u>对医务人员有以下要求</u>:①医务人员的行为应尽可能减轻或解除患者的痛苦;②对患者利害共存时,要尽力使医护行为给患者带来最大的益处和最小的危害;③在使患者受益的同

时而不会给他人带来太大的伤害等。

四、公正原则

公正即公平与正义。公正包括形式公正和实质公正。

<u>这一原则要求医务人员：</u>①公正地分配卫生资源。医务人员应尽力实现患者基本医疗和护理的平等。②不仅在卫生资源分配上，而且在服务态度上能够公正地对待患者，特别是老年患者、精神病患者、残疾患者、年幼患者等。③在医患纠纷、医护差错事故的处理中，要坚持实事求是，站在公正的立场上。

上述四个基本原则，在具体运用过程中相互间可能会发生冲突，此时需要进行权衡。一般地说，<u>尊重原则与不伤害原则是最底线原则</u>。

第三节　医患关系伦理

一、医患关系的含义

一般认为医患关系是指医师与患者在诊疗活动中形成的人际关系。但从广义上说，医患关系是指以医师为中心的群体（医方）与以患者为中心的群体（患方）在医疗活动中所建立起来的人际关系。

二、医患关系模式

狭义医患关系可分为三种模式（表1-3）：主动-被动模式、指导-合作模式和共同参与模式。

表1-3 医患关系的三种模式

项目	主动-被动模式	指导-合作模式	共同参与模式
特点	医师处于主动地位，患者处于被动地位并以服从为前提	患者具有一定的主动性，能够主动述说病情，但医者仍居于主导地位的模式	医患双方共同参与
原型	父母与婴儿	父母与未成年人	成人与成人
医师	"保护者"	"指导者"	"同盟者"
适用	昏迷、休克、精神病患者发作期、严重智力低下者以及婴幼儿等一些难以表达主观意志的患者及需要立即抢救的急危重症患者	大多数有自主能力的患者。普遍存在的一种医患关系模式	具有一定医学知识背景的患者或长期的慢性病患者

三、医患双方的道德权利与义务

（一）医师的道德权利与义务

医师的道德权利主要包括：①在注册的执业范围内，进行医学检查、疾病调查、医学处置，出具相应的医学证明文件，选择合理的医疗、预防、保健方案；②按照国务院卫生行政部门规定的标准，获得与本人执业活动相当的医疗设备基本条件；③从事医学研究、学术交流，参加专业学术团体；④参加专业培训，接受医学继续教育；⑤在执业活动中，人格尊严、人身安全不受侵犯；⑥获取工资报酬和津贴，享受国家规定的福利待遇；⑦对所在机构的医疗、预防、保健工作和卫生行政部门的工作提出意见和建议，依法参与所在医疗机构的管理。以上既是医师的法律权利，也是其道德权利。此外，医师还有要求患者和家属配合诊治、在特殊情况下干涉患者及其家属不当就医行为和行为选择的道德权利。

<u>医师的道德义务</u>主要包括：①遵守法律、法规，遵守技术操作规范；②树立敬业精神，遵守职业道德，履行医师职责，尽职尽责为患者服务；③关心、爱护、尊重患者，保护患者的隐私；④努力钻研业务，更新知识，提高专业技术水平；⑤宣传卫生保健知识，对患者进行健康教育。以上既是医师的法律义务，也是医师的道德义务。

(二) 患者的道德权利与道德义务

患者的道德权利是患者在医疗活动中在道德上享有的正当权力和利益。

表 1-4 患者道德权利的具体要求

患者道德权利	具体要求
平等医疗权	要求医务人员平等对待每一位患者,一视同仁,在分配医疗卫生资源时,要坚持公平公正
知情同意权	医务人员应当向患者提供包括诊断结论、治疗决策、病情预后以及诊治费用等方面的真实、充分的信息,尤其是诊疗方案的性质、作用、依据、损伤、风险以及不可预测的意外等情况,使患者或其家属经过深思熟虑自主地作出选择,并以相应的方式表达其接受或者拒绝此种诊疗方案的意愿和承诺
隐私保护权	患者有义务将自己与疾病有关的隐私如实地告知医务人员,但是患者也有权维护自己的隐私不受侵害,对于医务人员已经了解的患者隐私,患者享有不被擅自公开的权利
损害索赔权	因医疗机构及其医务人员过错造成患者人身损害、精神损害或财产损失时,患者及其家属有权提出经济赔偿的要求,并有权依法追究有关人员或单位的法律责任
医疗监督权	在就医过程中,患者及其家属有权对医疗活动的合理性、公正性等进行监督;有权检举、控告侵害患者权益的医疗机构及其工作人员的违法失职行为;有权对保护患者权益方面的工作提出批评、咨询和建议

患者的道德义务:①配合医者诊疗的义务;②遵守医院规章制度,尊重医务人员及其劳动的义务;③给付医疗费用的义务;④保持和恢复健康的义务;⑤支持临床实习和医学发展的义务:必须以患者的知情同意为前提。

四、构建和谐医患关系的伦理要求

为构建和谐医患关系,双方需注意以下几个方面:

1. 医患双方应密切地沟通与交流。
2. 医患双方应自觉维护对方的权利。
3. 医患双方应自觉履行各自的义务。
4. 医患双方应加强道德自律并遵守共同的医学道德规范。

第四节 乡村全科诊疗的伦理要求

一、病史采集的伦理要求

1. 举止端庄,态度热情。
2. 全神贯注,语言得当。
3. 耐心倾听,正确引导。

二、体格检查的伦理要求

1. 全面系统,认真细致。
2. 关心体贴,减少痛苦 检查动作要敏捷,手法要轻柔,敏感部位要用语言转移患者注意力,<u>不要长时间检查一个部位和让患者频繁改换体位</u>,更不能我行我素、动作粗暴,以免增加患者的痛苦。

3. 尊重患者，心正无私。

三、药物治疗的伦理要求

1. 对症下药，剂量安全。
2. 合理配伍，细致观察。
3. 节约费用，公正分配。
4. 严格用药，避免滥用 能够服药解决的疾病问题，尽量不要打针；能够打针治疗的疾病，尽量不要静脉输液，特别要避免抗生素滥用的问题。严格按照用药规范用药不仅是伦理的要求，也是乡村全科医师执业法律规范的要求。

四、转诊的伦理要求

乡村全科医生在诊疗活动中，如果遇到村民患有疑难、急危重症或受条件限制自身不能施治的患者，应该积极地向上级医疗机构转诊。为确保患者的生命健康利益，在转诊中乡村全科医生应遵循以下伦理要求：

1. 患者健康利益为重，果断、及时转诊。
2. 积极配合患者家属转诊患者，准确提供安全指导。
3. 改变服务模式，不断提高医疗技术水平与能力。

第五节 乡村公共卫生服务的伦理要求

一、疾病防控的伦理要求

1. 传染病防控的伦理要求 传染病是对人类健康危害最大的疾病,它具有起病急、传播快、死亡率高的特点。

2. 慢性非传染性疾病防控的伦理要求 乡村全科医生应遵循以下伦理要求:①对健康或处于亚健康状态的居民,要积极开展健康教育。②对处于健康风险中的人群,要加强慢性病的监测、筛查和普查工作,履行早发现、早诊断和早治疗的职业责任。

二、特殊人群公共卫生服务的伦理要求

(一)儿童公共卫生服务的伦理要求

针对儿童的公共卫生服务主要是预防接种和0~6岁儿童健康管理两项工作。

1. 关爱儿童,树立对儿童终身负责的精神。
2. 细致入微,一丝不苟。
3. 精益求精,努力提高业务能力。

(二)孕产妇健康管理服务中的伦理要求

1. 转变观念,提高认识,重视孕产妇保健

工作。

2. 提高业务能力,赢得公众信任。

3. 加强健康教育,提高孕产妇的健康意识。

4. 尊重孕产妇,注意保护隐私。

(三)老年人健康管理服务中的伦理要求

1. 充分认识老年人的健康权利,积极开展老年人的健康管理工作。

2. 理解和尊重老年人。

3. 关心和帮助老年人。

(四)严重精神障碍患者健康管理服务中的伦理要求

1. 尊重患者的人格和权利。

2. 同情和关怀患者。

3. 关心和帮助患者家属。

4. 培养认真负责的态度和奉献精神。

第三章 卫生法规

第一节 传染病防治法

一、概述

传染病，是指由于具有传染性的致病性微生物，如细菌、病毒、立克次体、寄生虫等侵入人体，使人体健康受到某种损害以致危及不特定的多数人生命健康甚至整个社会的疾病。

二、传染病的分类

《传染病防治法》将 37 种急性和慢性传染病列为法定管理的传染病，并分为甲、乙、丙 3 类。

1. 甲类传染病 是指鼠疫、霍乱。

2. 乙类传染病 是指传染性非典型肺炎、艾滋病、病毒性肝炎、脊髓灰质炎、人感染高致病性禽流感、麻疹、流行性出血热、狂犬病、流行性乙型脑炎、登革热、炭疽、细菌性和阿米巴性痢疾、肺结核、伤寒和副伤寒、流行性脑脊髓膜炎、百日咳、白喉、新生儿破伤风、猩红热、布氏菌病、淋病、梅毒、钩端螺旋体病、血吸虫病、疟疾。

3. 丙类传染病 是指流行性感冒、流行性腮腺炎、风疹、急性出血性结膜炎、麻风病、流行性和地方性斑疹伤寒、黑热病、棘球蚴病（包虫病）、丝虫病，以及除霍乱、细菌性和阿米巴性痢疾、伤寒和副伤寒以外的感染性腹泻病。

上述规定以外的其他传染病，根据其暴发、流行情况和危害程度，需要列入乙类、丙类传染病的，由国务院卫生行政部门决定并予以公布。2008年5月2日，卫生部决定将手足口病列入传染病防治法规定的丙类传染病进行管理。

《传染病防治法》规定，对乙类传染病中传染性非典型肺炎、炭疽中的肺炭疽和人感染高致病性禽流感，采取传染病防治法所称甲类传染病的预防、控制措施。其他乙类传染病和突发原因不明的传染病需要采取传染病防治法所称甲类传染病的预防、控制措施的，由国务院卫生行政部门及时报经国务院批准后予以公布、实施。2009年4月30日，卫生部经国务院批准，将甲型H1N1流感纳入乙类传染病，并采取甲类传染病的预防、控制措施。

2013年10月28日，国家卫生计生委发出《关于调整部分法定传染病病种管理工作的通知》，将人感染H7N9禽流感纳入法定乙类传染病；将甲型H1N1流感从乙类调整为丙类，并纳入现有流行性感冒进行管理；解除对人感染高致病性禽流感采取的《传染病防治法》规定的甲类传染病预防、控制措施。目前，我国共有法定传染病39种，其中甲类2种，乙类26种，丙类11种。

三、医疗机构在传染病预防中的职责

医疗机构必须严格执行国务院卫生行政部门规定的管理制度、操作规范，防止传染病的医源性感染和医院感染。

四、传染病疫情的报告

《传染病防治法》规定，医疗机构及其执行职务的人员发现规定的传染病疫情或者发现其他传染病暴发、流行以及突发原因不明的传染病时，应当遵循疫情报告属地管理原则，按照国务院规定的或者国务院卫生行政部门规定的内容、程序、方式和时限报告。依法负有传染病疫情报告职责的医疗机构及其工作人员不得隐瞒、谎报、缓报传染病疫情。

五、医疗机构在传染病疫情控制中应当采取的措施

《传染病防治法》规定，医疗机构发现甲

类传染病时,应当及时采取下列措施:

1. 对患者、病原携带者,予以隔离治疗,隔离期限根据医学检查结果确定。

2. 对疑似患者,确诊前在指定场所单独隔离治疗。

3. 对医疗机构内的患者、病原携带者、疑似患者的密切接触者,在指定场所进行医学观察和采取其他必要的预防措施。

拒绝隔离治疗或者隔离期未满擅自脱离隔离治疗的,可以由公安机关协助医疗机构采取强制隔离治疗措施。

医疗机构发现乙类或者丙类传染病患者,应当根据病情采取必要的治疗和控制传播措施。

医疗机构对本单位内被传染病病原体污染的场所、物品以及医疗废物,必须依照法律、法规的规定实施消毒和无害化处置。

六、医疗机构应当开展的医疗救治活动

《传染病防治法》规定,国家和社会关心、帮助传染病患者、病原携带者和疑似传染病患者,使其得到及时救治,不得歧视。

医疗机构应当实行传染病预检、分诊制度;对传染病患者、疑似传染病患者,应当引导至相对隔离的分诊点进行初诊。医疗机构不具备

相应救治能力的，应当将患者及其病历记录复印件一并转至具备相应救治能力的医疗机构。

第二节 突发公共卫生事件应急条例

一、概述

突发公共卫生事件，是指突然发生，造成或者可能造成社会公众健康严重损害的重大传染病疫情、群体性不明原因疾病、重大食物和职业中毒以及其他严重影响公众健康的事件。

二、医疗卫生机构发现突发公共卫生事件的报告

《突发公共卫生事件应急条例》规定，突发事件监测机构、医疗卫生机构和有关单位发现有下列情形之一的，应当在2小时内向所在地县级人民政府卫生行政主管部门报告：

1. 发生或者可能发生传染病暴发、流行的。
2. 发生或者发现不明原因的群体性疾病的。
3. 发生传染病菌种、毒种丢失的。
4. 发生或者可能发生重大食物和职业中毒事件的。

任何单位和个人对突发事件,不得隐瞒、缓报、谎报或者授意他人隐瞒、缓报、谎报。

三、医疗卫生机构在突发事件发生时的应急措施

1. 提供医疗救治。
2. 防止交叉感染和污染。
3. 采取医学观察措施　医疗卫生机构应当对传染病患者密切接触者采取医学观察措施。
4. 依法报告　医疗机构收治传染病患者、疑似传染病患者,应当依法报告所在地的疾病预防控制机构。接到报告的疾病预防控制机构应当立即对可能受到危害的人员进行调查,根据需要采取必要的控制措施。

第三节　医疗废物管理条例

一、概述

医疗废物,是指医疗卫生机构在医疗、预防、保健以及其他相关活动中产生的具有直接或者间接感染性、毒性以及其他危害性的废物。

二、医疗卫生机构对医疗废物的管理

(一)及时收集本单位产生的医疗废物
(二)建立医疗废物暂时贮存设施、设备

《医疗废物管理条例》规定,医疗卫生机构应当建立医疗废物的暂时贮存设施、设备,不得露天存放医疗废物;<u>医疗废物暂时贮存的时间不得超过 2 天。</u>

(三)使用专用运送工具
(四)及时交由医疗废物集中处置单位处置
(五)污水的排放

医疗卫生机构产生的污水、传染病患者或者疑似传染病患者的排泄物,应当按照国家规定严格消毒;达到国家规定的排放标准后,方可排入污水处理系统。

(六)自行处置医疗废物的基本要求

《医疗废物管理条例》规定,不具备集中处置医疗废物条件的农村,医疗卫生机构应当按照县级人民政府卫生行政主管部门、环境保护行政主管部门的要求,自行就地处置其产生的医疗废物。<u>自行处置医疗废物的,应当符合下列基本要求:</u>

1. 使用后的一次性医疗器具和容易致人损伤的医疗废物,应当消毒并作毁形处理。
2. 能够焚烧的,应当及时焚烧。
3. 不能焚烧的,消毒后集中填埋。

第四节 疫苗流通和预防接种管理条例

一、疫苗的分类

疫苗类型	费用	受种意愿
第一类疫苗	免费,政府承担费用	依照政府的规定受种
第二类疫苗	自费,由受种者或者其监护人承担费用	自愿受种

二、疫苗接种

(一)预防接种单位

《疫苗流通和预防接种管理条例》规定,接种单位应当具备下列条件:①具有医疗机构执业许可证件;②具有经过县级人民政府卫生主管部门组织的预防接种专业培训并考核合格的执业医师、执业助理医师、护士或者乡村医生;③具有符合疫苗储存、运输管理规范的冷藏设施、设备和冷藏保管制度。承担预防接种工作的城镇医疗卫生机构,应当设立预防接种门诊。

(二)医疗卫生人员

医疗卫生人员在实施接种前,应当告知受

种者或者其监护人所接种疫苗的品种、作用、禁忌、不良反应以及注意事项，询问受种者的健康状况以及是否有接种禁忌等情况，并如实记录告知和询问情况。

受种者或者其监护人应当了解预防接种的相关知识，并如实提供受种者的健康状况和接种禁忌等情况。

医疗卫生人员对符合接种条件的受种者实施接种，做好记录。对于因有接种禁忌而不能接种的受种者，提出医学建议。

（三）儿童预防接种

《疫苗流通和预防接种管理条例》规定，国家对儿童实行预防接种证制度。在儿童出生后1个月内，其监护人应当到儿童居住地承担预防接种工作的接种单位为其办理预防接种证。儿童离开原居住地期间，由现居住地承担预防接种工作的接种单位负责对其实施接种。

儿童入托、入学时，托幼机构、学校应当查验预防接种证，发现未依照国家免疫规划受种的儿童，应当向所在地的县级疾病预防控制机构或者儿童居住地承担预防接种工作的接种单位报告，并配合疾病预防控制机构或者接种单位督促其监护人在儿童入托、入学后及时到接种单位补种。

三、预防接种异常反应的处理

（一）预防接种异常反应的概念

预防接种异常反应，是指合格的疫苗在实施规范接种过程中或者实施规范接种后造成受种者机体组织器官、功能损害，相关各方均无过错的药品不良反应。

（二）预防接种异常反应的报告和处理

依照预防接种工作规范及时处理，并立即报告所在地的县级人民政府卫生主管部门、药品监督管理部门。接到报告的卫生主管部门、药品监督管理部门应当立即组织调查处理。

（三）不属于疫苗接种异常反应的情形

《疫苗流通和预防接种管理条例》规定，下列情形不属于预防接种异常反应：

1. 因疫苗本身特性引起的接种后一般反应。
2. 因疫苗质量不合格给受种者造成的损害。
3. 因接种单位违反预防接种工作规范、免疫程序、疫苗使用指导原则、接种方案给受种者造成的损害。
4. 受种者在接种时正处于某种疾病的潜伏期或者前驱期，接种后偶合发病。
5. 受种者有疫苗说明书规定的接种禁忌，在接种前受种者或者其监护人未如实提供受种者的健康状况和接种禁忌等情况，接种后受种者原有疾病急性复发或者病情加重。

6.因心理因素发生的个体或者群体的心因性反应。

(四)预防接种异常反应受种者的补偿

因预防接种异常反应造成受种者死亡、严重残疾或者器官组织损伤的,应当给予一次性补偿。

第五节 母婴保健法

一、概述

母婴保健,是指以保健为中心,以保障生殖健康为目的,为母亲和婴儿提供的医疗保健服务。

二、母婴保健专项技术许可

1.医疗保健机构开展专项技术的许可 医疗保健机构依照《母婴保健法》规定开展婚前医学检查、遗传病诊断、产前诊断以及施行结扎手术和终止妊娠手术的,必须符合国务院卫生行政部门规定的条件和技术标准,并经县级以上地方人民政府卫生行政部门许可。严禁采用技术手段对胎儿进行性别鉴定,但医学上确有需要的除外。

2. 母婴保健人员从事专项技术的许可 从事《母婴保健法》规定的遗传病诊断、产前诊断的人员，必须经过省、自治区、直辖市人民政府卫生行政部门的考核，并取得相应的合格证书。从事婚前医学检查、施行结扎手术和终止妊娠手术的人员，必须经过县级以上地方人民政府卫生行政部门的考核，并取得相应的合格证书。

第六节 执业医师法

一、概述

医师，是指依法取得执业医师资格或者执业助理医师资格，经注册在医疗、预防、保健机构中执业的专业医务人员。

二、医师的基本要求及职责

《执业医师法》规定，医师的基本要求与职责是应当具备良好的职业道德和医疗执业水平，发扬人道主义精神，履行防病治病、救死扶伤、保护人民健康的神圣职责。

三、医师执业规则

（一）医师在执业活动中享有的权利

《执业医师法》规定，医师在执业活动中

享有下列权利:

1. 在注册的执业范围内,进行医学诊查、疾病调查、医学处置、出具相应的医学证明文件,选择合理的医疗、预防、保健方案。

2. 按照国务院卫生行政部门规定的标准,获得与本人执业活动相当的医疗设备基本条件。

3. 从事医学研究、学术交流,参加医师协会和专业学术团体。

4. 参加专业培训,接受继续医学教育。

5. 在执业活动中,人格尊严、人身安全不受侵犯。

6. 获取工资报酬和津贴,享受国家规定的福利待遇。

7. 对所在机构的医疗、预防、保健工作和卫生行政部门的工作提出意见和建议,依法参与所在机构的民主管理。

(二)医师在执业活动中履行的义务

《执业医师法》规定,医师在执业活动中履行下列义务:

1. 遵守法律、法规,遵守技术操作规范。

2. 树立敬业精神,遵守职业道德,履行医师职责,尽职尽责为患者服务。

3. 关心、爱护、尊重患者,保护患者的隐私。

4. 努力钻研业务，更新知识，提高专业技术水平。

5. 宣传卫生保健知识，对患者进行健康教育。

(三)医师执业要求

1. 医师实施医疗、预防、保健措施，签署有关医学证明文件，必须亲自诊查、调查，并按照规定及时填写医学文书，不得隐匿、伪造或者销毁医学文书及有关资料，不得出具与自己执业范围无关或者执业类别不相符的医学证明文件。

2. 对急危患者，医师应当采取紧急措施进行诊治；不得拒绝急救处置。

3. 医师应当使用经国家有关部门批准使用的药品、消毒药剂和医疗器械。除正当诊断治疗外，不得使用麻醉药品、医疗用毒性药品、精神药品和放射性药品。

4. 医师应当如实向患者或家属介绍病情，但应注意避免对患者产生不利后果。医师进行试验性临床医疗，应当经医院批准并征得患者本人或者家属同意。

5. 医师不得利用职务之便，索取、非法收受患者财物或者牟取其他不正当利益。

6. 遇有自然灾害、传染病流行、突发重大伤亡事故及其他严重威胁人民生命健康的紧急情况时，医师应当服从县级以上人民政府卫生行政部门的调遣。

7.医师发生医疗事故或者发现传染病疫情时，应当按照有关规定及时向所在机构或者卫生行政部门报告。医师发现患者涉嫌伤害事件或者非正常死亡时，应当按照有关规定向有关部门报告。

四、执业助理医师执业范围与要求

《执业医师法》规定，执业助理医师应当在执业医师的指导下，在医疗、预防、保健机构中按照其注册的执业类别、执业范围执业。在乡、民族乡、镇的医疗、预防、保健机构中工作的执业助理医师，可以根据医疗诊治的情况和需要，<u>按照其注册的执业类别、执业范围独立从事一般的执业活动。</u>

第七节 侵权责任法（医疗损害责任）

一、概述

医疗损害，既包括有过错的诊疗行为引起的患者损害，也包括有缺陷的产品和不合格血液引起的患者损害。

二、医疗机构承担赔偿责任的情形

《侵权责任法》规定,<u>患者在诊疗活动中受到损害,医疗机构及其医务人员有过错的,由医疗机构承担赔偿责任。</u>

1. 未尽到说明义务 《侵权责任法》规定,医务人员在诊疗活动中应当向患者说明病情和医疗措施。需要实施手术、特殊检查、特殊治疗的,医务人员应当及时向患者说明医疗风险、替代医疗方案等情况,并取得其书面同意;不宜向患者说明的,应当向患者的近亲属说明,并取得其书面同意。<u>医务人员未尽到前述义务,造成患者损害的,医疗机构应当承担赔偿责任。</u>

2. 未尽到与当时医疗水平相应的诊疗义务 《侵权责任法》规定,医务人员在诊疗活动中未尽到与当时的医疗水平相应的诊疗义务,造成患者损害的,医疗机构应当承担赔偿责任。

3. 泄露患者隐私 《侵权责任法》规定,医疗机构及其医务人员应当对患者的隐私保密。泄露患者隐私或者未经患者同意公开其病历资料,造成患者损害的,应当承担侵权责任。

三、推定医疗机构有过错的情形

《侵权责任法》规定,<u>患者有损害,因下</u>

列情形之一的,推定医疗机构有过错:

1. 违反法律、行政法规、规章以及其他有关诊疗规范的规定。

2. 隐匿或者拒绝提供与纠纷有关的病历资料。

3. 伪造、篡改或者销毁病历资料。

四、医疗机构不承担赔偿责任的情形

《侵权责任法》规定,<u>患者有损害,因下列情形之一的,医疗机构不承担赔偿责任:</u>

1. 患者或者其近亲属不配合医疗机构进行符合诊疗规范的诊疗。

2. 医务人员在抢救生命垂危的患者等紧急情况下已经尽到合理诊疗义务。

3. 限于当时的医疗水平难以诊疗。

在患者或者其近亲属不配合医疗机构进行符合诊疗规范的诊疗情形中,医疗机构及其医务人员也有过错的,应当承担相应的赔偿责任。

五、紧急情况下医疗措施的实施

《侵权责任法》规定,<u>因抢救生命垂危的患者等紧急情况,不能取得患者或者其近亲属意见的,经医疗机构负责人或者授权的负责人批准,可以立即实施相应的医疗措施。</u>

六、对医疗行为的限制

《侵权责任法》规定,医疗机构及其医务人员不得违反诊疗规范实施不必要的检查。

第八节 精神卫生法

一、概述

精神障碍,是指由各种原因引起的感知、情感和思维等精神活动的紊乱或者异常,导致患者明显的心理痛苦或者社会适应等功能损害。

二、精神障碍患者权益保护

《精神卫生法》规定,精神障碍患者的人格尊严、人身和财产安全不受侵犯。精神障碍患者的教育、劳动、医疗以及从国家和社会获得物质帮助等方面的合法权益受法律保护。

任何组织或者个人不得歧视、侮辱、虐待精神障碍患者,不得非法限制精神障碍患者的人身自由。

医疗机构不得因就诊者是精神障碍患者,推诿或者拒绝为其治疗属于本医疗机构诊疗范围的其他疾病。

三、基层卫生机构对于严重精神障碍患者康复的义务

《精神卫生法》规定,社区卫生服务机构、乡镇卫生院、村卫生室应当建立严重精神障碍患者的健康档案,对在家居住的严重精神障碍患者进行定期随访,指导患者服药和开展康复训练,并对患者的监护人进行精神卫生知识和看护知识的培训。

第九节 医疗机构管理条例

一、概述

医疗机构,是指依法定程序设立,取得《医疗机构执业许可证》,从事疾病诊断、治疗活动的卫生机构的总称。

二、医疗机构执业规则

《医疗机构管理条例》规定,任何单位或者个人,未取得《医疗机构执业许可证》,不得开展诊疗活动。医疗机构执业,必须遵守有关法律、法规和医疗技术规范。

1. 医疗机构必须将《医疗机构执业许可证》、诊疗科目、诊疗时间和收费标准悬挂于明

显处所。

2.医疗机构必须按照核准登记的诊疗科目开展诊疗活动。

3.医疗机构不得使用非卫生技术人员从事医疗卫生技术工作。

4.医疗机构应当加强对医务人员的医德教育。

5.医疗机构工作人员上岗工作,必须佩戴载有本人姓名、职务或者职称的标牌。

6.医疗机构对危重患者应当立即抢救,对限于设备或者技术条件不能诊治的患者,应当及时转诊。

7.未经医师(士)亲自诊查患者,医疗机构不得出具疾病诊断书、健康证明书或者死亡证明书等证明文件;未经医师(士)、助产人员亲自接产,医疗机构不得出具出生证明书或者死产报告书。

8.医疗机构施行手术、特殊检查或者特殊治疗时,必须征得患者同意,并应当取得其家属或者关系人同意并签字;无法取得患者意见时,应当取得其家属或者关系人同意并签字;无法取得患者意见又无家属或者关系人在场,或者遇到其他特殊情况时,经治医师应当提出医疗处置方案,在取得医疗机构负责人或者被授权负责人员的批准后实施。

9. 医疗机构发生医疗事故，按照国家有关规定处理。

10. 医疗机构对传染病、精神病、职业病等患者的特殊诊治和处理，应当按照国家有关法律、法规的规定办理。

11. 医疗机构必须按照有关药品管理的法律、法规，加强药品管理。

12. 医疗机构必须按照人民政府或者物价部门的有关规定收取医疗费用，详列细项，并出具收据。

13. 医疗机构必须承担相应的预防保健工作，承担县级以上人民政府卫生行政部门委托的支援农村、指导基层医疗卫生工作等任务。

14. 发生重大灾害、事故、疾病流行或者其他意外情况时，医疗机构及其卫生技术人员必须服从县级以上人民政府卫生行政部门的调遣。

第十节 医疗事故处理条例

一、概述

医疗事故，是指医疗机构及其医务人员在医疗活动中，违反医疗卫生管理法律、行政法规、部门规章和诊疗护理规范、常规，过失造成患者人身损害的事故。

二、病历资料的书写、复印或复制

1. 病历书写 医疗机构应当按照国务院卫生行政部门规定的要求,书写并妥善保管病历资料。因抢救急危患者,未能及时书写病历的,有关医务人员应当在抢救结束后6小时内据实补记,并加以注明。严禁涂改、伪造、隐匿、销毁或者抢夺病历资料。

2. 病历资料复印、复制 《医疗事故处理条例》规定,患者有权复印或者复制其门诊病历、住院志、体温单、医嘱单、化验单(检验报告)、医学影像检查资料、特殊检查同意书、手术同意书、手术及麻醉记录单、病理资料、护理记录以及国务院卫生行政部门规定的其他病历资料。

3. 病历资料的封存与启封 《医疗事故处理条例》规定,发生医疗事故争议时,死亡病例讨论记录、疑难病例讨论记录、上级医师查房记录、会诊意见、病程记录应当在医患双方在场的情况下封存和启封。封存的病历资料可以是复印件,由医疗机构保管。

三、疑似引起不良后果医疗物品的封存和启封

《医疗事故处理条例》规定,疑似输液、

输血、注射、药物等引起不良后果的,医患双方应当共同对现场实物进行封存和启封,封存的现场实物由医疗机构保管;需要检验的,应当由双方共同指定的、依法具有检验资格的检验机构进行检验;双方无法共同指定时,由卫生行政部门指定。疑似输血引起不良后果,需要对血液进行封存保留的,医疗机构应当通知提供该血液的采供血机构派员到场。

四、尸检的时限和拒绝尸检的责任

1. 尸检的时限 《医疗事故处理条例》规定,患者死亡,医患双方当事人不能确定死因或者对死因有异议的,应当在患者死亡后48小时内进行尸检;具备尸体冻存条件的,可以延长至7日。尸检应当经死者近亲属同意并签字。

2. 拒绝尸检的责任 《医疗事故处理条例》规定,尸检应当由按照国家有关规定取得相应资格的机构和病理解剖专业技术人员进行。医疗事故争议双方当事人可以请法医病理学人员参加尸检,也可以委派代表观察尸检过程。拒绝或者拖延尸检,超过规定时间,影响对死因判定的,由拒绝或者拖延的一方承担责任。

五、不属于医疗事故的情形

《医疗事故处理条例》规定,有下列情形

之一的，不属于医疗事故：

1. 在紧急情况下为抢救垂危患者生命而采取紧急医学措施造成不良后果的。

2. 在医疗活动中由于患者病情异常或者患者体质特殊而发生医疗意外的。

3. 在现有医学科学技术条件下，发生无法预料或者不能防范的不良后果的。

4. 无过错输血感染造成不良后果的。

5. 因患方原因延误诊疗导致不良后果的。

6. 因不可抗力造成不良后果的。

第十一节 乡村医生从业管理条例

一、概述

乡村医生，是指尚未取得执业医师资格或者执业助理医师资格，经注册在村医疗卫生机构从事预防、保健和一般医疗服务的卫生技术人员。

二、乡村医生执业规则

（一）乡村医生在执业活动中享有的权利

《乡村医生从业管理条例》规定，乡村医生在执业活动中享有下列权利：

1. 进行一般医学处置，出具相应的医学

证明。

2. 参与医学经验交流,参加专业学术团体。

3. 参加业务培训和教育。

4. 在执业活动中,人格尊严、人身安全不受侵犯。

5. 获取报酬。

6. 对当地的预防、保健、医疗工作和卫生行政主管部门的工作提出意见和建议。

(二)乡村医生在执业活动中履行的义务

《乡村医生从业管理条例》规定,<u>乡村医生在执业活动中应当履行下列义务</u>:

1. 遵守法律、法规、规章和诊疗护理技术规范、常规。

2. 树立敬业精神,遵守职业道德,履行乡村医生职责,为村民健康服务。

3. 关心、爱护、尊重患者,保护患者的隐私。

4. 努力钻研业务,更新知识,提高专业技术水平。

5. 向村民宣传卫生保健知识,对患者进行健康教育。

(三)乡村医生执业要求

1. <u>乡村医生应当协助有关部门做好初级卫生保健服务工作</u>;按照规定及时报告传染病疫情和中毒事件,如实填写并上报有关卫生统计报表，妥善保管有关资料。

2. 乡村医生在执业活动中，<u>不得重复使用一次性医疗器械和卫生材料</u>。对使用过的一次性医疗器械和卫生材料，应当按照规定处置。

3. 乡村医生应当如实向患者或者其家属介绍病情，<u>对超出一般医疗服务范围或者限于医疗条件和技术水平不能诊治的患者，应当及时转诊</u>；情况紧急不能转诊的，应当先行抢救并及时向有抢救条件的医疗卫生机构求助。

4. <u>乡村医生不得出具与执业范围无关或者与执业范围不相符的医学证明，不得进行试验性临床医疗活动</u>。

5. 乡村医生应当在<u>乡村医生基本用药目录规定的范围内用药</u>。

第十二节　医院感染管理办法

一、概述

医院感染，是指住院患者在医院内获得的感染，包括在住院期间发生的感染和在医院内获得出院后发生的感染，但不包括入院前已开始或者入院时已处于潜伏期的感染。医院工作人员在医院内获得的感染也属医院感染。

二、执行医疗器械、器具的消毒工作技术规范

消毒，是指用化学、物理、生物的方法杀灭或者消除环境中的病原微生物。灭菌，是指杀灭或者消除传播媒介上的一切微生物，包括致病微生物和非致病微生物，也包括细菌芽孢和真菌孢子。

医疗器械、器具的消毒工作技术规范应达到以下要求：

1. 进入人体组织、无菌器官的医疗器械、器具和物品必须达到灭菌水平。

2. 接触皮肤、黏膜的医疗器械、器具和物品必须达到消毒水平。

3. 各种用于注射、穿刺、采血等有创操作的医疗器具必须一用一灭菌。

医疗机构使用的消毒药械、一次性医疗器械和器具应当符合国家有关规定。一次性使用的医疗器械、器具不得重复使用。

第十三节 处方管理办法

一、概述

处方，是指由注册的执业医师和执业助理

医师在诊疗活动中为患者开具的、由取得药学专业技术职务任职资格的药学专业技术人员审核、调配、核对，并作为患者用药凭证的医疗文书。处方包括医疗机构病区用药医嘱单。

二、处方书写的规则

（一）处方书写

《处方管理办法》规定，<u>处方书写应当符合下列规则</u>：

1. 患者一般情况、临床诊断填写清晰、完整，并与病历记载相一致。

2. 每张处方限于 1 名患者的用药。

3. <u>字迹清楚，不得涂改</u>；如需修改，应当在修改处签名并注明修改日期。

4. <u>药品名称应当使用规范的中文名称书写，没有中文名称的可以使用规范的英文名称书写；医疗机构或者医师、药师不得自行编制药品缩写名称或者使用代号</u>；书写药品名称、剂量、规格、用法、用量要准确规范，药品用法可用规范的中文、英文、拉丁文或者缩写体书写，但不得使用"遵医嘱""自用"等含混不清的字句。

5. 患者年龄应当填写实足年龄，新生儿、婴幼儿写日、月龄，必要时要注明体重。

6. <u>西药和中成药可以分别开具处方，也可</u>

以开具一张处方,中药饮片应当单独开具处方。

7. 开具西药、中成药处方,每一种药品应当另起一行,每张处方不得超过5种药品。

8. 中药饮片处方的书写,一般应当按照"君、臣、佐、使"的顺序排列;调剂、煎煮的特殊要求注明在药品右上方,并加括号,如布包、先煎、后下等;对饮片的产地、炮制有特殊要求的,应当在药品名称之前写明。

9. 药品用法用量应当按照药品说明书规定的常规用法用量使用;特殊情况需要超剂量使用时,应当注明原因并再次签名。

10. 除特殊情况外,应当注明临床诊断。

11. 开具处方后的空白处画一斜线以示处方完毕。

12. 处方医师的签名式样和专用签章应当与院内药学部门留样备查的式样相一致,不得任意改动,否则应当重新登记留样备案。

(二)药品剂量与数量的书写

《处方管理办法》规定,药品剂量与数量用阿拉伯数字书写。

1. 剂量应当使用法定剂量单位。重量以克(g)、毫克(mg)、微克(μg)、纳克(ng)为单位;容量以升(L)、毫升(mL)为单位;国际单位(IU)、单位(U);中药饮片以克(g)为单位。

2. 片剂、丸剂、胶囊剂、颗粒剂分别以片、丸、粒、袋为单位;溶液剂以支、瓶为单位;软膏及乳膏剂以支、盒为单位;注射剂以支、瓶为单位,应当注明含量;中药饮片以剂为单位。

三、开具处方的要求

《处方管理办法》规定,医师开具处方应当符合以下要求:

1. 处方开具当日有效。<u>特殊情况下需延长有效期的,由开具处方的医师注明有效期限,但有效期最长不得超过3天。</u>

2. <u>处方一般不得超过7日用量;急诊处方一般不得超过3日用量;</u>对于某些慢性病、老年病或特殊情况,处方用量可适当延长,但医师应当注明理由。医疗用毒性药品、放射性药品的处方用量应当严格按照国家有关规定执行。

3. 医师应当按照国家卫生健康委员会(卫生部)制定的麻醉药品和精神药品临床应用指导原则,开具麻醉药品、第一类精神药品处方。

4. 门(急)诊癌症疼痛患者和中、重度慢性疼痛患者需长期使用麻醉药品和第一类精神药品的,首诊医师应当亲自诊查患者,建立相应的病历,要求其签署《知情同意书》。病历中应当留存下列材料复印件:①二级以上医院开具的诊断证明；②患者户籍簿、身份证或者其他相关有效身份证明文件；③为患者代办人员的身份证明文件。

5. 除需长期使用麻醉药品和第一类精神药品的门（急）诊癌症疼痛患者和中、重度慢性疼痛患者外，麻醉药品注射剂仅限于医疗机构内使用。

6. 为门（急）诊患者开具的麻醉药品注射剂，每张处方为一次常用量；控缓释制剂，每张处方不得超过7日常用量；其他剂型，每张处方不得超过3日常用量。

第一类精神药品注射剂，每张处方为一次常用量；控缓释制剂，每张处方不得超过7日常用量；其他剂型，每张处方不得超过3日用量。哌甲酯用于治疗儿童多动症时，每张处方不得超过15日常用量。

第二类精神药品一般每张处方不得超过7日常用量；对于慢性病或某些特殊情况的患者，处方用量可以适当延长，医师应当注明理由。

7. 为门（急）诊癌症疼痛患者和中、重度慢性疼痛患者开具的麻醉药品、第一类精神药品注射剂，每张处方不得超过3日常用量；控缓释制剂，每张处方不得超过15日常用量；其他剂型，每张处方不得超过7日常用量。

8. 为住院患者开具的麻醉药品和第一类精

神药品处方应当逐日开具,每张处方为1日常用量。

9. 对于需要特别加强管制的麻醉药品,盐酸二氢埃托啡处方为一次常用量,仅限于二级以上医院内使用;盐酸哌替啶处方为一次常用量,仅限于医疗机构内使用。

10. 医疗机构应当要求长期使用麻醉药品和第一类精神药品的门(急)诊癌症患者和中、重度慢性疼痛患者,每3个月复诊或者随诊一次。

四、处方的管理

(一)限制和取消处方权

《处方管理办法》规定,医疗机构应当加强对本机构处方开具、调剂和保管的管理。

1. 医疗机构应当建立处方点评制度,填写处方评价表,对处方实施动态监测及超常预警,登记并通报不合理处方,对不合理用药及时予以干预。

2. <u>医疗机构应当对出现超常处方3次以上且无正当理由的医师提出警告,限制其处方权;限制处方权后,仍连续2次以上出现超常处方且无正当理由的,取消其处方权。</u>

3. <u>医师出现下列情形之一的,处方权由其所在医疗机构予以取消</u>:①被责令暂停执业;

②考核不合格离岗培训期间；③被注销、吊销执业证书；④不按照规定开具处方，造成严重后果的；⑤不按照规定使用药品，造成严重后果的；⑥因开具处方牟取私利。

4. 未取得处方权的人员及被取消处方权的医师不得开具处方。未取得麻醉药品和第一类精神药品处方资格的医师不得开具麻醉药品和第一类精神药品处方。

5. 除治疗需要外，医师不得开具麻醉药品、精神药品、医疗用毒性药品和放射性药品处方。

（二）处方的保存

《处方管理办法》规定，处方由调剂处方药品的医疗机构妥善保存。

1. 普通处方、急诊处方、儿科处方保存期限为1年。医疗用毒性药品、第二类精神药品处方保存期限为2年。麻醉药品和第一类精神药品处方保存期限为3年。处方保存期满后，经医疗机构主要负责人批准、登记备案，方可销毁。

2. 医疗机构应当根据麻醉药品和精神药品处方开具情况，按照麻醉药品和精神药品品种、规格对其消耗量进行专册登记，登记内容包括发药日期、患者姓名、用药数量。专册保存期限为3年。

第十四节 抗菌药物临床应用管理办法

一、概述

抗菌药物，是指治疗细菌、支原体、衣原体、立克次体、螺旋体、真菌等病原微生物所致感染性疾病病原的药物，不包括治疗结核病、寄生虫病和各种病毒所致感染性疾病的药物以及具有抗菌作用的中药制剂。

二、抗菌药物临床应用的原则

《抗菌药物临床应用管理办法》规定，抗菌药物临床应用应当遵循安全、有效、经济的原则。

三、抗菌药物处方权的授予

特殊使用级抗菌药物是指具有以下情形之一的抗菌药物：①具有明显或者严重不良反应，不宜随意使用的抗菌药物；②需要严格控制使用，避免细菌过快产生耐药的抗菌药物；③疗效、安全性方面的临床资料较少的抗菌药物；④价格昂贵的抗菌药物。

四、基层医疗卫生机构抗菌药物的选用

基层医疗卫生机构只能选用基本药物（包括各省、区、市增补品种）中的抗菌药物品种。

五、村卫生室使用抗菌药物开展静脉输注活动的要求

村卫生室、诊所和社区卫生服务站使用抗菌药物开展静脉输注活动，应当经县级卫生行政部门核准。

六、基层医疗卫生机构抗菌药物使用情况监督

受县级卫生行政部门委托，乡镇卫生院负责对辖区内村卫生室抗菌药物使用量、使用率等情况进行排名并予以公示，并向县级卫生行政部门报告。

第十五节 药品管理法

一、假药和劣药以及按照假药、劣药论处的情形

（一）假药

《药品管理法》规定，禁止生产（包括配

制)、销售假药。有下列情形之一的，为假药：

1. 药品所含成分与国家药品标准规定的成分不符的。

2. 以非药品冒充药品或者以他种药品冒充此种药品的。

有下列情形之一的药品，按假药论处：

1. 国务院药品监督管理部门规定禁止使用的。

2. 依照本法必须批准而未经批准生产、进口，或者依照本法必须检验而未经检验即销售的。

3. 变质的。

4. 被污染的。

5. 使用依照本法必须取得批准文号而未取得批准文号的原料药生产的。

6. 所标明的适应证或者功能主治超出规定范围的。

（二）劣药

《药品管理法》规定，禁止生产、销售劣药。药品成分的含量不符合国家药品标准的，为劣药。

有下列情形之一的药品，按劣药论处：

1. 未标明有效期或者更改有效期的。

2. 不注明或者更改生产批号的。

3. 超过有效期的。

4.直接接触药品的包装材料和容器未经批准的。

5.擅自添加着色剂、防腐剂、香料、矫味剂及辅料的。

6.其他不符合药品标准规定的。

二、药品不良反应报告

药品不良反应,是指合格药品在正常用法用量下出现的与用药目的无关的或意外的有害反应。

《药品管理法》规定,<u>国家实行药品不良反应报告制度。</u>

<u>对已确认发生严重不良反应的药品</u>,国务院或者省、自治区、直辖市人民政府的药品监督管理部门可以采取停止生产、销售、使用的紧急控制措施,<u>并应当在5日内组织鉴定,自鉴定结论作出之日起15日内依法作出行政处理决定。</u>

第十六节　人口与计划生育法

一、医疗保健机构计划生育技术服务

计划生育技术服务人员应当指导实行计划生育的公民选择安全、有效、适宜的避孕措施。对已生育子女的夫妻,提倡选择长效避孕措施。

二、严禁非医学需要的胎儿性别鉴定和选择性别的人工终止妊娠

<u>严禁利用超声技术和其他技术手段进行非医学需要的胎儿性别鉴定;严禁非医学需要的选择性别的人工终止妊娠。</u>

第十七节 中医药法

一、中医药事业发展方针

保持和发挥中医药特色和优势,运用现代科学技术,促进中医药理论和实践的发展。国家鼓励中医、西医相互学习,促进中西医结合。

二、中医药工作的管理部门

(一)国务院中医药主管部门
(二)县级以上人民政府

县级以上人民政府应当将中医药事业纳入国民经济和社会发展规划,建立健全中医药管理体系,统筹推进中医药事业发展。

(三)县级以上地方人民政府中医药主管部门

县级以上地方人民政府中医药主管部门负责本行政区域的中医药管理工作;县级以上地

方人民政府其他有关部门在各自职责范围内负责与中医药管理有关的工作。

三、中医药服务

(一) 中医医疗机构管理

1. 政府举办的中医医疗机构。
2. 社会力量举办的中医医疗机构。
3. **中医诊所** 举办中医诊所，将诊所的情况报给所在地县级人民政府中医药主管部门备案后即可开展执业活动。中医诊所应当将本诊所的诊疗范围、中医医师的姓名及其执业范围在诊所的明显位置公示，<u>不得超出备案范围开展医疗活动</u>。中医诊所备案和管理的具体办法由国务院中医药主管部门拟订，报国务院卫生行政部门审核、发布。

(二) 中医从业人员管理

1. 中医从业人员的执业资格 从事中医医疗活动的人员应当依照《执业医师法》规定，通过中医医师资格考试取得中医医师资格，并进行执业注册。

以师承方式学习中医或者经多年实践，医术确有专长的人员，由至少两名中医医师推荐，经省、自治区、直辖市人民政府中医药主管部门组织实践技能和效果考核合格后，即可取得中医医师资格；按照考核内容进行执业注册后，即可在注册的执业范围内，以个人开业的方式或者在医疗机构内从事中医医疗活动。

2. 中医从业人员的配备与服务 经考试取得医师资格的中医医师按照国家有关规定，经培训、考核合格后，可以在执业活动中采用与其专业相关的现代科学技术方法。

（三）中医药公共卫生服务

县级以上人民政府应当发展中医药预防、保健服务，发挥中医药在突发公共卫生事件应急工作中的作用。

（四）中医医疗广告

医疗机构发布中医医疗广告，应当经所在地省、自治区、直辖市人民政府中医药主管部门审查批准，并符合《中华人民共和国广告法》的有关规定。

（五）中医药服务的监督检查

监督检查的重点包括下列事项：中医医疗机构、中医医师是否超出规定的范围开展医疗活动；开展中医药服务是否符合中医药服务基本要求；中医医疗广告发布行为是否符合本法的规定。

四、中药保护与发展

（一）中药材保护与发展

1. 中药材规范化种植。

2. 道地药材 道地中药材,是指经过中医临床长期应用优选出来的,产在特定地域,与其他地区所产同种中药材相比,品质和疗效更好,且质量稳定,具有较高知名度的中药材。

3. 中药材质量监测。

4. 中药材流通体系。

5. 药用野生动植物资源保护。

6. 乡村医生使用中药材 根据当地实际工作需要,<u>乡村中医药技术人员自种自采自用的中草药,只限于其所在的村医疗机构内使用,不得上市流通,不得加工成中药制剂。</u>

(二)中药饮片保护与发展

(三)中成药保护与发展

1. 古代经典名方 是指疗效确切、具有明显特色与优势的古代中医典籍所记载的方剂。具体目录由国务院药品监督管理部门会同中医药主管部门制定。

2. 医疗机构配制的中药制剂 国家支持以中药制剂为基础研制中药新药。

医疗机构配制的中药制剂品种,应当依法取得制剂批准文号。但是,仅应用传统工艺配制的中药制剂品种,向医疗机构所在地省、自治区、直辖市人民政府药品监督管理部门备案后即可配制,不需要取得制剂批准文号。

医疗机构配制中药制剂,应当依照《药品

管理法》的规定取得医疗机构制剂许可证，或者委托取得药品生产许可证的药品生产企业、取得医疗机构制剂许可证的其他医疗机构配制中药制剂。委托配制中药制剂，应当向委托方所在地省、自治区、直辖市人民政府药品监督管理部门备案。

五、中医药人才培养

（一）中医药学校教育

国家完善中医药学校教育体系，国家发展中西医结合教育，培养高层次的中西医结合人才。

（二）中医药师承教育

国家发展中医药师承教育，支持有丰富临床经验和技术专长的中医医师、中药专业技术人员在执业、业务活动中带徒授业，传授中医药理论和技术方法，培养中医药专业技术人员。

（三）中医药人才培训

国家加强对中医医师和城乡基层中医药专业技术人员的培养和培训。

六、中医药科学研究

（一）中医药文献资料管理

支持对中医药古籍文献、著名中医药专家

的学术思想和诊疗经验以及民间中医药技术方法的整理、研究和利用；鼓励组织和个人捐献有应用价值的中医药文献。

（二）中医药创新措施

国家采取措施，加强对中医药基础理论和辨证论治方法，常见病、多发病、慢性病和重大疑难疾病、重大传染病的中医药防治，以及其他对中医药理论和实践发展有重大促进作用的项目的科学研究。

七、保障措施

（一）政策支持

县级以上人民政府应当为中医药事业发展提供政策支持和条件保障，将中医药事业发展经费纳入本级财政预算。

县级以上人民政府及其有关部门制定基本医疗保险支付政策、药物政策等医药卫生政策，应当有中医药主管部门参加，注重发挥中医药的优势，支持提供和利用中医药服务。

（二）中医药标准体系建设

（三）与中医药有关的评审或者鉴定

开展法律、行政法规规定的与中医药有关的评审、评估、鉴定活动，应当成立中医药评审、评估、鉴定的专门组织，或者有中医药专家参加。

八、法律责任

(一) 县级以上人民政府中医药主管部门及其他有关部门未履行职责

县级以上人民政府中医药主管部门及其他有关部门未履行本法规定的职责的,由本级人民政府或者上级人民政府有关部门责令改正;情节严重的,对直接负责的主管人员和其他直接责任人员,依法给予处分。

(二) 超范围执业

1. 诊所超范围开展医疗活动 中医诊所违反《中医药法》的规定,超出备案范围开展医疗活动的,由所在地县级人民政府中医药主管部门责令改正,没收违法所得,并处一万元以上三万元以下罚款;情节严重的,责令停止执业活动。

中医诊所被责令停止执业活动的,其直接负责的主管人员自处罚决定作出之日起五年内不得在医疗机构内从事管理工作。医疗机构聘用上述不得从事管理工作的人员从事管理工作的,由原发证部门吊销执业许可证或者由原备案部门责令停止执业活动。

2. 医师超范围执业 经考核取得医师资格的中医医师违反《中医药法》规定,超出注册的执业范围从事医疗活动的,由县级以上人民政府中医药主管部门责令暂停六个月以上一年以下执业活动，并处一万元以上三万元以下罚款；情节严重的，吊销执业证书。

（三）未依法备案

违反《中医药法》规定，举办中医诊所、炮制中药饮片、委托配制中药制剂应当备案而未备案，或者备案时提供虚假材料的，由中医药主管部门和药品监督管理部门按照各自职责分工责令改正，没收违法所得，并处三万元以下罚款，向社会公告相关信息；拒不改正的，责令停止执业活动或者责令停止炮制中药饮片、委托配制中药制剂活动，其直接责任人员五年内不得从事中医药相关活动。

医疗机构应用传统工艺配制中药制剂未依照本法规定备案，或者未按照备案材料载明的要求配制中药制剂的，按生产假药给予处罚。

（四）中医医疗广告违法

违反《中医药法》规定，发布的中医医疗广告内容与经审查批准的内容不相符的，由原审查部门撤销该广告的审查批准文件，一年内不受理该医疗机构的广告审查申请。发布中医医疗广告其他违法行为，依照《中华人民共和国广告法》的规定给予处罚。

（五）中药材种植过程违法

违反《中医药法》规定，在中药材种植过

程中使用剧毒、高毒农药的，依照有关法律、法规规定给予处罚；情节严重的，可以由公安机关对其直接负责的主管人员和其他直接责任人员处五日以上十五日以下拘留。

（六）其他法律责任

违反《中医药法》规定，造成人身、财产损害的，依法承担民事责任；构成犯罪的，依法追究刑事责任。

第十八节 中医药条例

一、中医医疗机构与从业人员

1. 中医医疗机构　《中医药条例》规定，开办中医医疗机构，应当符合国务院卫生行政部门制定的中医医疗机构设置标准和当地区域卫生规划，并按照《医疗机构管理条例》的规定办理审批手续，取得医疗机构执业许可证后，方可从事中医医疗活动。

2. 中医从业人员　《中医药条例》规定，中医从业人员，应当依照有关卫生管理的法律、行政法规、部门规章的规定通过资格考试，并经注册取得执业证书后，方可从事中医服务活动。

以师承方式学习中医学的人员以及确有专

长的人员，应当按照国务院卫生行政部门的规定，通过执业医师或者执业助理医师资格考核考试，并经注册取得医师执业证书后，方可从事中医医疗活动。

承担中医药专家学术经验和技术专长继承工作的指导老师应当具备下列条件：从事中医药专业工作30年以上并担任高级专业技术职务10年以上。

全科医师和乡村医生应当具备中医药基本知识以及运用中医诊疗知识、技术，处理常见病和多发病的基本技能。

二、保障措施

1. 扶持中医药事业发展的投入措施。

2. 定点中医医疗机构　县级以上地方人民政府劳动保障行政部门确定的城镇职工基本医疗保险定点医疗机构，应当包括符合条件的中医医疗机构。

3. 文献的收集、整理、研究和保护。

4. 保护野生中药材资源。

5. 与中医药有关的评审或者鉴定　《中医药条例》规定，与中医药有关的评审或者鉴定活动，应当体现中医药特色，遵循中医药自身的发展规律。

三、法律责任

《中医药条例》规定,中医医疗机构违反规定,有下列情形之一的,由县级以上地方人民政府负责中医药管理的部门责令限期改正;逾期不改正的,责令停业整顿,直至由原审批机关吊销其医疗机构执业许可证、取消其城镇职工基本医疗保险定点医疗机构资格,并对负有责任的主管人员和其他直接责任人员依法给予纪律处分:

1. 不符合中医医疗机构设置标准的。
2. 获得城镇职工基本医疗保险定点医疗机构资格,未按照规定向参保人员提供基本医疗服务的。

第二部分 公共卫生

第一章 卫生管理和政策

第一节 疾病预防策略

疾病的自然过程一般可分为<u>易感期、发病前期（潜伏期）、发病期（临床期）和发病后期（转归期）4个阶段</u>。

根据疾病的自然过程，将预防水平分为三级，即三级预防策略（表2-1）。

表2-1 三级预防策略

名称	内容	措施	强调
第一级预防：病因预防或者发病前期预防	在疾病尚未发生时针对疾病"易感期"的致病因素（或危险因素）采取措施，是积极预防疾病的根本措施	个体预防：个体化健康教育如<u>合理膳食、适量运动、戒烟限酒、心理平衡</u>；改变不良的行为<u>如开展婚育咨询、妊娠和儿童营养咨询</u>。社区预防：健康教育活动如<u>预防接种、高危人群预防服药、卫生立法、改善环境卫生</u>	一级预防必须以个体预防和社区预防并重；对群体的普遍预防和对高危人群的重点预防结合，全人群策略和高危人群策略的互相补充就形成一级预防双向策略

续表

名称	内容	措施	强调
第二级预防："三早"预防或者临床前期预防	"三早"：早发现、早诊断、早治疗；传染病"五早"："三早"，加早报告、早隔离	早期发现疾病可通过普查、筛检、病例发现、定期健康检查、高危人群重点项目检查、自我检查等方法实现。<u>筛查是早期发现疾病的主要方法</u>	<u>二级预防是在疾病的临床前期做好"三早"预防工作</u>。早期诊断是慢性病预防的关键环节。强调筛查的重要性
第三级预防：发病后期预防	<u>①在疾病的"临床期"针对患者采取积极的对症治疗和康复治疗措施，及时有效地防止病情恶化，预防并发症和残疾。</u>②对已经丧失劳动力和伤残者，通过功能康复、心理康复、家庭护理指导等，使患者尽快恢复生活和劳动能力，提高生活质量，延长生存期，降低死亡率	积极治疗、积极康复、预防并发症、生活指导	减少其并发症的发生。保护患者的劳动能力、提高生活质量、延长寿命

第二节 基本公共卫生服务和重大公共卫生服务项目

一、实施项目的目的和意义

基本公共卫生服务项目是针对当前城乡居民存在的主要健康问题,以儿童、孕产妇、老年人、慢性病患者、严重精神障碍患者和肺结核患者为重点人群,由基层医疗机构组织实施,面向全体居民免费提供的最基本的公共卫生服务。

二、项目的主要内容

1. 基本公共卫生服务项目的内容 到 2017 年,由基层医疗机构正在实施的国家基本公共卫生服务项目有 12 项内容,包括居民健康档案管理、健康教育、预防接种、0~6 岁儿童健康管理、孕产妇健康管理、老年人健康管理、慢性病患者健康管理(包括高血压患者健康管理和 2 型糖尿病患者健康管理)、严重精神障碍患者健康管理、肺结核患者健康管理、中医药健康管理、传染病及突发公共卫生事件报告和处理、卫生计生监督协管。

2. 重大公共卫生服务项目的内容 目前,重大公共卫生服务项目包括:艾滋病等重大疾病防控、农村孕产妇住院分娩、贫困白内障患者复明、农村改水改厕、消除燃煤型氟中毒、15岁以下人群补种乙肝疫苗、农村妇女孕前和孕早期增补叶酸预防出生缺陷,以及农村妇女乳腺癌、宫颈癌检查等项目。

第三节　家庭医生签约服务

实行家庭医生签约服务,是实现从"以治病为中心"到"以健康为中心"转变的重要抓手。

一、主要目标与签约对象

老年人、孕产妇、儿童、残疾人等人群以及高血压、糖尿病、结核病等慢性疾病和严重精神障碍患者等为重点签约人群。

二、家庭医生签约服务内容

家庭医生团队为签约居民提供基本医疗、公共卫生和约定的健康管理服务。基本医疗服务涵盖常见病和多发病的中西医诊治、合理用药、就医路径指导和转诊预约等。

三、签约服务主体

家庭医生为签约服务第一责任人。签约服

务原则上应当采取团队服务形式，家庭医生团队主要由家庭医生、社区护士、公共卫生医师（含助理公共卫生医师）等组成，二级以上医院选派医师（含中医类别医师），有条件的地区可吸收药师、健康管理师、心理咨询师、社（义）工等加入团队。

第四节　中医预防与养生保健

一、基本原则

1. 天人相应，顺应自然。
2. 形神合一，形神共养。
3. 动静互涵，协调平衡。
4. 重视先兆，防微杜渐。

二、服务方式

中医药预防与养生保健主要服务方式：
1. 针灸、推拿、刮痧、拔罐及经络养生。
2. 四时养生。
3. 食疗与药膳。
4. 冬病夏治　冬病夏治是中医学"天人合一"的整体观和"未病先防"的疾病预防观的具体运用。常用的治疗方法包括穴位贴敷、针刺、药物内服等，在夏季自然界阳气最旺盛的时间进行，益气温阳、散寒通络，从而达到防治冬季易发疾病的目的。

5. 五禽戏、八段锦、太极拳及气功导引等。

6. 调摄情志　情志泛指喜、怒、忧、思、悲、恐、惊七种情绪变化，简称七情。

7. 体质养生。

三、主要内容

1. 制定中医预防与养生保健方案。

2. 易感疾病和传染性疾病的健康教育与健康干预，如<u>在流感易发期，发放艾叶燃熏，板蓝根等中药煎水服用；在过敏性疾病易发期，采用中药熏鼻、喷喉等方法延缓发作</u>。

3. 孕产妇中医保健

（1）孕期保健：普及孕期中医保健知识及分期保健要点，包括情志调摄、饮食起居、健康检查、用药指导等保健服务。

（2）产后饮食起居指导：产后宜易消化、富营养的饮食，适当饮用补血、祛瘀、下乳的药膳；多吃流质食物，促进乳汁分泌。<u>产妇忌食刺激性食品，忌辛辣或肥甘厚味，免伤脾胃；勿滥用补品。</u>

（3）产后常见病食疗：<u>脾胃虚弱者可服山药扁豆粳米粥；肾虚腰痛者食用猪腰子菜末粥；产后恶露不净者可服当归生姜羊肉汤或益母草</u>

红糖水、醪糟。

（4）产后康复训练指导：通过中医手法刺激穴位和专人指导运动训练，防治产后病。

（5）产后心理辅导：预防产后抑郁症，主要表现是产妇在产褥早期出现的以哭泣、忧郁、烦闷为主的情绪障碍。此时应进行心理疏导，并加服补血养肝、疏肝理气中药。

（6）哺乳期饮食指导：若乳汁不足，可多喝鱼汤、鸡汤、猪蹄汤等。断乳可采用中药的方法回乳，用炒麦芽加水煎服，每日1剂，连服3日，乳房局部做湿热敷。

4.其他重点人群的健康教育与健康干预。

5.社区开展中医"治未病"服务。对九种体质类型的不同人群指导个体化调护方案，指导居民的起居调养、药膳食疗、情志调摄、动静养生和经络腧穴针灸、刮痧、拔罐以及按摩保健等。

6.在社区开展中医药养生保健科普活动传授养生保健和健康生活方式，推广普及五禽戏、八段锦、太极拳、扇舞等运动。

第二章 卫生统计学和流行病学基本知识

第一节 卫生统计学概述

一、同质与变异

1. 同质 指观察单位间被研究指标的影响因素相同。

2. 变异 指即使从具有同质性总体中搜集的一批观察数据,表现在各个体之间也是有差异的。

二、总体与样本

1. 总体 是根据研究目的确定的同质观察单位某种观察值(变量值)的集合。如某地某年所有40岁以上健康成年男性的血压值就构成一个总体。

2. 样本 是指从总体中随机抽取的一部分有代表性的观察单位的测量值集合。

三、统计工作的基本步骤

统计设计、收集资料、整理资料和分析资料是统计工作的四个基本步骤。

四、统计资料的类型

1. 计量资料 计量资料亦称为定量资料或数值变量资料,指对每个观察单位的某个变量用测量的方法准确获得的定量结果,表现为数值大小,一般有度量衡单位,如身高(cm)、体重(kg)、血压(mmHg)、脉搏(次/分)等。

2. 计数资料 计数资料亦称为定性资料或无序分类变量资料,是将观察单位按某种属性进行分组计数的定性观察结果。计数资料的分组是互不相容的类别或属性,且各组之间无程度和顺序的差别。

3. 等级资料 等级资料亦称为有序分类变量资料,指将观察单位按某种属性的不同程度或次序分成等级后分组计数的观察结果。如将某种疾病的疗效资料按无效、好转、显效、治愈分组后对各组进行计数。

第二节 统计表

一、统计表的编制原则

1. 重点突出,简单明了。
2. 主谓分明,层次清楚。
3. 结构完整。

二、统计表的基本结构

统计表一般由标题、标目、线条、数字和备注五个部分构成,如图2-1。

表号 标题		
横标目名称	纵标目	合计
横标目		
合计		

图2-1 统计表的基本结构

* 备注

备注 不是统计表的固有组成部分,一般不列入表内。如需要对表内某个指标或数字作出特殊说明时,在表格下方作注释说明。

三、常用统计表的种类

1. 简单表 研究对象只按一种标志或特征分组的统计表称为简单表。

2. 复合表 将研究对象按两种或两种以上的标志或特征分组的统计表。

第三节 算术平均数

一、频数与频数分布表

1. 频数 即相同变量值的个数,常用 f 表示。

2. 频数分布表 就是对数据进行归类整理并能反映出数据分布情况的一种表格。

二、算术平均数的定义及计算方法

1. 算术平均数 简称均数,是描述一个变量的所有观察值的平均水平。适用于数值资料呈对称分布或呈正态分布、近似正态分布的资料。通常用希腊字母 μ 表示总体算术平均数,用 $\bar{X}$ 表示样本算术平均数。

2. 算术平均数计算方法 计算公式是所有观察值之和除以观察值个数所得的商。

(1) 小样本资料 ($n < 30$): $\bar{X} = \dfrac{\Sigma X}{n}$

$\Sigma X = X_1 + X_2 + X_3 + \cdots + X_n$ (X 为观察值)

(2) 大样本资料 ($n \geq 30$): $\bar{X} = \dfrac{\Sigma fX}{\Sigma f}$

$\Sigma fX = \Sigma f_1 X_1 + \Sigma f_2 X_2 + \Sigma f_3 X_3 + \cdots + \Sigma f_n X_n$

（X为各组的组中值）

3. 标准差 在两组（或几组）均数相近、度量单位相同的条件下，标准差越小，表示观察值变异程度小，数据大多集中在均数周围，则样本均数的代表性较好。反之，标准差越大，表示观察值变异程度大，数据较分散，则样本均数的代表性较差。

三、医学参考值范围

1. 确定参考值范围是单侧或双侧。
2. 确定适当的百分范围值。
3. 选择适当的计算公式。

第四节　常用人口统计指标

一、人口总数

人口总数是指一个国家或地区在某一特定时间的人口数。

二、人口构成

人口构成属于统计学中的构成比指标，是指一个国家或地区的人口总数中，按年龄、性别、职业、文化程度等人口学基本特征计算其在总人口中的分布情况。

三、人口生育

人口生育是反映人口生育状况的统计指标。如粗出生率、总生育率、人工流产率、人口自然增长率等。

$$粗出生率 = \frac{同年活产率}{某年年平均人口数} \times ‰$$

人口自然增长率 = 粗出生率 - 粗死亡率

四、人口死亡

人口死亡是反映社会卫生状况和居民健康水平的重要基础指标。如粗死亡率、年龄别死亡率、婴儿死亡率、死因别死亡率、死因构成比、死因顺位等。

$$粗死亡率 = \frac{同年粗死亡人数}{某年年平均人口数} \times ‰$$

死因顺位：是将各类死因构成比的大小按由高到低排列的位次。

五、人口寿命

人口寿命是指一个人从出生到死亡所经历的时间。人口寿命指标反映了人群的健康状况和经济发展水平。如期望寿命、平均寿命等。

第五节　常用流行病学方法

一、流行病学的定义

流行病学是研究疾病与健康状态在人群中的分布及其影响因素，借以制订和评价预防、控制和消灭疾病及促进健康的策略与措施的科学。

二、流行病学研究方法

分为两大类，即观察性研究与实验性研究。

值得一提的是，传统的流行病学研究方法分为三大类，即观察性研究（观察法）、实验性研究（实验法）和理论性研究（理论法）。

在社区公共卫生服务中，主要是应用观察性研究。又根据是否设立对照组而分为描述性研究（不设立对照组）与分析性研究（设立对照组）。

三、描述流行病学的定义与方法

（一）定义

利用已有的资料或专门调查获取的资料，按照不同地区、时间及人群特征进行分组，描述疾病或健康状况在"三间"分布的特征，进而提出病因假设或线索。

(二) 方法

描述性研究最常用的方法有个案调查、病例报告、现况调查与生态学研究等。在社区卫生服务机构以开展个案调查为主。

四、个案调查的内容与方法

(一) 目的

1. 对病例的调查 是查明患者患病的原因及其可能传播的范围,从而确定疫源地的范围和接触者,进而采取一系列紧急措施,防止或减少类似病例的发生。

2. 总结疾病分布特征。

(二) 内容

1. 人口统计学信息。
2. 主要临床表现。
3. 疾病流行病学史。
4. 其他个人高危因素信息。

(三) 方法

主要有访问和现场调查。

第六节 疾病的分布与影响因素

疾病分布是描述疾病在不同地区、不同时间、不同人群的分布特征,简称"三间分布"。

一、疾病分布常用的测量指标

(一) 发病率

发病率指在一定期间内(一般为一年)、特定人群中某病新病例出现的频率。常用于描述死亡率极低或不致死的疾病的发病情况。

$$发病率 = \frac{一定期间内某人群中某病新病例数}{同时期暴露人口数} \times K$$

K=100%、1000‰,或 10000/万、100000/10 万

发病率的分子是一定时期内新发病例数。发病率的分母是指在该观察期间内,可能发生新病例的全部暴露人口数,也可理解为该病的易感人群的数量。

(二) 患病率

患病率也称现患率,指某观察期间内总人口中现患某病者所占的比例。主要用于描述病程较长的慢性病的发生和流行情况,如冠心病、糖尿病、肺结核等。

$$患病率 = \frac{观察期间一定人群中现患某病的新旧病例数}{同时期暴露人口数} \times K$$

K=100%、1000‰,或 10000/万、100000/10 万

患病率的分子是指观察期间内被观察人群中所有的病例,包括新、旧病例,即只要在该期间内处于患病状态就应纳入病例数。患病率分母为被观察人群的总人口数或该人群的平均人口数。

$$时点患病率=\frac{某一时点一定人群中现患某病的新旧病例数}{该时点人口数}\times K$$

$$期间患病率=\frac{某观察期间一定人群中现患某病的新旧病例数}{同期的平均人口数}\times K$$

<u>发病率与患病率的主要区别:</u>发病率是动态指标,观察期间较长,一般为一年或更长,描述死亡率极低或不致死的疾病,分子为暴露人群新发病例;患病率是静态指标,观察期间较短,一般为一个月或几个月,用于描述病程较长的慢性病,分子为观察人群新、旧病例。

(三)死亡率

<u>死亡率是指某人群在一定期间内死亡的人数在该人群中所占的比例,反映人群的健康状况和卫生保健水平。死亡率是测量人群死亡危险常用的指标。</u>

$$死亡率 = \frac{某期间内死于所有原因的死亡总数}{同期的平均人口数} \times K$$

K=100%、1000‰，或 10000/万、100000/10万

若以一年内某人群因各种原因死亡的总数为分子计算出来的死亡率叫全死因死亡率或粗死亡率。

按年龄、性别、病种等不同特征分别计算的死亡率，叫死亡专率。疾病死亡专率可描述某病在时间、地点和人群中的死亡变化情况。

（四）病死率

<u>病死率表示一定期间内，患某病的全部患者中因该病而死亡的比例。</u>

$$病死率 = \frac{一定期间内某病死亡人数}{同期确诊患某病病例数} \times 100\%$$

病死率多用于病程短的急性病，以衡量该病对生命威胁的程度，也可用于评价医院的医疗水平。病死率越高，说明该疾病对生命的威胁越大。

二、疾病流行强度

疾病的流行强度是指某疾病在某地区、某人群中，一定时期内发病数量的变化及各病例间联系的程度。

(一)散发

散发是指某病在某地区人群中呈历年的一般发病率水平，病例在人群中散在发生或零星发现，病例间无明显联系。散发用于描述较大范围（如区、县以上）人群的某病流行强度，而不适用于人口较少的居民区或单位（如工厂、学校等）。

判断某病是否散发，通常以该病在该地区前三年的发病率水平为参考，如当年的发病率未明显超过当地前三年发病率水平则为散发。

(二)流行

流行指某地区某病在某时间的发病率显著超过历年该病的散发发病率水平。流行与散发是两个相对的概念。

(三)暴发

暴发是流行的特例情况，指在一个局部地区或集体单位的人群中，短时间内突然出现许多临床症状相似的患者。暴发具有时间集中、空间聚集的特点，往往是通过共同的传播途径感染或由共同的传染源引起。

三、疾病的三间分布

(一)时间分布

1. 短期波动 疾病在一定地区或较大数量的人群中发病率突然增高的现象，如流行性脑脊髓膜炎等。

2. 季节性 疾病在一定季节内发病频率升高的现象。如呼吸道传染病虽然一年四季都发生，但冬春季高发，肠道传染病则多发于夏秋季。

3. 周期性 是指疾病有规律地每隔一段时间发生一次流行的现象。如流行性脑脊髓膜炎7～9年流行一次。

4. 长期变异。

（二）地区分布

（三）人群分布

1. 年龄 几乎所有疾病的发病率、死亡率都与年龄有关。如麻疹、腮腺炎，儿童时期发病率高；慢性病（如心脑血管病）随年龄增长发病率增加；性传播疾病（如淋病）则在青壮年为发病高峰。

2. 性别。

3. 职业 如矽肺。

4. 其他。

第七节 公共卫生监测

一、公共卫生监测的定义

<u>收集整理、分析解释、反馈利用</u>是公共卫

生监测的三个阶段。信息收集是基础,利用是目的。

二、公共卫生监测的种类和内容

(一)疾病监测

疾病监测包括传染病监测、慢性非传染性疾病监测、死因监测等。

1. 传染病监测 监测的内容包括疾病的发生和诊断,病例三间分布的动态变化情况,人群免疫水平,病原体的血清型和(或)基因型、毒力、耐药性,动物宿主和媒介昆虫的种类、分布、病原体携带状况,干预措施的效果等。

2. 慢性非传染性疾病监测 包括恶性肿瘤、心脑血管病、出生缺陷等监测项目。

3. 死因监测 目的是确定不同时期主要死因及疾病防治重点。

(二)症状监测

1. 临床症状或症候群监测。
2. 与疾病相关的现象监测。

(三)行为及行为危险因素监测

(四)其他公共卫生监测

包括环境监测、食品卫生监测、学校卫生监测、药物不良反应监测等方面。

第三章 健康教育与健康促进

第一节 概 述

一、健康教育与健康促进的定义

健康教育的核心目标是帮助人们建立健康行为。它追求的是"知-信-行"的统一。

二、健康的决定因素

1. 行为与生活方式因素 它对机体具有潜袭性、累积性和广泛影响性的特点。健康的四大基石是合理膳食、适量运动、戒烟限酒、心理平衡。

2. 环境因素 包括自然环境和社会环境。自然环境包括阳光、空气、水、气候、地理等,是人类赖以生存的物质基础,是人类健康的根本。社会环境又称文化-社会环境,包括社会制度、法律、经济、文化、教育、人口、民族、职业等,也包括工作环境、家庭环境、人际关系等。

3. 生物学因素。

4. 卫生服务因素。

三、健康相关行为

(一) 促进健康行为

1. 特点　有利性、规律性、和谐性、一致性、适宜性。

2. 分类

(1) 基本健康行为：如合理营养、平衡膳食、适当的身体活动、积极的休息与适量睡眠等。

(2) 戒除不良嗜好：戒烟、戒毒、戒除酗酒、滥用药品、网络成瘾等属于戒除不良嗜好行为。

(3) 预警行为：指对可能发生的危害健康的事件预先采取预防措施从而预防事故发生，以及能<u>在事故发生后正确处置的行为</u>，如驾车使用安全带，溺水、车祸、火灾等意外事故发生后的<u>自救和他救行为</u>。

(4) 避开环境危害行为。

(5) 合理利用卫生服务：①<u>求医行为</u>：感到不适，主动寻求科学可靠的医疗帮助的行为；②<u>遵医行为</u>：确诊患病后，积极遵从医嘱检查、用药，配合治疗。

（二）危害健康行为

1. 特点
（1）危害性。
（2）稳定性：非偶然发生，维持需保持相当的时间。
（3）习得性：个体后天学会的。

2. 分类
（1）不良生活方式与习惯。
（2）致病行为模式：是导致特异性疾病发生的行为模式，较多见的是 A 型行为模式和 C 型行为模式。

<u>A 型行为模式，与冠心病密切相关。</u>表现为争强好胜，工作节奏快，有时间紧迫感；警戒性和敌对意识较强，勇于接受挑战并主动出击，而一旦受挫就容易不耐烦。

<u>C 型行为模式，与肿瘤发生有关。</u>表现是情绪过分压抑和自我克制，爱生闷气，表面隐忍而内在情绪起伏大。

（3）不良疾病行为：表现形式有疑病、恐惧、讳疾忌医、不及时就诊、不遵从医嘱、迷信，乃至自暴自弃等。

（4）违反社会法律、道德的危害健康行为：如国家法律、条例等禁止吸毒贩毒、性乱，公共场所禁止吸烟等。

第二节 健康教育内容

一、特殊人群的健康教育

1. 妇女健康教育的基本内容

（1）各生理周期健康教育要点

1）月经期：包括对青春期少女进行月经初潮教育、月经的生理知识、经期卫生保健的重要性与心理卫生教育等。

2）妊娠前期：孕前需注意的要点如下：①向生命负责，做到计划受孕，孕前须做保健咨询，从孕前3个月开始，建议每天口服叶酸0.4mg；②受孕前要排除遗传和环境因素，二者是影响优生的两大因素；③处于最佳健康状态和情绪、不吸烟不饮酒时怀孕；④避孕药停服半年、取节育器半年方可怀孕；⑤不要饲养宠物和经常接触宠物；⑥不吸毒，不洗桑拿，不泡温泉或用太热的水洗澡；⑦尽量少化妆，不染发，不烫发；⑧避免使用电褥子，减少使用电磁炉和微波炉等家用电器，卧室内减少电器的使用；⑨合理安排饮食，均衡膳食，不偏食，不挑食；⑩生活规律，做力所能及的运动，尽量减少静坐看电视和玩电脑的时间；⑪女性若患肝炎、肾炎、结核、心脏病等重要脏器疾病，应暂时避孕，在有资质的医疗机构进行检查和评估后决定是否妊娠；⑫女性若在有毒有害的环境中工作，<u>应调离并进行相应检查后方可怀孕</u>。

3）妊娠期：包括妊娠保健知识、孕期用药及性生活注意事项、孕期的自我监护和胎教、定期产前检查及胎教的意义。

4）围生期和哺乳期：围生期卫生保健常识、产后常见病的预防、新生儿护理、喂养、保健及教育等。

5）更年期：学习心理调节的方法。

（2）合理膳食教育。

（3）科学育儿。

（4）妇女常见病的教育：常见妇科病的防治知识，乳腺癌和妇科肿瘤的定期普查和早期发现。

（5）心理健康教育。

（6）美容保健知识教育。

2.0～6岁儿童健康教育内容　<u>教育对象不是儿童本人，而是儿童的照料者。</u>

（1）出生～18个月的教育重点：先天缺陷的筛查、母乳喂养、辅食添加、预防接种、智力开发等。

（2）19个月～6岁的教育重点：传染病和意外伤害的预防，同时对贫血、营养缺乏、佝偻病、发育迟缓、智力落后、语言障碍等防治进行教育。

3. 老年人健康教育内容

（1）行为指导：良好的生活习惯，纠正不良生活方式，限制烟酒。

（2）心理卫生教育。

（3）生活卫生：提倡科学合理的平衡膳食。

（4）常见病防治。

（5）体能活动。

二、重点疾病的健康教育

（一）高血压的健康教育

1. 控制体重　根据中国人体重指数（BMI）的标准，<u>BMI 在 $18.5 \sim 23.9 kg/m^2$ 范围者为正常体重；$\geq 24 kg/m^2$ 者为超重；$\geq 28 kg/m^2$ 者为肥胖。</u>

2. 合理膳食　每人每日食盐摄入量不应超过 6g。提倡少摄入盐，多摄入新鲜蔬菜水果。

3. 控制饮酒。

4. 戒烟。

5. 适量锻炼　有规律、中等强度的有氧耐力运动。

6. 应对紧张刺激。

7. 提高依从性　药物不能根治高血压，只能控制血压，患者需终身服用药物。

（二）糖尿病的健康教育

糖尿病是一种代谢紊乱的终生性疾病，由于多种原因引起人体内胰岛素分泌绝对或相对不足，导致糖、脂肪和蛋白质代谢障碍，以血糖升高为主要临床表现。

1. 糖尿病的危险因素
（1）遗传因素。
（2）病毒感染与自身感染。
（3）肥胖。
（4）饮食与体力活动。

2. 糖尿病的干预措施
（1）普及防治知识。
（2）积极治疗糖尿病：积极治疗，按医嘱服药。指导患者进行饮食控制和适宜的运动，控制体重。同时对其进行心理疏导。患者需坚持自我监测血糖。
（3）预防并发症：让患者和家属了解糖尿病并发症的相关症状，定期进行血糖和尿糖监测，控制血压和血脂水平，定期检查眼底、眼压。鞋袜要合脚、卫生、透气，防治神经和血管病变，不用热水烫脚。要防止低血糖的发生。

（三）艾滋病的健康教育

1. 艾滋病健康教育目标人群
（1）艾滋病病毒感染者、艾滋病患者。
（2）高危人群：一般指卖淫嫖娼者、吸毒

者、同性恋者、受劳动教养的人员以及性病患者、艾滋病病毒感染者和艾滋病患者的亲属。

（3）重点人群：指年轻人、流动人口、宾馆或服务行业人员、长途汽车司机；其余则属一般人群。

2.艾滋病健康教育内容

（1）危害的严重性：①普遍的易感性；②威胁的长期性；③控制与治疗的困难性；④资源的消耗性。

（2）可预防性：它是可以预防的"行为性"疾病。导致疾病传播的主要原因是不良性行为、吸毒行为等。

（3）艾滋病传播途径的预防

1）性传播：所谓"ABC"措施：① A——禁欲。② B——忠诚。指忠于配偶。③ C——安全套使用。

2）血液途径传播：①尽量减少输血和使用血制品。②避免不必要的静脉注射。③不与他人共用刮脸刀、剃须刀、牙刷等，不在消毒不严格的理发店、美容店等处刮胡子、修鬓角、美容、穿耳、文身、修脚等。④避免医源性感染。

3）母婴传播：感染艾滋病病毒的母亲在妊娠、分娩、母乳喂养过程中可将艾滋病病毒传染给婴儿。预防母婴垂直传播应提供以下基本信息：①避免非意外妊娠；②在孕期、产时和产后使用抗病毒药物；③所生婴儿出生后要使用抗病毒药物；④提倡人工喂养。

<u>不会感染艾滋病的途径：</u>①一般接触（如握手、拥抱、共同进餐、共用工具、共用办公用具等）不会感染艾滋病；② HIV 不会通过公共设施传播；③咳嗽和打喷嚏不传播艾滋病；④蚊虫叮咬不传播艾滋病。

4）关爱和不歧视。

5）自愿性艾滋病病毒咨询和检测。

三、重点公共卫生问题的健康教育

（一）控制吸烟的健康教育

吸烟对健康的危害

（1）<u>吸烟是肺癌的最主要病因</u>。

（2）<u>吸烟是冠心病的主要危险因素，吸烟者缺血性心脏病的发病率和死亡率比不吸烟者高 70%</u>。

（3）<u>80%～90% 的慢性阻塞性肺疾病由吸烟引起</u>。

（4）<u>吸烟与口腔、喉、食管癌的发病密切相关，与膀胱癌、胃癌、胰腺癌等癌症有关</u>。

（5）<u>吸烟与消化道溃疡和脑卒中、动脉硬化、外周血管病及其他血管疾病有关</u>。

（二）戒酒的健康教育

长期无节制地饮酒给酒精依赖者自己的身

体、精神、家庭和社会带来的危害性是不能低估的。

四、健康素养基本知识与技能

(一) 基本知识和理念

1. 健康不仅仅是没有疾病或虚弱,而是身体、心理和社会适应的完好状态。

2. 每个人都有维护自身和他人健康的责任,健康的生活方式能够维护和促进自身健康。

3. <u>健康生活方式主要包括合理膳食、适量运动、戒烟限酒、心理平衡4个方面。</u>

4. <u>劳逸结合,每天保证7~8小时睡眠。</u>

5. 吸烟和被动吸烟会导致癌症、心血管疾病、呼吸系统疾病等多种疾病。

6. 戒烟越早越好,什么时候戒烟都为时不晚。

7. <u>保健食品不能代替药品。</u>

8. 环境与健康息息相关,保护环境能促进健康。

9. 献血助人利己,提倡无偿献血。

10. 成人的正常血压为收缩压低于140mmHg,舒张压低于90mmHg;腋下体温36~37℃;平静呼吸16~20次/分;脉搏60~100次/分。

11. 避免不必要的注射和输液,注射时必须做到一人一针一管。

12. 从事有毒有害工种的劳动者享有职业保护的权利。

13. <u>接种疫苗是预防一些传染病最有效、最经济的措施。</u>

14. 肺结核主要通过患者咳嗽、打喷嚏、大声说话等产生的飞沫传播。

15. 出现咳嗽、咳痰2周以上,或痰中带血,应及时检查是否得了肺结核。

16. 坚持正规治疗,绝大部分肺结核患者能够治愈。

17. 艾滋病、乙肝和丙肝通过性接触、血液和母婴3种途径传播,日常生活和工作接触不会传播。

18. 蚊子、苍蝇、老鼠、蟑螂等会传播疾病。

19. 异常肿块、腔肠出血、体重骤然减轻是癌症重要的早期报警信号。

20. 遇到呼吸、心跳骤停的伤病员,可通过人工呼吸和胸外心脏按压急救。

21. 应该重视和维护心理健康,遇到心理问题时应主动寻求帮助。

22. 每个人都应当关爱、帮助、不歧视病残人员。

23. 在流感流行季节前接种流感疫苗可减少

患流感的机会或减轻流感的症状。

24.妥善存放农药和药品等有毒物品,谨防儿童接触。

25.发生创伤性出血,尤其是大出血时,应立即包扎止血;对骨折的伤员不应轻易搬动。

(二)健康生活方式与行为

26.勤洗手,常洗澡,不共用毛巾和洗漱用具。

27.每天刷牙,饭后漱口。

28.咳嗽、打喷嚏时遮掩口鼻,不随地吐痰。

29.不在公共场所吸烟,尊重不吸烟者免于被动吸烟的权利。

30.少饮酒,不酗酒。

31.不滥用镇静催眠药和镇痛剂等成瘾性药物。

32.拒绝毒品。

33.使用卫生厕所,管理好人畜粪便。

34.讲究饮水卫生,注意饮水安全。

35.经常开窗通风。

36.膳食应以谷类为主,多吃蔬菜、水果和薯类,注意荤素搭配。

37.经常食用乳类、豆类及其制品。

38.膳食要清淡少盐。

39.保持正常体重,避免超重与肥胖。

40. 生病后要及时就诊，配合医生治疗，按照医嘱用药。

41. 不滥用抗生素。

42. 饭菜要做熟，生吃蔬菜、水果要洗净。

43. 生、熟食品要分开存放和加工。

44. 不吃变质、超过保质期的食品。

46. <u>孩子出生后应尽早开始母乳喂养，6个月后合理添加辅食。</u>

47. 儿童、青少年应培养良好的用眼习惯，预防近视的发生和发展。

48. 劳动者要了解工作岗位存在的危害因素，遵守操作规程，注意个人防护，养成良好习惯。

49. 孩子出生后要按照计划免疫程序进行预防接种。

50. 正确使用安全套，可以减少感染艾滋病、性病的危险。

51. 发现病死禽畜要报告，不加工、不食用病死禽畜。

52. 家养犬应接种狂犬病疫苗；人被犬、猫抓伤、咬伤后，应立即冲洗伤口，并尽快注射抗血清和狂犬病疫苗。

53. 在血吸虫病疫区，应尽量避免接触疫水；接触疫水后，应及时进行预防性服药。

54. 食用合格碘盐，预防碘缺乏病。

55.每年做一次健康体检。

56.系安全带(或戴头盔)、不超速、不酒后驾车能有效减少道路交通伤害。

57.避免儿童接近危险水域,预防溺水。

58.安全存放农药,依照说明书使用农药。

59.冬季取暖注意通风,谨防煤气中毒。

(三)基本技能

60.需要紧急医疗救助时拨打"120"急救电话。

61.能看懂食品、药品、化妆品、保健品的标签和说明书。

62.会测量腋下体温。

63.会测量脉搏。

64.会识别日常的危险标志,如高压、易燃、易爆、剧毒、放射性、生物安全等,远离危险物。

65.抢救触电者时,不直接接触触电者身体,会首先切断电源。

66.发生火灾时,会隔离烟雾、用湿毛巾捂住口鼻、低姿逃生;会拨打火警电话"119"。

第三节 健康教育服务形式和要求

一、健康教育材料的种类和使用方法

1.健康教育处方　是以医嘱形式提供的健

康教育材料，如饮食指导、运动指导、用药指导、康复指导等。一般适用于基层卫生服务机构。

2. 折页　适合文化程度较低的居民，便于携带和保存。

3. 传单。

4. 小册子　适合初中及以上文化程度的居民系统学习。

5. 黑板报/宣传栏　在农村应用广泛，设置在群众经常经过、光线较好、易于驻足观看的地方。

6. 招贴画/海报。

7. 标语/横幅。

8. VCD/DVD光碟。

9. 电子显示屏　适用于医院或公共场合。

二、健康教育的常用方法

1. 讲座。

2. 小组讨论　一般将目标人群6～8人分为一个小组，围绕一个健康问题展开讨论，共同学习。

3. 同伴教育。

4. 演示/示范。

5. 门诊个体健康教育。

6. 入户健康教育　卫生服务机构医务人员

主动入户开展的针对个体的健康教育。<u>主要对象是新生儿、产妇、儿童及看护人、老年人、重症护理患者、残疾人等重点人群。</u>

7. 电话和网络咨询。

三、健康教育的服务形式及要求

1. 提供健康教育资料

（1）发放印刷资料：每个机构每年提供不少于12种内容的印刷资料，并及时更新补充，保障使用。

（2）播放音像资料：每个机构每年播放音像资料不少于6种。

2. 设置健康教育宣传栏 乡镇卫生院和社区卫生服务中心宣传栏不少于2个，村卫生室和社区卫生服务站宣传栏不少于1个，每个宣传栏的面积不少于2平方米。每个机构每2个月最少更换1次健康教育宣传栏内容。

3. 开展公众健康咨询活动 每个乡镇卫生院、社区卫生服务中心每年至少开展9次公众健康咨询活动。

4. 举办健康知识讲座 每个乡镇卫生院和社区卫生服务中心每月至少举办1次健康知识讲座，村卫生室和社区卫生服务站每2个月至少举办1次健康知识讲座。

5. 开展个体化健康教育。

第四章 传染病及突发公共卫生事件

第一节 传染病流行过程

传染病的流行必须具备三个基本环节,即传染源、传播途径和人群易感性。三个环节必须同时存在,缺一不可。

一、传染源

传染源包括患者、隐性感染者、病原携带者、受感染动物。

(一)潜伏期

1. 定义 潜伏期是指病原体侵入机体至最早出现临床症状的这段时间。潜伏期的长短需要病原学检查和流行病学调查确定。

2. 潜伏期的流行病学意义 ①判断患者受感染的时间,以追踪传染源,确定传播途径;②确定接触者的留验、检疫和医学观察期限,一般以常见潜伏期或平均潜伏期增加1~2天为准,危害严重者可按该病的最长潜伏期予以留验；③确定免疫接种时间；④评价预防措施效果；⑤潜伏期长短还可影响疾病的流行特征。

(二) 传染期

1. 定义 传染期指患者排出病原体的整个时期。

2. 传染期的流行病学意义 传染期是决定传染病患者隔离期限的重要依据。传染期在一定程度上也影响疾病的流行特征，传染期短的疾病，续发病例成簇发生，持续时间较短；传染期长的疾病，续发病例陆续发生，持续时间较长。

二、传播途径

1. 经空气传播 包括飞沫传播、飞沫核传播和尘埃传播。

2. 经水传播 包括经饮用水传播和经疫水传播。

3. 经食物传播。

4. 经接触传播 包括直接接触传播和间接接触传播。

5. 虫媒传播 包括机械性传播和生物性传播。

6. 经土壤传播。

7. 医源性传播。

8. **垂直传播或母婴传播** 包括经胎盘传播、上行性传播和分娩时传播。

三、人群易感性

影响人群易感性降低的主要因素有计划免疫、传染病流行和隐性感染等。

1. 形成疫源地的条件 传染源、传播途径和易感人群的存在。

2. 疫源地的范围 因病而异,主要取决于传染源的活动范围、传播途径的特点和周围人群的免疫状况。

3. 疫源地消灭的条件 ①传染源被移走(住院或死亡)或不再排出病原体;②传染源散播在外环境中的病原体被彻底消灭;③所有的易感接触者经过了该病最长潜伏期未出现新病例或被证明未受到感染。

四、影响流行过程的因素

1. 自然因素 包括地理、气候、土壤和动植物等。<u>对传染病流行因素影响最明显的是气候因素和地理因素</u>。

2. 社会因素 包括社会制度及人类的一切活动,如生活条件、居住环境、医疗卫生、文化水平、卫生习惯、人口移动、社会动荡、风俗习惯、宗教信仰等。

第二节 传染病及突发公共卫生事件报告和处理

《国家突发公共卫生事件应急预案》规定，突发公共卫生事件划分为特别重大（Ⅰ级）、重大（Ⅱ级）、较大（Ⅲ级）和一般（Ⅳ级）四级。

一、风险管理

二、发现和登记

医疗机构执行首诊负责制，依法依规及时发现、登记和报告法定传染病，负责传染病信息报告管理要求的落实。

（一）法定传染病

1. 病种 根据《中华人民共和国传染病防治法》及国家卫生健康委员会相关法律法规规定，法定传染病分为甲类、乙类和丙类共39种。

甲类（2种）：鼠疫、霍乱。

乙类（26种）：传染性非典型肺炎、艾滋病（艾滋病病毒感染者）、病毒性肝炎、脊髓灰质炎、人感染高致病性禽流感、麻疹、流行性出血热、狂犬病、流行性乙型脑炎、登革热、炭疽、细菌性和阿米巴性痢疾、肺结核、伤寒和副伤寒、流行性脑脊髓膜炎、百日咳、白喉、新生儿破伤风、猩红热、布鲁菌病、淋病、梅毒、钩端螺旋体病、血吸虫病、疟疾、人感染H7N9禽流感。

丙类（11种）：流行性感冒、流行性腮腺炎、风疹、急性出血性结膜炎、麻风病、流行性和地方性斑疹伤寒、黑热病、棘球蚴病、丝虫病，除霍乱、细菌性和阿米巴性痢疾、伤寒和副伤寒以外的感染性腹泻病、手足口病。

国家卫生健康委员会决定列入乙类、丙类传染病管理的其他传染病和按照甲类传染病管理开展应急监测报告的其他传染病。<u>目前，乙类按甲类管理的传染病为传染性非典型肺炎和肺炭疽。</u>

2. 诊断及分类

（1）传染病按传播方式分类

1）呼吸道传染病：经呼吸道传播的疾病主要有：肺鼠疫、非典型肺炎、人感染高致病性禽流感、麻疹、肺炭疽、肺结核、流脑、百日咳、白喉、流行性感冒、流行性腮腺炎、风疹等法定管理的传染病，以及军团菌、腺病毒、呼吸道合胞病毒感染、水痘等非法定管理的传染病。

2）消化道传染病：常见的消化道传染病有细菌性痢疾、脊髓灰质炎（即小儿麻痹症）、伤寒、副伤寒、霍乱、副霍乱、阿米巴痢疾、各种肠道病毒感染（如柯萨奇病毒、埃可病毒等），以及各种肠道寄生虫病（如蛔虫病、绦虫病、蛲虫病、姜片虫病）等。

3）血源性传染疾病：典型的血液传染疾病就是艾滋病、乙型肝炎、丙型肝炎。

4）性传播疾病：常见的性病有淋病、梅毒、非淋菌性尿道炎、尖锐湿疣、沙眼衣原体、软下疳、生殖器疱疹、滴虫病、乙型肝炎、丙型肝炎和艾滋病等。

5）虫媒传染病：常见的有流行性乙型脑炎、鼠疫、莱姆病、疟疾、登革热等。

6）自然疫源性传染病：如狂犬病等。

（2）法定传染病按病原学分类

1）细菌性疾病（17种）：鼠疫、霍乱、炭疽、细菌性痢疾、肺结核、伤寒和副伤寒、流行性脑脊髓膜炎、百日咳、白喉、新生儿破伤风、猩红热、布鲁菌病、淋病、梅毒、麻风病、流行性和地方性斑疹伤寒、钩端螺旋体病。

2）病毒性疾病（16种）：传染性非典型肺炎、艾滋病、病毒性肝炎、脊髓灰质炎、人感染高致病性禽流感、麻疹、流行性出血热、狂犬病、流行性乙型脑炎、登革热、人感染H7N9禽流感、流行性感冒、流行性腮腺炎、风疹、急性出血性结膜炎、手足口病。

3）寄生虫病性疾病（6种）：阿米巴痢疾、血吸虫病、疟疾、丝虫病、棘球蚴病、黑热病。

未包含"除霍乱、细菌性和阿米巴性痢疾、伤寒和副伤寒以外的感染性腹泻病"。

3. 疫情报告工作指标

（1）传染病疫情报告率＝网络报告的传染病病例数/登记传染病病例数×100%。

（2）传染病疫情报告及时率＝报告及时的病例数/报告传染病病例数×100%。

（3）突发公共卫生事件相关信息报告率＝及时报告的突发公共卫生事件相关信息数/报告突发公共卫生事件相关信息数×100%。

（二）传染病疫情的发现和登记

首诊医生在诊疗过程中发现传染病患者及疑似患者后，按要求填写"中华人民共和国传染病报告卡"（以下简称"传染病报告卡"）或通过电子病历、电子健康档案自动抽取符合交换文档标准的电子传染病报告卡。

三、信息报告

（一）传染病相关信息的报告

1. 报告程序与方式 应在规定时间内进行

传染病网络直报；不具备网络直报条件的，按相关要求通过电话、传真等方式进行报告，同时向辖区县级疾病预防控制机构报送"传染病报告卡"。

2. 报告时限 发现甲类传染病和乙类传染病中的肺炭疽、传染性非典型肺炎、埃博拉出血热、人感染禽流感、寨卡病毒病、黄热病、拉沙热、裂谷热、西尼罗病毒等新发输入传染病患者和疑似患者，或发现其他传染病、不明原因疾病暴发时，<u>应按有关要求于 2 小时内报告</u>。

<u>发现其他乙、丙类传染病患者、疑似患者和规定报告的传染病病原携带者，应于 24 小时内报告</u>。

3. 订正报告和补报 发现错误，及时订正或补报。

（二）突发公共卫生事件信息报告

1. 报告内容。

2. 报告范围与标准

（1）传染病

1）鼠疫：发现 1 例及以上鼠疫病例。

2）霍乱：发现 1 例及以上霍乱病例。

3）传染性非典型肺炎：发现 1 例及以上传染性非典型肺炎病例或疑似病例。

4）人感染高致病性禽流感：发现 1 例及以

上人感染高致病性禽流感。

5)炭疽：发生1例及以上肺炭疽病例，或1周内，同一学校、幼儿园、自然村寨、社区、建筑工地等集体单位发生3例及以上皮肤炭疽或肠炭疽病例，或1例及以上职业性炭疽病例。

6)甲型肝炎/戊型肝炎：1周内，同一学校、幼儿园、自然村寨、社区、建筑工地等集体单位发生5例及以上甲型肝炎/戊型肝炎病例。

7)伤寒（副伤寒）：1周内，同一学校、幼儿园、自然村寨、社区、建筑工地等集体单位发生5例及以上伤寒（副伤寒）病例，或出现2例及以上死亡。

8)细菌性和阿米巴性痢疾：3天内，同一学校、幼儿园、自然村寨、社区、建筑工地等集体单位发生10例及以上细菌性和阿米巴性痢疾病例，或出现2例及以上死亡。

9)麻疹：1周内，同一学校、幼儿园、自然村寨、社区、建筑工地等集体单位发生10例及以上麻疹病例。

10)风疹：1周内，同一学校、幼儿园、自然村寨、社区等集体单位发生10例及以上风疹病例。

11)<u>流行性脑脊髓膜炎（流脑）</u>：3天内，同一学校、幼儿园、自然村寨、社区、建筑工地等集体单位发生3例及以上流脑病例,或者有2例及以上死亡。

12)登革热:1周内,一个县(市、区)发生5例及以上登革热病例;或首次发现病例。

13)流行性出血热:1周内,同一自然村寨、社区、建筑工地、学校等集体单位发生5例(高发地区10例)以及上流行性出血热病例,或者死亡1例及以上。

14)钩端螺旋体病:1周内,同一自然村寨、建筑工地等集体单位发生5例及以上钩端螺旋体病病例,或者死亡1例及以上。

15)<u>流行性乙型脑炎(乙脑)</u>:1周内,同一乡镇、街道等发生5例及以上乙脑病例,或者死亡1例及以上。

16)疟疾:以行政村为单位,1个月内发现5例(高发地区10例)及以上当地感染的病例;或在近3年内无当地感染病例报告的乡镇,以行政村为单位,1个月内发现5例及以上当地感染的病例;在恶性疟流行地区,以乡(镇)为单位,1个月内发现2例及以上恶性疟死亡病例;在非恶性疟流行地区,出现输入性恶性疟疾感染病例。

17)血吸虫病:在未控制地区,以行政村为单位,2周内发生急性血吸虫病病例10例及以上,或在同一感染地点1周内连续发生急性血吸虫病病例5例及以上；在传播控制地区，以行政村为单位，2周内发生急性血吸虫病5例及以上，或在同一感染地点1周内连续发生急性血吸虫病病例3例及以上；在传播阻断地区或非流行区，发现当地感染的患者、病牛或感染性钉螺。

18）流感：1周内，在同一学校、幼儿园或其他集体单位发生30例及以上流感样病例，或5例及以上因流感样症状住院病例，或发生1例及以上流感样病例死亡。

19）流行性腮腺炎：1周内，同一学校、幼儿园等集体单位中发生10例及以上流行性腮腺炎病例。

20）感染性腹泻（除霍乱、痢疾、伤寒和副伤寒以外）：1周内，同一学校、幼儿园、自然村寨、社区、建筑工地等集体单位中发生20例及以上感染性腹泻病例，或死亡1例及以上。

21）猩红热：1周内，同一学校、幼儿园等集体单位中，发生10例及以上猩红热病例。

22）水痘：1周内，同一学校、幼儿园等集体单位中，发生10例及以上水痘病例。

23）输血性乙型肝炎、丙型肝炎、HIV：医疗机构、采供血机构发生3例及以上输血性乙型肝炎、丙型肝炎病例或疑似病例或HIV感染病例。

24）新发或再发传染病：发现本县（区）从未发生过的传染病或发生本县近5年从未报告的或国家宣布已消灭的传染病。

25）不明原因的肺炎：发现不明原因的肺炎病例。

（2）<u>食物中毒</u>

1）一次食物中毒人数30人及以上或死亡1人及以上。

2）学校、幼儿园、建筑工地等集体单位发生食物中毒，一次中毒人数5人及以上或死亡1人及以上。

3）地区性或全国性重要活动期间发生食物中毒，一次中毒人数5人及以上或死亡1人及以上。

（3）职业中毒：发生急性职业中毒10人及以上或者死亡1人及以上。

（4）其他中毒：出现食物中毒、职业中毒以外的急性中毒病例3例及以上的事件。

（5）环境因素事件：发生环境因素改变所致的急性病例3例及以上。

（6）意外辐射照射事件：出现意外辐射照射人员1例及以上。

（7）传染病菌、毒种丢失：发生鼠疫、炭

痘、非典、艾滋病、霍乱、脊髓灰质炎等菌、毒种丢失事件。

（8）预防接种和预防服药群体性不良反应

1）群体性预防接种反应：一个预防接种单位一次预防接种活动中出现群体性疑似异常反应，或发生死亡。

2）群体预防性服药反应：一个预防服药点一次预防服药活动中出现不良反应（或心因性反应）10例及以上，或死亡1例及以上。

（9）医源性感染事件：医源性、实验室和医院感染暴发。

（10）群体性不明原因疾病：2周内，一个医疗机构或同一自然村寨、社区、建筑工地、学校等集体单位发生有相同临床症状的不明原因疾病3例及以上。

（11）各级人民政府卫生行政部门认定的其他突发公共卫生事件。

3.报告方式　按要求填写"突发公共卫生事件相关信息报告卡"。具备网络直报条件的机构，在规定时间内进行突发公共卫生事件相关信息的网络直报；不具备网络直报条件的，按相关要求通过电话、传真等方式进行报告，同时向辖区县级疾病预防控制机构报送"突发公共卫生事件相关信息报告卡"。

4.报告时限和程序　应在2小时内向所在

地区县级人民政府的卫生行政部门报告。

四、调查处理

(一)主要内容

1. 患者医疗救治和管理。

2. 传染病密切接触者和健康危害暴露人员的管理。

3. 流行病学调查。

4. 疫点疫区处理。

5. 应急接种和预防性服药。

6. 宣传教育。

(二)传染病的预防和控制措施

1. 经常性预防措施。

2. 传染病暴发、流行的紧急措施 ①限制或停止集市、集会等人群聚集活动;②停工、停业、停课;③临时征用房屋、交通工具;④封闭被传染病病原体污染的公共饮用水源。对拒绝或未依照规定配合疫情控制的单位或个人,造成严重危害后果的,依法给予行政处分或追究法律责任。

3. 针对传染源的措施

(1)对患者的措施:早发现、早诊断、早报告、早隔离、早治疗。甲类传染病必须实施隔离治疗。乙类传染病患者根据病情可在医院或家中隔离,直至患者痊愈为止。对某些疾病

（如肾综合性出血热、钩端螺旋体病、布鲁菌病）患者，由于一般的接触传播可能性极小，可不必隔离。传染病疑似患者必须接受医学检查、随访和隔离措施。

（2）对病原携带者的措施：对重要疾病的病原携带者应做好登记、管理和随访，直至病原体检测2～3次阴性为止。对饮食行业工作的病原携带者需暂时离开工作岗位，艾滋病、乙型和丙型病毒性肝炎、疟疾携带者严禁做献血员。

（3）对接触者的措施

1）留验：即隔离观察。对甲类传染病的接触者应进行留验。

2）医学观察：对乙类和丙类传染病的接触者应施行医学观察，即在正常工作、学习的情况下，接受体格检查、病原学检查和必要的卫生处理。

3）应急接种：对潜伏期较长的传染病，如脊髓灰质炎、麻疹、白喉等，可对接触者施行预防接种。

4）药物预防：某些有特效预防药物的传染病，必要时可采用药物预防。

（4）对动物传染源的措施：危害大的病畜和野生动物予以捕杀、焚烧或深埋；对危害不大且有经济价值的病畜可予以隔离治疗。此外，要做好家畜和宠物的预防接种和检疫。

4.针对传播途径的措施 呼吸道传染病主要通过空气污染环境，则通风、戴口罩和空气消毒非常重要；虫媒传染病可根据不同媒介昆虫的生态习性特点采取不同的杀虫方法。消毒、杀虫是切断传播途径的有效措施，可防止传染病扩散和蔓延。

（1）消毒：分为预防性消毒和疫源地消毒两大类。

1）预防性消毒：是指在没有发现明确传染源时，对可能受到病原微生物污染的场所和物品实行的消毒，属于预防性措施。

2）疫源地消毒：是对现有或曾经有传染源存在的场所进行的消毒，属防疫措施，其目的是杀灭传染源排出的病原体。疫源地消毒又分为随时消毒和终末消毒。

随时消毒是当传染源还存在于疫源地时进行的消毒，对传染源的排泄物、分泌物或被污染的物品、场所进行的及时消毒。

终末消毒是指当传染源痊愈、死亡或离开以后对疫源地进行的彻底消毒，目的是完全消灭传染源播散在外环境中的病原体。只有对外环境抵抗力较强的病原体才需要进行终末消毒，如鼠疫、霍乱、炭疽、伤寒、副伤寒、痢疾、病毒性肝炎、脊髓灰质炎、结核、白喉、猩红热等。对外环境抵抗力较弱的病原体，如麻疹、水痘、流行病感冒等，一般不需终末消毒。

3）常用消毒剂：碘制剂、75%乙醇、含氯制剂、过氧乙酸等。还可以采用煮沸消毒、紫外线消毒等方法。

（2）杀虫。

5.针对易感人群的措施

（1）免疫预防：包括主动免疫和被动免疫。

（2）药物预防：可作为一种应急措施来预防传染病的传播。

（3）个人防护。

第三节　预防接种

一、国家免疫规划、免疫程序

（一）国家免疫规划疫苗儿童免疫程序表（表2-2）

表 2-2 国家免疫规划疫苗儿童免疫程序表（2016年版）

疫苗种类						接种年（月）龄								
名称	缩写	出生时	1月	2月	3月	4月	5月	6月	8月	9月	18月	2岁	3岁	4岁	5岁	6岁
乙肝疫苗	HepB	1	2					3								
卡介苗	BCG	1														
脊灰灭活疫苗	IPV			1												
脊灰减毒活疫苗	OPV				1	2									3	
百白破疫苗	DTaP				1	2	3				4					
白破疫苗	DT															1
麻风疫苗	MR								1							
麻腮风疫苗	MMR										1					
乙脑减毒活疫苗	JE-L								1			2				
或乙脑灭活疫苗[1]	JE-I								1, 2			3				4
A群流脑多糖疫苗	MPSV-A							1		2						

续表

疫苗种类	接种年（月）龄				
A 群 C 群流脑多糖疫苗	MPSV-AC			1	2
甲肝减毒活疫苗	HepA-L		1		
或甲肝灭活疫苗 [2]	HepA-I		1	2	

注：1. 选择乙脑减毒活疫苗接种时，采用两剂次接种程序。选择乙脑灭活疫苗接种时，采用四剂次接种程序；乙脑灭活疫苗第 1、2 剂间隔 7～10 天。

2. 选择甲肝减毒活疫苗接种时，采用一剂次接种程序。选择甲肝灭活疫苗接种时，采用两剂次接种程序。

（二）国家免疫规划疫苗的接种方法、剂量、禁忌证（表 2-3）

表 2-3 国家免疫规划疫苗的接种方法、剂量、禁忌证

疫苗种类	接种方法	接种剂量	接种禁忌证
乙肝疫苗	上臂外侧三角肌或大腿前外侧中部，肌内注射	每剂次 10μg	患急性疾病、严重慢性疾病、慢性疾病的急性发作期和发热者，妊娠期妇女，对未控制的癫痫和其他进行性神经系统疾病者，对酵母成分过敏者

续表

疫苗种类	接种方法	接种剂量	接种禁忌证
卡介苗	上臂外侧三角肌中部略下处,皮内注射	0.1mL	结核病、免疫功能不全不能接种;急性传染病、肝、肾、心脏及皮肤疾病应缓种
脊灰疫苗	脊灰灭活疫苗(IPV):上臂外侧三角肌或大腿前外侧中部,肌内注射;脊灰减毒活疫苗(OPV):口服接种	IPV: 0.5mL OPV: 糖丸剂型 每次1粒;液体剂型每次2滴,约0.1mL	发热、急、慢性疾病活动期和重度腹泻的患儿缓用
百白破疫苗	上臂外侧三角肌或臀部,肌内注射	0.5mL	有发热、急、慢性疾病发作期,应缓种;有癫痫、神经系统疾病或惊厥史、过敏史者不应接种
白破疫苗	上臂外侧三角肌,肌内注射	0.5mL	有发热、急、慢性疾病发作期应缓种;有癫痫、神经系统疾病或惊厥史、过敏史者不应接种
麻风疫苗	上臂外侧三角肌下缘,皮下注射	0.5mL	免疫功能不全、发热、急性疾病、慢性疾病活动期应缓种

续表

疫苗种类	接种方法	接种剂量	接种禁忌
麻腮风疫苗	上臂外侧三角肌下缘，皮下注射	0.5mL	严重疾病、急性或慢性疾病、发热、有过敏史者不得接种。妊娠妇女严禁接种。妇女怀孕前3个月内不宜接种。免疫缺陷、免疫功能低下、接受免疫抑制剂治疗者不得接种
乙脑减毒活疫苗（JE-L）或乙脑灭活疫苗（JE-I）	JE-L：上臂外侧三角肌下缘，皮下注射；JE-I	0.5mL	有神经系统疾患、过敏体质不能接种。发热、急性、慢性疾病活动期应缓种或慎种
A群（A群C群）流脑多糖疫苗	上臂外侧三角肌下缘，皮下注射	0.5mL	患有神经系统疾患、有过敏史者不能接种。发热、急性疾病、慢性疾病活动期应缓种
甲肝减毒活疫苗（HepA-L）或甲肝灭活疫苗（HepA-I）	HepA-L：上臂外侧三角肌下缘，皮下注射；HepA-I：上臂外侧三角肌，肌内注射	0.5mL或1.0mL	患急性疾病、严重慢性疾病者、慢性疾病的急性发作期、发热者，免疫缺陷或接受免疫抑制剂治疗者，患未控制的癫痫和其他进行性神经系统疾病者，过敏体质者

二、疫苗使用管理

1. 根据《疫苗流通和预防接种管理条例》，将疫苗分为第一类疫苗和第二类疫苗。第一类疫苗是指政府免费向公民提供，公民应当依照政府的规定受种的疫苗。第二类疫苗是指由公民自费并且自愿受种的其他疫苗。

2. 根据疫苗的性质可分为减毒活疫苗和灭活疫苗。目前使用的减毒活疫苗有：卡介苗，脊髓灰质炎、麻疹、风疹、腮腺炎、甲型肝炎、乙脑等活疫苗。

三、预防接种服务

（一）预防接种分类

1. 常规接种 是指接种单位按照国家免疫规划疫苗儿童免疫程序、疫苗使用指导原则、疫苗使用说明书，在相对固定的接种服务周期时间内，为接种对象提供的预防接种服务。

2. 临时接种 在出现自然灾害、控制疫苗针对传染病流行等情况，按应急接种、补充免疫或群体性预防接种方案，对目标人群开展的预防接种服务。

3. 群体性预防接种 是指在特定范围和时间内，针对可能受某种传染病威胁的特定人群，有组织地集中实施的预防接种活动。补充免疫

(原称为"强化免疫")是一种较常采用的群体性预防接种形式。

4. 应急接种 是指在传染病疫情开始或有流行趋势时,为控制传染病疫情蔓延,对目标人群开展的预防接种活动。

(二)预防接种管理

1. 及时为辖区内所有居住满3个月的0~6岁儿童建立预防接种证和预防接种卡(簿)等儿童预防接种档案。

2. 每半年对辖区内儿童的预防接种卡(簿)进行1次整理,查漏补缺,并及时进行补种。

(三)预防接种实施

1. 接种前的工作 询问受种者的健康状况以及是否有预防接种禁忌等。告知受种者或其监护人所接种疫苗的品种、作用、禁忌、不良反应以及注意事项,可采用书面或(和)口头告知的形式,并如实记录告知和询问的情况。

2. 接种时的工作 接种工作人员在接种操作时再次进行"三查七对",无误后予以预防接种。"三查":检查受种者健康状况和接种禁忌证,查对预防接种卡(簿)与儿童预防接种证,检查疫苗、注射器外观与批号、有效期;"七对":核对受种对象姓名、年龄、疫苗品名、规格、剂量、接种部位、接种途径。

3. 接种后的工作 告知儿童监护人,受种者在接种后应留观室观察30分钟。接种后及时做好记录,预约下次接种疫苗的种类、时间和地点。

四、疑似预防接种异常反应

(一)预防接种一般反应及处理

预防接种一般反应是指在预防接种后发生的,由疫苗本身所固有的特性引起的,对机体只会造成一过性生理功能障碍的反应,主要有发热和局部红肿,同时可能伴有全身不适、倦怠、食欲不振、乏力等综合症状。

1. 全身反应

(1)发热:分为轻度(37.1~37.5℃)、中度(37.6~38.5℃)、重度(≥38.6℃)。部分受种者接种灭活疫苗数小时到24小时或稍后可能出现发热,一般持续1~2天,很少超过3天。接种减毒活疫苗后,出现发热的时间比接种灭活疫苗稍晚,如接种麻疹疫苗后6~10天可能会出现发热,个别受种者可伴有轻型麻疹样症状。

(2)其他反应:少数受种者接种疫苗后,除出现发热症状外,还可能出现头痛、头晕、乏力、全身不适等情况,一般持续1~2天。个别受种者可出现恶心、呕吐、腹泻等胃肠道症状,一般以接种当天多见,很少超过

2～3天。

（3）处置原则

1）受种者发热在≤37.5℃时，应加强观察，适当休息，多饮水，防止继发其他疾病。

2）受种者发热＞37.5℃或≤37.5℃并伴有其他全身症状、异常哭闹等情况，应及时到医院诊治。

2.局部反应

（1）少数受种者在接种疫苗后数小时至24小时或稍后，局部出现红肿，伴疼痛。红肿范围一般不大，仅有少数人红肿直径＞30mm，一般在24～48小时逐步消退。

（2）接种卡介苗2周左右，局部可出现红肿浸润，随后化脓，形成小溃疡，大多在8～12周后结痂（卡疤），一般不需处理，但要注意局部清洁，防止继发感染。

（3）接种含吸附剂的疫苗，会出现因注射部位吸附剂未完全吸收，刺激结缔组织增生而形成硬结。

（4）处置原则

1）红肿和硬结直径＜15mm的局部反应，一般不需任何处理。

2）红肿和硬结直径在15～30mm的局部反应，可用干净的毛巾先冷敷；出现硬结者可热敷，每日数次，每次10～15分钟。

3）红肿和硬结直径≥30mm的局部反应，应及时到医院就诊。

4）接种卡介苗出现的局部红肿，不能热敷。

（二）预防接种异常反应及处理原则

预防接种异常反应是指合格的疫苗在实施规范预防接种过程中或者实施规范预防接种后造成受种者机体组织器官、功能损害，相关各方均无过错的药品不良反应。

1. 无菌性脓肿

（1）注射局部先有较大红晕，2～3周后接种部位出现大小不等的硬结、肿胀、疼痛。轻者经数周至数月可自行吸收，严重者破溃排脓，创口和创面长期不能愈合，有时表面虽然愈合，但深部仍在溃烂，形成脓腔，甚至经久不愈。

（2）治疗处置原则：①干热敷以促进局部脓肿吸收，每日2～3次，每次15分钟左右；②脓肿未破溃前可用注射器抽取脓液，并可注入适量抗生素；③脓肿如已破溃或发生潜行性脓肿且已形成空腔需切开排脓，必要时还需扩创，将坏死组织剔除；④有继发感染时加用抗生素等药物治疗。

2. 热性惊厥

（1）先发热，后有惊厥，体温一般在38℃

以上,惊厥多发生在发热开始12小时之内、体温骤升之时。发作突然,时间短暂,肌肉阵发痉挛,四肢抽动,两眼上翻,口角牵动,牙关紧闭,口吐白沫,呼吸不规则或暂停,面部与口唇发绀,可伴有短暂的意识丧失,大小便失禁。预防接种引起的惊厥,多数只发生1次,发作持续数分钟,很少有超过20分钟者。有些儿童可表现为多次短暂惊厥。

(2)治疗处置原则:①静卧,防咬伤舌头,保持呼吸道通畅,必要时给氧;②止痉,紧急情况下也可针刺人中;③可用物理降温和药物治疗退热。

3. 过敏性休克

(1)出现以周围循环衰竭为主要特征的症候群,发病呈急性经过,一般在输入抗原(致敏原)后数分钟至1小时内发病,出现胸闷、气急、面色潮红、皮肤发痒,全身出现皮疹,甚至由于喉头水肿、支气管痉挛而导致呼吸困难、缺氧、发绀,面色苍白,四肢冰冷,脉搏细而弱,血压下降,呈昏迷状。

(2)治疗处置原则:①使患者平卧,头部放低,保持安静,注意保暖;②立即皮下注射1∶1000肾上腺素;③用肾上腺素15~30分钟后血压仍不回升者,宜用地塞米松、氢化可的松等;④发生呼吸衰竭,给予插管给氧,或肌内注射洛贝林（山梗菜碱）或尼可刹米等。基层单位做上述处理后，待病情稍有好转立即转院以便进一步处理，或至少留观12小时，以防晚期过敏反应的出现。

4. 过敏性皮疹

（1）可出现皮疹，如荨麻疹、麻疹、猩红热样皮疹、大疱型多形红斑等。有些可伴同侧淋巴结肿大，还可出现呼吸系统、消化系统、神经系统等症状。

（2）治疗处置原则：①轻症仅口服抗组胺药如氯苯那敏（扑尔敏）、西替利嗪等即可；②重症给予1:1000肾上腺素；③必要时用10%葡萄糖酸钙10mL，加于25%葡萄糖注射液20mL，中缓慢静脉注射；④出现以下情况应给予特殊处理：伴支气管痉挛应吸入或口服支气管扩张剂，喉水肿者立即喷入或雾化吸入1:1000肾上腺素，并可考虑皮质激素治疗，抽搐者尽快用适当药物镇静；⑤病情稍有好转立即转院以便进一步处理，或至少留观12小时，以防晚期过敏反应的出现。

5. 过敏性紫癜

（1）一般在接种某些疫苗1～7天在接种部位发生紫癜。皮肤紫癜多对称性分布于双下肢，双膝关节以下为多，也可见于双上肢、臀部。呈大小不等的红色斑疹、荨麻疹样丘疹，初起时可为淡红色,压之褪色,数小时即成为深紫色红斑,中心点状出血或融成片状,稍凸出于皮肤,压之不褪色,少数病例可见出血性疱疹。紫癜分批出现,多于1~4周自然消退。部分病例于数日内,甚至数年内反复出现。有时可伴头面部、手足皮肤血管性水肿。也可表现为腹部症状,关节及肾脏损害。腹部症状表现为腹痛、呕吐,甚至血便。腹痛也可出现于皮肤紫癜以前数日或数周。可有一过性关节肿痛,多见于膝、踝、肘、腕关节。肾脏损害可有血尿,甚至水肿、高血压。少数病例呈肾病综合征或慢性肾功能不全表现。血小板计数及出凝血时间均正常,嗜酸性粒细胞可增高。

(2)治疗处置原则:①给予大剂量维生素C、维生素PP等改善血管脆性;②糖皮质激素治疗;③免疫抑制剂等药物联合应用;④重症紫癜性肾炎宜早期使用甲泼尼龙冲击治疗,可使肾小球损伤恢复。

6. 血小板减少性紫癜

(1)一般在疫苗接种后2周发生,主要表现为皮肤黏膜广泛出血,多为针尖大小的出血点,也可见皮肤瘀点或瘀斑,重者有消化道、泌尿道或颅内出血。出血严重者可有贫血或失血性休克表现。血小板减少多在 $50 \times 10^9/L$ 以下。

(2)治疗处置原则:①适当限制活动,避

免外伤；②糖皮质激素治疗；③严重出血者可用丙种球蛋白；④难治性血小板减少性紫癜可用免疫抑制剂；⑤危及生命的严重出血可以输注血小板。

7. 局部过敏性反应（Arthus 反应）

（1）重复注射某种疫苗后易于发生。在注射局部发生急性小血管炎症为特征，其表现为局部组织变硬，并有明显红肿，轻者直径5.0cm 以上，严重者扩展到整个上臂。一般持续时间可达月余，愈后不留痕迹；严重者在注射部位有轻度坏死，深部组织变硬，个别严重者局部组织、皮肤和肌肉发生坏死和溃烂。

（2）治疗处置原则：反应范围较小，仅有红肿或硬块，一般不需处理，可以逐渐消退；症状较重者可以予抗过敏药治疗；若坏死，局部保持清洁，防止感染，促使坏死组织更新。

8. 血管性水肿

（1）注射疫苗后不久或最迟于 1~2 天内产生。注射局部的红肿范围逐渐扩大，皮肤光亮、不痛，仅有瘙痒、麻木、胀感。重者肿胀范围可以显著扩大至肘关节及整个上臂。如无其他症状，一般不会造成严重或持久的损害，消退后不留痕迹。

（2）治疗处置原则：用干净毛巾热敷；抗过敏治疗。

第五章　居民健康管理

第一节　居民健康档案管理

一、服务对象

辖区内常住居民（指居住半年以上的户籍及非户籍居民），以0～6岁儿童、孕产妇、老年人、慢性病患者、严重精神障碍患者和肺结核患者等人群为重点。

二、居民健康档案的内容、建立、使用、终止和保存服务内容

（一）居民健康档案的内容

1. 个人基本信息表

（1）本表用于居民首次建立健康档案时填写。0～6岁儿童无须填写该表。

（2）既往史的疾病是指现在和过去曾经患过的某种疾病，包括建档时还未治愈的慢性病或某些反复发作的疾病。

2. 健康体检

（1）健康体检表用于老年人以及高血压、2

型糖尿病和严重精神障碍患者等的年度健康检查。肺结核患者、孕产妇和0～6岁儿童无须填写该表，一般居民的健康检查可参考使用。

（2）一般状况栏中"体质指数（BMI）"是目前国际上常用的衡量人体胖瘦程度以及是否健康的一个重要指标，计算公式是体质指数＝体重（kg）/身高的平方（m²），中国成年人的正常值范围为18.5≤BMI＜24.0，小于18.5为偏瘦，24.0～27.9为偏胖，28.0～31.9为肥胖，大于32为重度肥胖。

（3）老年人生活自理能力评估：65岁及以上老年人须填写此项。

（4）生活方式栏中的"体育锻炼"指主动锻炼，即有意识地为强体健身而进行的活动。不包括因工作或其他需要而必须进行的活动，如为上班骑自行车、做强体力工作等。

（5）查体栏中"足背动脉搏动"，糖尿病患者必须进行此项检查。

（6）健康评价栏中的"无异常"指无新发疾病，原有疾病控制良好、无加重或进展，否则为有异常。

（7）健康指导栏中"纳入慢性病患者健康管理"是指高血压、糖尿病、严重精神障碍患者等重点人群定期随访和健康体检。

3. 重点人群健康管理记录 包括国家基本

公共卫生服务项目要求的0～6岁儿童、孕产妇、老年人,以及慢性病、严重精神障碍和肺结核患者等各类重点人群的健康管理记录。

4. 其他医疗卫生服务记录 包括上述记录之外的其他接诊、转诊、会诊记录等。

(二)居民健康档案的建立

1. 辖区居民到乡镇卫生院、村卫生室、社区卫生服务中心(站)接受服务时,建立居民健康档案。

2. 入户服务(调查)、疾病筛查、健康体检。

3. 建立居民电子健康档案,实现电子健康档案数据的规范上报。

4. 健康档案信息录入。

(三)居民健康档案的使用

1. 根据复诊情况,及时更新、补充相应记录内容。

2. 入户调查时,应先查阅服务对象的健康档案并携带相应表单,在服务过程中记录、补充相应内容。已建立电子健康档案信息系统的机构应同时更新电子健康档案。

3. 对于需要转诊、会诊的服务对象,由接诊医生填写转诊、会诊记录。

4. 所有的服务记录由责任医务人员或档案管理人员统一汇总,及时归档。

(四)居民健康档案的终止和保存

1. 居民健康档案的终止缘由包括死亡、迁出、失访等,均需记录日期。对于迁出辖区的还要记录迁往地点的基本情况、档案交接记录等。

2. 纸质健康档案应逐步过渡到电子健康档案。纸质和电子健康档案,由健康档案管理单位(即居民死亡或失访前管理其健康档案的单位)参照现有规定中的病历的保存年限、方式负责保存。

三、服务要求

1. 统一为居民健康档案进行编码,采用 17 位编码制,以国家统一的行政区划编码为基础,以村(居)委会为单位,编制居民健康档案唯一编码。

2. 工作指标

(1)健康档案建档率 = 建档人数/辖区内常住居民数 ×100%。

注:建档指完成健康档案封面和个人基本信息表,其中 0~6 岁儿童不需要填写个人基本信息表,其基本信息填写在"新生儿家庭访视记录表"上。

(2)电子健康档案建档率 = 建立电子健康档案人数/辖区内常住居民数 ×100%。

（3）健康档案使用率＝档案中有动态记录的档案份数/档案总份数×100%。

注：有动态记录的档案是指1年内与患者的医疗记录相关联和（或）有符合对应服务规范要求的相关服务记录的健康档案。

第二节 0~6岁儿童健康管理

一、儿童年龄分期及各期特点

儿童的生长发育一般分为胎儿期、新生儿期、婴儿期、幼儿期、学龄前期、学龄期、青春期七个阶段，在每一阶段均表现出与年龄相关的生长发育规律。

（一）胎儿期

从受精卵形成到胎儿娩出前，称为胎儿期。胎儿的周龄即为胎龄，正常孕期约为40周。应做好孕前、孕期的保健，定期监测胎儿的生长发育，必要时做产前诊断，以保证胎儿的正常发育。

（二）新生儿期

自胎儿娩出至生后28天，属于婴儿期的一个阶段。此期在生长发育和疾病方面具有其特殊性，发病率及死亡率与其他阶段相比均较高。新生儿死亡率是衡量一个国家和地区的卫生水平、评价妇幼卫生工作的一项重要指标。

(三) 婴儿期

自出生后28天至1岁的时期,包含新生儿期。此期易患传染病和感染性疾病。保健重点在于提倡母乳喂养、指导及时合理添加辅食、实施预防接种和预防感染、指导适宜心理发育的养育方法、早期各类发育迟缓与残疾筛查和早期干预。

(四) 幼儿期

自1岁至满3周岁为幼儿期。此期小儿对危险的识别和自我保护能力有限,要注意预防伤害的发生。

(五) 学龄前期

自满3周岁至6～7岁。此期小儿的可塑性很强,应重视良好生活习惯的培训,注重社会性良好发展,注意眼和口腔的保健,预防传染病、伤害事故等。

(六) 学龄期

自6～7岁至青春期前。此期应保证营养,注意心理保健、体育锻炼和保证充足的睡眠,做好眼及口腔的保健,预防伤害的发生。

(七) 青春期

女孩从10～12岁开始到17～18岁,男孩从13～14岁开始至18～20岁结束,开始与结束年龄可相差2～4岁。体格生长再次加速，出现第2高峰。生殖系统快速发育趋于成熟，至本期结束，各系统器官发育已成熟。精神、行为和心理方面的问题开始增加。

二、儿童生长发育指标及评价

（一）儿童体格生长常用发育指标

1. 体重 是评价儿童生长最为重要的指标之一。新生儿期有体重的生理性下降，多在生后3～4日达到最低点，以后逐渐回升，至生后第7～10日，重新达到出生时的体重，但早产儿生理性体重下降恢复的速度较慢。体重在前3个月增长最快，一般为每月平均增长600～1000g，3～6个月每月平均增长600～800g，1岁以内是体重增加的最快速时期，是"第一个生长高峰"。1岁时体重可达出生体重的3倍，2岁时为出生体重的4倍。

儿童体重的简单估算公式：

<6月龄婴儿体重 = 出生体重（kg）+ 月龄 ×0.7

7～12月龄婴儿体重 = 6（kg）+ 月龄 ×0.25

2岁至青春前期儿童体重（kg）= 年龄（岁）×2+7（或8）

2. 身高（身长） 是指头、脊柱与下肢长度的总和，主要反映长期的营养状况，受遗传、种族和环境的影响较为明显。出生时平均身长为50cm，生后第1年增长最快，1岁时可达75cm，2岁时可达85cm。

2~12岁儿童身高的简单估算公式：

身长（cm）＝年龄（岁）×6+77

2岁以下儿童立位测量不易准确，应仰卧位测量，称为身长。2岁以上儿童立位测量时称为身高，立位测量值比仰卧位少1~2cm。

3. 头围 自眉弓上缘经枕骨结节绕头一周的长度，反应颅骨生长和脑发育的一个重要指标。2岁以内测量头围最有监测价值，连续测量更为重要。头围过小常提示脑发育不良，过大或增长过快则需考虑有无脑积水及脑肿瘤的可能。

（二）体格生长发育评价

（三）儿童神经心理发育与评价

三、服务对象

辖区内常住的0~6岁儿童。

四、新生儿家庭访视

（一）访视次数

1. 正常足月新生儿 访视次数不少于2次。首次访视在出院后7日之内进行，如发现问题应酌情增加访视次数，必要时转诊。满月访视应在出生后28~30日进行，满28天后结合接种乙肝疫苗第2针,在乡镇卫生院进行随访。

2. 高危新生儿 高危因素如下:

(1)早产儿(胎龄<37周)或低出生体重儿(出生体重儿<2500g)。

(2)宫内、产时或产后窒息儿,缺氧缺血性脑病及颅内出血者。

(3)高胆红素血症。

(4)新生儿肺炎、败血症等严重感染。

(5)新生儿患有各种影响生活能力的出生缺陷(如唇裂、腭裂、先天性心脏病等)以及遗传代谢性疾病。

(6)母亲有异常妊娠及分娩史、高龄分娩(≥35岁)、患有残疾(视、听、智力、肢体、精神)并影响养育能力者等。

(二)访视内容

1. 询问。

2. 测量。

3. 体格检查。

4. 指导

(1)居住环境。

(2)母乳喂养。

(3)护理:若有头部血肿、口炎或鹅口疮、皮肤皱褶处潮红或糜烂,给予针对性指导。对生理性黄疸、生理性体重下降、"马牙""螳螂嘴"乳房肿胀、假月经等现象无需特殊处理。

（4）疾病预防：生后数天开始补充维生素D，足月儿每日口服400IU，早产儿每日口服800IU。有吸氧治疗史的早产儿，在生后4~6周或矫正胎龄32周转诊到开展早产儿视网膜病变（ROP）筛查的指定医院进行眼底病变筛查。

（5）预防伤害的发生。

（6）促进母婴交流。

5. 转诊

（1）立即转诊：若新生儿出现下列情况之一，应立即转诊至上级医疗保健机构。

1）体温≥37.5℃或≤35.5℃。

2）反应差伴面色发灰、吸吮无力。

3）呼吸频率<20次/分或>60次/分，呼吸困难（鼻翼扇动、呼气性呻吟、胸凹陷），呼吸暂停伴发绀。

4）心率<100次/分或>160次/分，有明显的心律不齐。

5）皮肤严重黄染（手掌或足跖）、苍白、发绀和厥冷，有出血点和瘀斑，皮肤硬肿，皮肤脓疱达到5个或很严重。

6）惊厥（反复眨眼、凝视、面部肌肉抽动、四肢痉挛性抽动或强直、角弓反张、牙关紧闭等），囟门张力高。

7）四肢无自主运动，双下肢/双上肢活动不对称；肌张力消失或无法引出握持反射等原始反射。

8）眼窝或前囟凹陷、皮肤弹性差、尿少等脱水征象。

9）眼睑高度肿胀，结膜重度充血，有大量脓性分泌物；耳部有脓性分泌物。

10）腹胀明显伴呕吐。

11）脐部脓性分泌物多，有肉芽或黏膜样物，脐轮周围皮肤发红和肿胀。

（2）建议转诊：若新生儿出现下列情况之一，建议转诊至上级医疗保健机构。

1）喂养困难。

2）躯干或四肢皮肤明显黄染、皮疹，指（趾）甲周红肿。

3）单眼或双眼溢泪，黏性分泌物增多或红肿。

4）颈部有包块。

5）心脏杂音。

6）肝大。

7）首次发现五官、胸廓、脊柱、四肢畸形并未到医院就诊者。

在检查中，发现任何不能处理的情况，均应转诊。

五、婴幼儿健康管理

满月后婴幼儿健康管理均应在乡镇卫生院进行,偏远地区可在村卫生室进行,<u>时间分别在3、6、8、12、18、24、30、36月龄时,共8次</u>。婴幼儿6~8、18、30月龄时分别进行1次血常规检测。在6、12、24、36月龄时分别进行1次听力筛查。在每次进行预防接种前均要检查有无禁忌证,若无,体检结束后接受疫苗接种。

(一)健康检查内容

1. 询问

(1)喂养及饮食史,辅食添加情况。

(2)生长发育史:既往体格生长、心理行为发育情况。

(3)生活习惯:睡眠、排泄、卫生习惯等情况。

(4)过敏史:药物、食物等过敏情况。

(5)患病情况:两次健康检查之间患病情况。

2. 体格测量

(1)体重。

(2)身长(身高)。

(3)头围。

3. 体格检查

(1) 一般情况：观察儿童精神状态、面容、表情和步态。

(2) 皮肤：有无黄染、苍白、发绀（口唇、指/趾甲床）、皮疹、出血点、瘀斑、血管瘤，颈部、腋下、腹股沟部、臀部等皮肤皱褶处有无潮红或糜烂。

(3) 淋巴结：全身浅表淋巴结的大小、个数、质地、活动度、有无压痛。

(4) 头颈部：有无方颅、颅骨软化，前囟大小及张力，颅缝，有无特殊面容、颈部活动受限或颈部包块。

(5) 眼：外观有无异常，有无结膜充血和分泌物，眼球有无震颤。婴儿是否有注视、追视情况。

(6) 耳：外观有无异常，耳道有无异常分泌物。

(7) 鼻：外观有无异常，有无异常分泌物。

(8) 口腔：有无唇腭裂，口腔黏膜有无异常，扁桃体是否肿大，乳牙数，有无龋齿及龋齿数。

(9) 胸部：胸廓外形是否对称，有无漏斗胸、鸡胸、肋骨串珠、肋软骨沟等，心脏听诊有无心律不齐及心脏杂音，肺部呼吸音有无异常。

(10) 腹部：有无腹胀、疝、包块、触痛，检查肝、脾大小。

（11）外生殖器：有无畸形、阴囊水肿、包块，检查睾丸位置及大小。

（12）脊柱四肢：脊柱有无畸形，有条件者可进行发育性髋关节发育不良筛查。

（13）神经系统：四肢活动对称性、活动度和肌张力。

4. 心理行为发育监测。

5. 实验室及其他检查

（1）血常规检查：婴幼儿分别在 6~8、18、30 月龄检查 1 次。

（2）听力筛查：在儿童 6、12、24 和 36 月龄各进行 1 次听力筛查。

（二）健康评价

1. 体格生长评价。
2. 心理行为发育评价。

（三）指导

1. 喂养与营养。
2. 体格生长。
3. 心理行为发育。
4. 伤害预防。
5. 疾病预防。

（四）转诊

1. 对低体重、生长迟缓、消瘦、肥胖、营养性缺铁性贫血及维生素 D 缺乏性佝偻病儿童进行登记，并转入儿童营养性疾病管理。

2. 对儿童心理行为发育筛查结果可疑或异常的儿童进行登记并转诊。

3. <u>出现下列情况之一，且无条件诊治者应转诊：</u>

（1）皮肤有皮疹、糜烂、出血点等，淋巴结肿大、压痛。

（2）头围过大或过小，前囟张力过高，颈部活动受限或颈部包块。

（3）眼外观异常，溢泪或溢脓，结膜充血，眼球震颤，婴儿不注视、不追视。

（4）耳、鼻有异常分泌物，龋齿。

（5）听力筛查未通过。

（6）心脏杂音，心律不齐，肺部呼吸音异常。

（7）肝脾肿大，腹部触及包块。

（8）脊柱侧弯或后突，四肢不对称、活动度和肌张力异常，疑有发育性髋关节发育不良。

（9）外生殖器畸形，睾丸未降，阴囊水肿或包块。

在健康检查中，发现任何不能处理的情况均应转诊。

（五）儿童喂养与营养指导

1. 纯母乳喂养 <u>婴儿6月龄内应纯母乳喂养</u>，无需给婴儿添加水、果汁等液体和固体食物,以免减少婴儿的母乳摄入,进而影响母亲乳汁分泌。从6月龄起,在合理添加其他食物的基础上,继续母乳喂养至2岁。

2. 食物转换 随着婴儿消化能力逐渐提高,需要由纯乳类的液体食物向固体食物逐渐转换,这个过程称为食物转换或辅食添加。在这个食物过渡的过程中,仍需维持婴儿总乳量每天800mL左右。

六、学龄前儿童健康管理

为4~6岁儿童每年提供一次健康管理服务。在每次进行预防接种前均要检查有无禁忌证,若无,体检结束后接受疫苗接种。

(一)询问

询问上次随访到本次随访之间的饮食、过敏、患病、体格生长和心理行为发育、生活习惯等情况,便于体检中有针对性地检查和进行相应的健康教育。

(二)体格检查

1. 体格测量 测量身高和体重,方法同婴幼儿健康管理。

2. 一般状态 观察儿童精神状态、面容、表情和步态。

3. 眼及视力

(1)眼睛:检查结膜是否充血,有无分泌

物、畏光、流泪等。

（2）视力

1）检查对象：4岁、5岁、6岁儿童。

2）检查方法：采用国际标准视力表或对数视力表检查儿童视力。

3）结果判定和处理：对4岁视力≤0.6，5岁和6岁视力≤0.8的视力低常儿童，或两眼视力相差两行及以上的儿童，都应当在2周~1个月复查一次。

4. 耳 检查耳道有无异常分泌物。

5. 口腔

（1）检查牙齿数目：检查儿童20颗乳牙是否全部萌出。6岁儿童第一恒磨牙是否完全萌出。记录牙齿数目，并注意牙齿的形态、颜色、排列、替换及咬合情况。

（2）检查龋齿数目：检查牙齿是否有褐色或黑褐色斑点或斑块，或者出现明显的龋洞。记录已经治疗和未治疗龋齿数目。

6. 胸部 确定心率是否在正常范围、心律是否规则、有无心音异常及心脏杂音，肺部呼吸音有无异常。

7. 腹部 检查有无肝脾肿大等。

（三）血常规检查

每年检查1次。记录血红蛋白值，判定是否为贫血及贫血的程度。

(四)指导

1. 合理膳食。
2. 生长发育
(1) 体格生长评价。
(2) 体格锻炼。
3. 预防伤害。
4. 口腔保健。
5. 疾病预防。

七、常见儿童健康问题处理

(一)营养不良

1. 评估及分类 分别以体重/年龄、身长(身高)/年龄和体重/身长(身高)为评估指标,分为低体重、生长迟缓和消瘦。

2. 处理

(1) 喂养指导。

(2) 登记管理,每月进行营养监测、生长发育评估和指导,直至恢复正常生长。

(3) 转诊:重度营养不良儿童,中度营养不良儿童连续2次治疗体重增长不良或营养改善3~6个月后身长或身高仍增长不良者,需及时转上级妇幼保健机构或专科门诊进行会诊或治疗。

(二)营养性缺铁性贫血

营养性缺铁性贫血是小儿时期危害健康的常

见病,多发生在6个月~3岁的婴幼儿。缺铁对婴幼儿早期脑发育造成的损害是不可逆转的。

1. 评估及分度 血常规或血红蛋白(Hb)检查结果为Hb值降低:6月龄~6岁<110g/L。Hb值90~109g/L为轻度贫血,60~89g/L为中度贫血,<60g/L为重度贫血。

2. 处理

(1)喂养指导:对轻度贫血患儿家长进行合理喂养指导,给予含铁丰富且易吸收的食物,如动物肝脏、血及瘦肉。多吃富含维生素C的蔬菜水果,帮助食物中铁的吸收。

(2)病因治疗:分析可能的病因,采取相应的干预措施。

(3)药物治疗:补充铁剂和维生素C制剂,服药一个月后复查Hb,如果Hb恢复正常,继续服药4~6周。也可补充叶酸、维生素B_{12}(Vit B_{12})等微量营养素。

(4)转诊:中、重度贫血患儿,轻度贫血患儿经铁剂正规治疗1个月后无改善或进行性加重者,应及时转上级妇幼保健机构或专科门诊会诊或转诊治疗。

(三)龋齿

1. 儿童易患龋齿的原因 ①儿童牙齿抵抗力低;②儿童睡眠时间长,睡眠时唾液分泌量较少,对牙齿清洁冲刷作用减弱,有利于细菌繁殖；③儿童不能很好地刷牙；④儿童喜欢吃甜食。

2. 乳牙龋齿的处理 ①保持口腔清洁。②养成定期到医院进行口腔检查的习惯，做到早发现、早诊断、早治疗。③纠正有些家长"孩子的乳牙迟早要替换的，龋齿没有必要治疗"的错误认识。

（四）视力低常

<u>从出生起至 7 岁是儿童视觉发育最为关键的时期</u>。

对 4 岁视力 ≤ 0.6，5 岁及以上视力 ≤ 0.8 的视力低常儿童，或两眼视力相差两行及以上的儿童，都应当在 2 周～1 个月复查一次。复查后视力，4 岁儿童 ≤ 0.6，5 岁及以上儿童 ≤ 0.8，或两眼视力相差两行及以上，应转诊至相关专科门诊进一步诊治。

八、常见儿童伤害的预防

儿童伤害主要高发的类型包括溺水、道路交通伤害、跌落、中毒、烧烫伤等，需提醒家长做好预防。

九、服务要求

<u>从事儿童健康管理工作的乡村医生应取得相应的执业资格</u>，并接受过儿童保健专业技术

培训，按照国家儿童保健有关规范的要求进行儿童健康管理。

十、考核指标

1. 新生儿访视率 $=\dfrac{\text{年度辖区内接受1次及以上访视的新生儿人数}}{\text{年度辖区内活产数}}\times 100\%$

2. 儿童健康管理率 $=\dfrac{\text{年度辖区内接受1次及以上随访的}0\sim 6\text{岁儿童数}}{\text{年度辖区内应管理的}0\sim 6\text{岁儿童数}}\times 100\%$

第三节 孕产妇健康管理

一、妊娠的判定

（一）早期妊娠的判定

1. 停经 出现月经过期10日以上应高度怀疑妊娠。若停经2个月以上，则妊娠的可能性更大。需注意的是，停经是妊娠最早的症状，但不是妊娠的特有症状。

2. 早孕反应 早孕反应在停经6周左右出现，包括畏寒、头晕、乏力、嗜睡、缺乏食欲、喜食酸物、厌恶油腻、恶心、晨起呕吐等症状。

当出现停经并伴有早孕反应时应进行妊娠确认。早孕反应多在停经12周左右逐渐自行消失。

3. 尿频。

4. 乳房变化 乳房胀痛，乳房体积逐渐增大。乳晕周围皮脂腺增生出现的深褐色结节称为蒙氏结节。

5. 妇科检查 停经6~8周时子宫峡部极软，感觉宫颈与宫体之间似不相连，称为黑加征。

6. 妊娠试验 多用早孕试纸法检测受检者尿液，结果阳性结合临床表现可以判定妊娠。

7. 超声检查 在停经4~5周时可见妊娠囊，在停经6周时可见胚芽和原始心管搏动。

8. 胎心音 在停经11~12周时，可以通过超声多普勒仪听到胎心音。

（二）中、晚期妊娠的判定

1. 子宫增大 不同孕周的子宫底增长速度不同，妊娠20~24周时增长速度较快，平均每周增长1.6cm，而妊娠36~40周增长速度减慢，平均每周增长0.25cm。正常情况下子宫高度在妊娠36周时最高，而后略有下降。

2. 胎动 妊娠17~19周孕妇可开始感到胎动，时间因孕妇的个人感觉敏感度不同而略有差异。有时在腹部检查时可以看到或触到胎动。

3. 胎体 妊娠 20 周后经腹壁可触到子宫内的胎体。妊娠 24 周后能够区分胎头、胎背、胎臀和胎儿肢体。

4. 胎心音 妊娠 18～20 周用听诊器经孕妇腹壁能够听到胎心音。胎心音呈双音，似钟表"嘀嗒"声，正常时每分钟 110～160 次。

5. 超声检查 在妊娠 18～24 周可使用超声对胎儿进行系统检查以筛查出胎儿的结构畸形。

二、孕早期健康管理

从怀孕开始到怀孕 13 周前（12^{+6} 周前）的孕妇为孕早期健康管理对象。基层医疗卫生机构为早期孕妇建立《母子健康手册》，进行孕早期健康教育和指导，同时进行第 1 次产前检查服务。

（一）进行健康教育与指导

（二）建立母子保健手册

（三）孕妇健康状况评估

1. 询问

（1）月经史：了解末次月经，此为怀孕前最后一次月经的第一天。计算预产期，计算方法为末次月经日期的月份加 9 或减 3，为预产期月份数；天数加 7，为预产期日。

（2）孕产史。

(3) 既往史。

(4) 家族史。

(5) 个人史。

(6) 妇产科手术史：孕妇曾经接受过的妇科手术和剖宫产手术。

2. 一般检查

(1) 测量身高和体重，计算体质指数（BMI）。

(2) 测量血压。

(3) 听诊：心肺听诊，了解有无异常。

3. 妇科检查 检查外阴、阴道、宫颈、子宫及附件有无异常情况。

4. 辅助检查

(1) 基本检查项目：血常规、尿常规、血型、肝功能、肾功能、乙型肝炎。

(2) 有条件地区建议检查项目：血糖、阴道分泌物、梅毒血清学试验、HIV抗体检测、B超。

5. 妊娠风险筛查及筛查结果处理 首诊医疗机构应当对首次建册的孕产妇进行妊娠风险筛查（孕产妇妊娠风险筛查表见表2-4），孕产妇符合筛查表中1项及以上情形的即认为筛查阳性。

表2-4 孕产妇妊娠风险筛查表

项目	筛查阳性内容
1. 基本情况	1.1 周岁≥35或≤18岁 1.2 身高≤145cm，或对生育可能有影响的躯体残疾 1.3 体重指数（BMI）>25或<18.5 1.4 RH血型阴性
2. 异常妊娠及分娩史	2.1 生育间隔<18个月或>5年 2.2 剖宫产史 2.3 不孕史 2.4 不良孕产史（各类流产≥3次、早产史、围生儿死亡史、出生缺陷、异位妊娠、滋养细胞疾病史、既往妊娠并发症及合并症史） 2.5 本次妊娠异常情况（如多胎妊娠、辅助生殖妊娠等）
3. 妇产科疾病手术史	3.1 生殖道畸形 3.2 子宫肌瘤或卵巢囊肿≥5cm 3.3 阴道及宫颈锥切手术史 3.4 宫（腹）腔镜手术史 3.5 瘢痕子宫（如子宫肌瘤挖除术后、子宫肌腺瘤挖除术后、子宫整形术后、宫角妊娠后、子宫穿孔史等） 3.6 附件恶性肿瘤手术史
4. 家族史	4.1 高血压家族史且孕妇目前血压≥140/90mmHg 4.2 糖尿病（直系亲属） 4.3 凝血因子缺乏 4.4 严重的遗传性疾病（如遗传性高脂血症、血友病、地中海贫血等）
5. 既往疾病及手术史	5.1 各种重要脏器疾病史 5.2 恶性肿瘤病史 5.3 其他特殊、重大手术史，药物过敏史

续表

项目	筛查阳性内容
6. 辅助检查	6.1 血红蛋白＜110g/L 6.2 血小板计数≤100×10⁹/L 6.3 梅毒筛查阳性 6.4 HIV筛查阳性 6.5 乙肝筛查阳性 6.6 清洁中段尿常规异常（如蛋白质、管型、红细胞、白细胞）持续两次以上 6.7 尿糖阳性且空腹血糖异常（妊娠24周前≥7.0mmol/L；妊娠24周起≥5.1mmol/L） 6.8 血清铁蛋白＜20ug/L

结果在其《母子健康手册》上记录,筛查机构应当填写"妊娠风险筛查阳性孕产妇转诊单",并告知筛查阳性孕妇在2周内至上级医疗机构接受妊娠风险评估,由接诊机构完成风险评估并填写转诊单后,反馈筛查机构。

6. 分类和处理

(1) 未发现异常：提供孕早期保健指导,同时告知和督促孕妇进行产前筛查和产前诊断。

(2) 发现异常：<u>有下列情况之一,及时转诊,两周内随访转诊结果</u>：①妊娠剧吐；②阴道出血或腹痛；③妊娠期合并内科疾病、精神神经疾病、传染性疾病等情况者；④辅助检查异常等。

7. 保健指导

(1) 生活方式指导。

（2）营养指导：膳食清淡、适口；少食多餐；保证摄入足量富含碳水化合物的食物；多摄入富含叶酸的食物并补充叶酸，建议怀孕后继续每日补充叶酸 0.4mg。

（3）心理保健指导。

（4）避免致畸因素和疾病对胚胎的影响：预防病毒（风疹病毒、巨细胞病毒、单纯疱疹病毒）和弓形虫感染；远离有毒有害的作业和环境，避免接触高温、电离辐射、有机溶剂、农药等有毒有害因素的影响；谨慎用药（如抗癌药、性激素、抗癫痫药、抗甲状腺药和降糖药等对胚胎有致畸作用）。

三、孕中期健康管理

孕 13 周到 27 周末的孕妇为孕中期健康管理对象。孕中期保健至少 2 次，可分别在孕 16～20 周、21～24 周各检查 1 次。有助产技术服务资质的基层医疗卫生机构提供 2 次随访。

（一）进行健康教育与指导

（二）孕妇健康状况评估

1. 确认随访时孕妇的孕周。

2. 询问 了解胎动开始时间，胎动情况；有无异常的主诉，包括有无头晕、头痛或视物不清、水肿、心悸、气短，有无腹痛、阴道流血、流液及阴道分泌物异常等症状。

3. 称体重、测血压。

4. 产科检查 用皮尺测量宫高和腹围,听胎心。

5. 辅助检查 进行血常规及尿常规检查,了解血红蛋白及尿蛋白情况。

6. 特殊辅助检查 在妊娠16～24周之间,应进行超声检查,了解胎儿发育、胎盘及羊水情况,筛查胎儿有否严重的形态和结构畸形。在妊娠16～20周之间,知情选择进行唐氏综合征筛查。在妊娠24～28周之间,对有糖尿病危险因素的孕妇需进行妊娠期糖尿病筛查,主要是采取75g糖耐量筛查。

7. 妊娠风险评估与管理 对妊娠风险筛查阳性的孕妇,进行妊娠风险评估并记录。

(三)分类和处理

1. 未发现异常 提供孕中期保健指导,进行预防出生缺陷的产前筛查和产前诊断的宣传告知。

2. 发现异常 有下列情况之一,应及时转诊,2周内随访转诊结果:①头晕、头痛、心悸、气短、多食、消瘦、易疲劳;②阴道出血或腹痛;③体重和宫高增长异常;④胎儿发育异常;⑤辅助检查异常等。

(四)保健指导

1. 营养指导 适当增加优质蛋白、乳类、含铁丰富食物、主粮的摄入。禁烟戒酒,少吃刺激性食物。

2. 心理保健指导。

3. 运动指导 孕妇应适量运动,维持体重的适宜增长,每天进行不少于30分钟的中等强度的身体活动;不要做剧烈的运动,如跳动、踢球、打球等。

4. 孕妇自我监护指导

(1)自我监测胎动:正常胎动次数每小时3~5次以上,12小时应在30~40次。12小时胎动数小于20次,或每小时小于3次,提示胎儿有异常。12小时胎动数小于10次则提示胎儿宫内明显缺氧,应及时去医院进一步检查。

(2)体重自我管理:推荐孕期总的增长范围是11~16kg,孕中、晚期每周体重增长在0.35~0.50kg。

(3)指导孕妇能识别异常症状:在孕期主要异常症状有阴道出血、腹痛、流水,胎动异常如胎动减少、消失或增加,有双下肢水肿,头晕、头痛或视物不清、心悸、气短或夜间不能平卧,恶心、呕吐,上腹不适等。孕妇如有异常症状要及时就医。

5. 母乳喂养指导

(1)介绍母乳喂养的好处

1)对婴儿的好处:有利于婴儿生长发育,可以增强婴儿的抗病能力;有利于增进母子感情,促进婴儿健康的心理行为发育等。

2)对母亲的好处:①促使子宫收缩,有利于产后恢复;②有利于减少卵巢癌和乳腺癌的发生;③母乳经济、方便、省钱等。

(2)树立母乳喂养的信心,坚持做到纯母乳喂养6个月等。

四、孕晚期健康管理

孕28周以后至临产前的孕妇为孕晚期健康管理对象。孕晚期保健至少2次,可分别在孕28~36周、37~40周前各检查1次。有助产技术服务资质的基层医疗卫生机构提供2次随访。

(一)进行健康教育与指导
(二)孕妇健康状况评估

1. 确认随访时孕妇的孕周。
2. 询问 有没有异常的主诉,包括有无头晕、头痛、眼花或视物不清、水肿,有无恶心、厌油腻、心慌、气短、胸闷、尿频、尿少等症状,有无胎动减少或频繁,有无腹痛、阴道流血、流液等情况。
3. 称体重、测血压。
4. 产科检查。

5. 辅助检查。

6. 妊娠风险评估与管理　发现孕产妇健康状况有变化时，立即进行妊娠风险动态评估和相应管理措施，并在《母子健康手册》上记录。

（三）分类和处理

1. 未发现异常　提供孕晚期保健指导，开展孕产妇自我监护方法、促进自然分娩、母乳喂养以及孕期并发症、合并症的防治指导。

2. 发现异常　有下列情况之一，应及时转诊，2周内随访转诊结果：①头晕、头痛、心悸、气短、多食、消瘦、易疲劳；②阴道出血或腹痛；③体重和宫高增长异常；④胎儿发育异常；⑤胎动异常；⑥辅助检查异常等。

（四）保健指导

1. 生活方式指导　最后1个月避免性生活，以免发生早产、胎膜早破或感染。

2. 营养指导　同孕中期。

3. 心理保健指导。

4. 运动指导。

5. 自我监护指导　告知孕妇出现以下异常情况之一，及时就诊：①阴道出血、腹痛、流水、胎动异常；②双下肢水肿、自感头晕、头痛或视物不清；③有心悸、气短或夜间不能平卧；④恶心、呕吐或上腹不适；⑤孕41周仍未有临产征兆等异常情况要及时到医院检查。

6.分娩准备指导

(1)提倡自然分娩,树立自然分娩的信心。

(2)做好住院分娩的物质准备,在临近预产期4~5周时要将住院所需物品备好。告知临产先兆及入院时间,临产先兆为不规律腹痛、见红(少量阴道出血,褐色或红色)。

7.母乳喂养指导 介绍母乳喂养的好处,树立母乳喂养的信心。

(1)<u>产前乳房准备:</u>①不要用肥皂等洗剂清洗乳头;②不推荐挤初乳。

(2)<u>早吸吮的重要性:</u>①初乳可使婴儿获得首次免疫;②可以刺激催乳素分泌,保证早开奶;③增强母婴情感交流;④促进子宫收缩,预防和减少产后出血。

(3)掌握母乳喂养技能。

五、产后访视

产后28天内的产妇为产后访视对象。乡镇卫生院、村卫生室和社区卫生服务中心(站)在收到分娩医院转来的产妇分娩信息后应于产妇出院后1周内到产妇家中进行产后访视,进行产褥期健康管理,加强母乳喂养和新生儿护理指导,同时进行新生儿访视。

(一)产妇健康状况评估

1.询问 分娩日期及出院日期,会阴切开或腹部伤口情况,有无产后出血及感染等异常情况。

2. 观察 产妇的面色、精神状态、是否有产后抑郁症状,观察产妇喂奶的全过程。

3. 检查 测量体温和血压,检查乳房、子宫、恶露、会阴或腹部伤口恢复等情况。

4. 风险评估 通过检查应再次对产妇进行风险评估,如发现阳性症状和体征,应当及时进行干预。

（二）分类和处理

1. 未发现异常 进行产褥期保健指导,主要包括个人卫生、心理、营养、母乳喂养、新生儿护理与喂养等内容。

2. 发现异常

（1）对产妇母乳喂养困难、产后便秘、痔疮、会阴或腹部伤口等问题进行处理。

（2）发现有产褥感染、产后出血、子宫复旧不佳、妊娠合并症未恢复者以及妊娠产后抑郁状态等问题的产妇,应及时转至分娩或上级医疗卫生机构进一步检查、诊断和治疗,两周内随访转诊结果。

（三）保健指导

包括个人卫生、营养指导、心理保健指导、母乳喂养指导、新生儿护理与喂养指导。

六、产后42天健康检查

产后42天的产妇为产后42天健康检查对象。检查时间为产后第42天。

(一)产妇健康状况评估

1. 询问 分娩日期及出院日期,产后康复及母乳喂养情况,对患有内科合并症者了解其疾病的症状。

2. 观察 产妇的面色、精神状态,以及是否有产后抑郁症状。

3. 一般体检 量血压,检查乳房,如剖宫产者检查腹部切口。

4. 妇科检查 了解会阴伤口愈合情况、阴道分泌物情况、子宫是否恢复至非孕状态等。

5. 辅助检查 针对异常情况应进行必要的辅助检查。

6. 风险评估 通过询问、观察及检查等对产妇是否已恢复进行评估;应再次对产妇进行风险评估,如发现阳性症状和体征,应当及时进行干预。

(二)分类和处理

1. 恢复正常者 填写产后健康检查记录表并结案。

2. 尚未恢复正常者 发现有异常情况者,需转至原分娩医疗卫生机构或上一级医疗卫生机构，两周内随访转诊结果。

(三) 保健指导

对产妇应进行心理保健、性保健与避孕、预防生殖道感染、纯母乳喂养6个月、产妇和婴幼营养等方面的指导。

1. 性保健指导 产后健康检查未发现异常者可恢复性生活，同时采取避孕措施。如有异常应避免性生活。

2. 避孕指导 避孕方法的选择：

（1）哺乳避孕：如持续纯母乳喂养、婴儿不满6个月、月经未来潮，可采用此方法，不推荐单独使用。

（2）工具避孕：安全可靠。

（3）宫内节育器：阴道分娩3个月后，剖宫产6个月后可放置。

（4）避孕药：哺乳期不推荐口服避孕药。不哺乳的妇女可根据个人情况选用口服避孕药或针剂。

七、服务要求

(一) 机构服务条件及人员要求

从事孕产妇健康管理服务工作的人员应取得相应的执业资格，并接受过孕产妇保健专业技术培训。

(二)健康管理服务的工作要求

每次服务后及时记录相关信息,纳入孕产妇健康档案。

(三)机构部门职责分工要求

1. 有助产技术服务资质的基层医疗卫生机构在孕中期和孕晚期对孕产妇各进行2次随访。

2. 没有助产技术服务资质的基层医疗卫生机构督促孕产妇前往有资质的机构进行相关随访。

(四)孕产妇健康管理的工作指标

1. 早孕建册率

$$早孕建册率 = \frac{辖区内孕13周之前建册并进行第一次产前检查的产妇人数}{该地该时间内活产数} \times 100\%$$

"早孕建册人数"是指在辖区内怀孕13周之前(12周加6天)建册,并进行第一次产前检查的产妇人数。

"该地该时间内活产数"是指该地区统计时间段内妊娠满28周及以上(如孕周不清楚,可参考出生体重达1000g及以上),娩出后有心跳、呼吸、脐带搏动、随意肌收缩4项生命指标之一的新生儿数。

2. 产后访视率

$$产后访视率 = \frac{辖区内产妇出院后28天内接受过产后访视的产妇人数}{该地该时间内活产数} \times 100\%$$

第四节 老年人健康管理

一、服务对象

辖区内65岁及以上常住居民,包括居住半年以上的户籍及非户籍居民。

二、生活方式和健康状况评估

(一)生活方式的评估

1. 评估内容 饮食行为、运动锻炼、体重控制情况、吸烟饮酒行为、慢性疾病常见症状、既往所患疾病、治疗及目前用药,以及遵医嘱行为。

2. 评估方法 随访询问、开展健康教育工作中沟通交流。

(二)老年人生活自理能力评估

1. 评估目的和意义 了解老年人的生活自理能力,有助于进行针对性的健康管理,提高老年人的健康水平和生活质量。

2. 评估内容 老年人生活自理能力评估表（表2-5）。

表2-5 老年人生活自理能力评估表

评估事项、内容与评分	程度等级				判断评分
	可自理	轻度依赖	中度依赖	不能自理	
（1）进餐：使用餐具将饭菜送入口、咀嚼、吞咽等活动	独立完成	-	需要协助，如切碎、搅拌食物等	完全需要帮助	
评分	0	0	3	5	
（2）梳洗：梳头、洗脸、刷牙、剃须、洗澡等活动	独立完成	能独立洗头、梳头、洗脸、刷牙、剃须等；洗澡需要协助	在协助下和适当的时间内，能完成部分梳洗活动	完全需要帮助	
评分	0	1	3	7	
（3）穿衣：穿衣裤、袜子、鞋子等活动	独立完成	-	需要协助，在适当的时间内完成部分穿衣	完全需要帮助	
评分	0	0	3	5	

续表

评估事项、内容与评分	程度等级				判断评分
	可自理	轻度依赖	中度依赖	不能自理	
（4）如厕：小便、大便等活动及自控	不需协助，可自控	偶尔失禁，但基本上能如厕或使用便具	经常失禁，在很多提示和协助下尚能如厕或使用便具	完全失禁，完全需要帮助	
评分	0	1	5	10	
（5）活动：站立、室内行走、上下楼梯、户外活动	独立完成所有活动	借助较小的外力或辅助装置能完成站立、行走、上下楼梯等	借助较大的外力才能完成站立、行走，不能上下楼梯	卧床不起，活动完全需要帮助	
评分	0	1	5	10	
总评分					

3. 评估方法 由老年人自己完成评估；对于阅读能力、理解能力不能满足要求的老年人，可由了解的家人代为进行评估。

根据总评分判断老年人生活自理能力的程度。判断依据是：0～3分者为可自理；4～8分者为轻度依赖；9～18分者为中度依赖；19分者为不能自理。

（三）健康状况的评估

1. 健康档案可提供的信息 居民健康档案内容包括个人基本信息、健康体检、重点人群健康管理记录和其他医疗卫生服务记录。

重点人群健康管理记录表:包括高血压患者随访服务记录表、2型糖尿病患者随访服务记录表、重性精神疾病患者管理记录表。

2. 问诊 可了解老年人患病的相关症状。

三、体格检查和辅助检查

1. 体格检查 包括体温、脉搏、呼吸、血压、身高、体重、腰围、皮肤、浅表淋巴结、心脏、肺部、腹部等常规体格检查,并对口腔、视力、听力和运动功能等进行粗测判断。

2. 辅助检查 包括<u>血常规、尿常规、肝功能</u>(血清谷草转氨酶、血清谷丙转氨酶和总胆红素)、<u>肾功能</u>(血清肌酐和血尿素氮)、<u>空腹血糖、血脂</u>(总胆固醇、甘油三酯、低密度脂蛋白胆固醇、高密度脂蛋白胆固醇)、<u>心电图和腹部B超</u>(肝、胆、胰、脾)检查。

四、健康指导方法

1. 评估 确定其最主要的危险因子。评估内容包括饮食、运动锻炼、体重控制、吸烟、饮酒、遵医嘱等行为及精神压力等因素。

2. 建议

(1)合理膳食。

(2)增加运动:老年人运动的四项原则包

括：①安全；②全面；③自然、简便：不宜做负重憋气、过分用力、头部旋转摇晃的运动，尤其对有动脉硬化和高血压的老年人，更应避免；④适度。

（3）戒烟：戒烟或减少吸烟量。

（4）适量饮酒。

（5）心理平衡、缓解精神压力。

（6）监测血压和血糖。

3. 计划 制订随访计划，通过家庭访视、电话随访、短信通知和门诊随访等方式进行生活方式调整的随访。

五、服务要求

1. 服务流程 包括"预约—信息采集和健康状况评估—评估结果的分类—老年人的分类管理"四个环节。

2. 服务要求 <u>每年为老年人提供1次健康管理服务</u>，包括生活方式和健康状况评估、体格检查、辅助检查和健康指导，并及时记入健康档案。

3. 工作指标 老年人健康管理率：是指一年中辖区内65岁及以上常住居民中接受健康管理人数的比例。

$$\text{老年人健康管理率} = \frac{\text{年内接受健康管理人数}}{\text{年内辖区内 65 岁及以上常住居民数}} \times 100\%$$

注:接受健康管理是指建立了健康档案,接受了健康体检、健康指导,健康体检表填写完整。

第五节 高血压患者健康管理

一、服务对象

辖区内 35 岁及以上常住居民中原发性高血压患者。

二、筛查

1. 对辖区内 35 岁及以上常住居民,每年为其免费测量一次血压(非同日 3 次测量)。

2. 对第一次发现收缩压 ≥ 140mmHg 和(或)舒张压 ≥ 90mmHg 的居民在去除可能引起血压升高的因素后预约其复查,非同日 3 次测量血压均高于正常,可初步诊断为高血压。建议转诊到有条件的上级医院确诊并取得治疗方案,2 周内随访转诊结果。对已确诊的原发性高血压患者纳入高血压患者健康管理。对可疑继发性高血压患者,及时转诊。

3.建议高危人群每半年至少测量1次血压,并接受医务人员的生活方式指导。对于如有以下六项指标中的任何一项高危因素,建议每半年至少测量1次血压,并接受医务人员的生活方式指导:

(1)血压高值[收缩压130～139mmHg和(或)舒张压85～89mmHg]。

(2)超重或肥胖和(或)腹型肥胖:超重:$24kg/m^2 \leq BMI \leq 28kg/m^2$。肥胖:$BMI \geq 28kg/m^2$。腰围:男≥90cm(2.7尺),女≥85cm(2.6尺)为腹型肥胖。

(3)高血压家族史(一、二级亲属)。

(4)长期膳食高盐。

(5)长期过量饮酒(每日饮白酒≥100mL);白酒与其他类型酒折算为:白酒1两相当于葡萄酒4两、黄酒半斤、啤酒1瓶、果酒4两。

(6)年龄≥55岁。

生活方式指导主要包括:合理膳食,提倡少摄入盐(每人每日食盐摄入量不应超过6g),多摄入新鲜蔬菜、水果;适量运动,保持有规律中等强度的有氧耐力运动,控制体重,将体质指数(BMI)争取控制在正常范围内($18.5～23.9kg/m^2$);戒烟限酒,每日饮白酒小于100mL(2两);心理平衡,注意心理调整,减少内外刺激因素,避免血压升高;遵医行为。

三、随访评估

对原发性高血压患者，每年要提供至少 4 次面对面的随访。

1. 测量血压并评估是否存在危险情况，如出现收缩压 ≥ 180mmHg 和（或）舒张压 ≥ 110mmHg；意识改变、剧烈头痛或头晕、恶心呕吐、视物模糊、眼痛、心悸、胸闷、喘憋不能平卧及处于妊娠期或哺乳期同时血压高于正常等危急情况之一，或存在不能处理的其他疾病时，须在处理后紧急转诊。对于紧急转诊者，应在 2 周内主动随访转诊情况。

2. 若不需紧急转诊，询问上次随访到此次随访期间的症状。

3. 测量体重、心率，计算体质指数（BMI）。

4. 询问患者疾病情况和生活方式，包括心脑血管疾病、糖尿病、吸烟、饮酒、运动、摄盐情况等。

5. 了解患者服药情况。

四、分类干预

1. 对血压控制满意（一般高血压患者血压降至 140/90mmHg 以下；≥ 65 岁老年高血压患者的血压降至 150/90mmHg 以下，如果能耐受，可进一步降至140/90mmHg以下；一般糖尿病或慢性肾脏病患者的血压目标可以在140/90mmHg基础上再适当降低）、无药物不良反应、无新发并发症或原有并发症无加重的患者，预约下一次随访时间。

2. 对第一次出现血压控制不满意，或出现药物不良反应的患者，结合其服药依从性，必要时增加现用药物剂量、更换或增加不同类的降压药物，2周内随访。

3. 连续两次出现血压控制不满意或药物不良反应难以控制以及出现新的并发症或原有并发症加重的患者，建议其转诊到上级医院，2周内主动随访转诊情况。

4. 对所有患者进行有针对性的健康教育。告诉患者出现哪些异常时应立即就诊。

五、健康体检

对原发性高血压患者，每年进行1次较全面的健康检查，可与随访相结合。内容包括体温、脉搏、呼吸、血压、身高、体重、腰围、皮肤、浅表淋巴结、心脏、肺部、腹部等常规体格检查，并对口腔、视力、听力和运动功能等进行判断。

六、服务要求

1. 高血压患者的健康管理由医生负责，应与门诊服务相结合。

2. 随访包括预约患者到门诊就诊、电话追踪和家庭访视等方式。

3. 乡镇卫生院、村卫生室、社区卫生服务中心（站）可通过本地区社区卫生诊断和门诊服务等途径筛查和发现高血压患者。

4. 每次提供服务后及时将相关信息记入患者的健康档案。

5. 工作指标

（1）高血压患者规范管理率 $= \dfrac{\text{按照规范要求进行高血压患者管理的人数}}{\text{年内管理高血压患者人数}} \times 100\%$

（2）管理人群血压控制率 $= \dfrac{\text{年内最近一次随访血压达标人数}}{\text{以管理的高血压人数}} \times 100\%$

注：最近一次随访血压指的是按照规范要求最近一次随访的血压，若失访则判断为未达标。血压控制是指收缩压 < 140mmHg 和舒张压 < 90mmHg（65岁及以上患者收缩压 < 150mmHg 和舒张压 < 90mmHg），即收缩压

和舒张压同时达标。

第六节 2型糖尿病患者健康管理

一、服务对象

辖区内35岁及以上常住居民中2型糖尿病患者。

二、筛查

对工作中发现的2型糖尿病高危人群进行有针对性的健康教育，建议其每年至少测量1次空腹血糖，并接受医务人员的健康指导。

2型糖尿病高危人群主要包括：年龄≥40岁；体质指数（BMI）≥24kg/m²；男性腰围≥90cm，女性≥85cm；有糖尿病家族史者；以往有空腹血糖处在6.1～6.9mmol/L状态（IFG）者或餐后2小时血糖处在7.8～11.0mmol/L状态者（IGT）；有高密度脂蛋白胆固醇降低和（或）高甘油三酯血症者；有高血压和（或）心脑血管病变者；严重精神病和抑郁症。

健康指导主要包括：饮食治疗、运动治疗、控制体重、保持良好的心理状态及支持性环境。糖尿病患者治疗要采取综合治疗，包括饮食治疗、运动治疗、血糖监测、健康教育和药物治疗。其中饮食治疗的基本原则是控制总能量，达到或维持合理体重；平衡膳食，合理安排各种营养素比例；避免高脂肪、适量蛋白质、适宜碳水化合物，增加膳食纤维摄入；清淡饮食，减少钠盐摄入；坚持少量多餐，定时定量；保持饮食摄入和身体活动的平衡。

三、随访评估

对确诊的2型糖尿病患者，每年提供4次免费空腹血糖检测，至少进行4次面对面随访，每3个月至少随访1次。

1.测量空腹血糖和血压，并评估是否存在危急情况，如出现血糖≥16.7mmol/L或≤3.9mmol/L；收缩压≥180mmHg和（或）舒张压≥110mmHg；有意识或行为改变、呼气有烂苹果样丙酮味、心悸、出汗、食欲减退、恶心、呕吐、多饮、多尿、腹痛、有深大呼吸、皮肤潮红；持续性心动过速（心率超过100次/分）；体温超过39℃或有其他突发异常情况，如视力突然骤降、妊娠期及哺乳期血糖高于正常等危险情况之一，或存在不能处理的其他疾病时，须在处理后紧急转诊。对于紧急转诊者，乡镇卫生院、村卫生室、社区卫生服务中心（站）应在2周内主动随访转诊情况。

2.若不需紧急转诊,询问上次随访到此次随访期间的症状。

3.测量体重,计算体质指数(BMI),检查足背动脉搏动。

4.询问患者疾病情况和生活方式,包括心脑血管疾病、吸烟、饮酒、运动、主食摄入情况等。

5.了解患者服药情况。

四、分类干预

1.对血糖控制满意(空腹血糖值< 7.0mmol/L),无药物不良反应,无新发并发症或原有并发症无加重的患者,预约进行下一次随访。

2.对第一次出现空腹血糖控制不满意(空腹血糖值≥ 7.0mmol/L)或药物不良反应的患者,结合其服药依从情况进行指导,必要时增加现有药物剂量、更换或增加不同类的降糖药物,2周内随访。

3.对连续两次出现空腹血糖控制不满意,或药物不良反应难以控制以及出现新的并发症或原有并发症加重的患者,建议其转诊到上级医院,2周内主动随访转诊情况。

4.对所有的患者进行针对性的健康教育,与患者一起制定生活方式改进目标,并在下一次随访时评估进展。告诉患者出现哪些异常时应立即就诊。

五、健康体检

对确诊的2型糖尿病患者,每年组织或协助组织1次较全面的健康体检,体检可与随访相结合。

六、服务要求

2型糖尿病患者的健康管理由医生负责,与门诊服务相结合,对未按照健康管理要求接受随访的患者,能按照健康管理要求接受随访的患者,乡镇卫生院、村卫生室、社区卫生服务中心(站)应主动与患者联系,保证管理的连续性。每次提供服务后及时将相关信息记入患者的健康档案。

考核指标

(1) 糖尿病患者规范健康管理率 $= \dfrac{\text{按照要求进行2型糖尿病患者健康管理的人数}}{\text{年内已管理2型糖尿病患者人数}} \times 100\%$

（2）管理人群血糖控制率 = $\dfrac{\text{年内最近一次随访空腹血糖达标人数}}{\text{年内已管理糖尿病患者人数}} \times 100\%$

注：最近一次随访血糖指的是按照规范要求最近一次随访的血糖，若失访则判断为未达标，空腹血糖达标是指空腹血糖＜7mmol/L。

第七节 结核病患者健康管理

肺结核是由结核分枝杆菌引起的肺部感染，多呈慢性过程，属慢性呼吸道传染病。我国肺结核患者中约 3/4 发病集中于青壮年。<u>肺结核的主要传染源是排菌的肺结核患者（尤其是痰涂片阳性、未经治疗的患者），呼吸道感染是肺结核的主要感染途径，飞沫感染为最常见的方式</u>。其他感染途径很少见。<u>其中控制传染源是结核病控制的首要措施。</u>

一、服务对象

辖区内确诊的肺结核患者。

二、筛查及推介转诊

对辖区内前来就诊的居民或患者，如发现有慢性咳嗽、咳痰≥2周，咯血、血痰，或发热、盗汗、胸痛或不明原因消瘦等肺结核可疑症状者,在鉴别诊断的基础上,填写"双向转诊单"。推荐其到结核病定点医疗机构进行结核病检查。1周内进行电话随访,看是否前去就诊,督促其及时就医。

三、第一次入户随访

乡镇卫生院、村卫生室接到上级专业机构管理肺结核患者的通知单后,要在72小时内第一次入户访视患者,具体内容如下:

1. 确定督导人员,督导人员优先为医务人员,也可为患者家属。若选择家属,则必须对家属进行培训。同时与患者确定服药地点和服药时间。按照化疗方案,告知督导人员患者的"肺结核患者治疗记录卡"或"耐多药肺结核患者服药卡"的填写方法、取药的时间和地点,提醒患者按时取药和复诊。

2. 对患者的居住环境进行评估,告诉患者及家属做好防护工作,防止传染。

3. 对患者及家属进行结核病防治知识宣传教育。

(1) 肺结核治疗疗程:严格坚持规律服药,绝大多数肺结核是可以彻底治愈的。服用抗结核药物1个月以后,传染性一般就会消失。一般情况下,初治肺结核患者的治疗疗程为6个月，复治肺结核患者为8个月，耐多药肺结核患者为24个月。

（2）不规律服药危害：如果不遵从医嘱，不按时服药，不完成全疗程治疗，就会导致初次治疗失败，严重者会发展为耐多药结核病。治疗疗程明显延长，治愈率也会大大降低，甚至终生不愈。

（3）服药方法及药品存放：抗结核药物宜采用空腹顿服的服药方式，一日的药量要在同一时间一次服用。

（4）服药后不良反应及处理：常见的不良反应有胃肠道不舒服、恶心、皮肤瘙痒、关节痛、手脚麻木等，严重者可能会呕吐、视物不清、皮疹、听力下降等；当出现上述任何情况时，应及时和医生联系，不要自行停药或更改治疗方案。服用利福平后出现尿液变红、红色眼泪为正常现象，不必担心。<u>为及时发现并干预不良反应，每月应到定点医疗机构进行血常规、肝肾功能复查。</u>

（5）治疗期间复诊查痰：查痰的目的是让医生及时了解患者的治疗状况、是否有效、是否需要调整治疗方案。

（6）外出期间应坚持服药。

（7）生活习惯及注意事项。

（8）密切接触者检查：及时到定点医疗机

构进行结核菌感染和肺结核筛查。

4. 告诉患者出现病情加重、严重不良反应、并发症等异常情况时，要及时就诊。

5. 若72小时内2次访视均未见到患者，则将访视结果向上级专业机构报告。

四、督导服药和随访管理

（一）督导服药

1. 医务人员督导。
2. 家庭成员督导。

（二）随访评估

对于由医务人员督导的患者，医务人员至少每月记录1次对患者的随访评估结果；对于由家庭成员督导的患者，基层医疗卫生机构要在患者的强化期或注射期内每10天随访1次，继续期或非注射期内每月随访1次。

1. 评估是否存在危急情况，如有则紧急转诊，2周内主动随访转诊情况。

2. <u>对无需紧急转诊的，了解患者服药情况（包括服药是否规律，是否有不良反应），询问上次随访至此次随访期间的症状。询问其他疾病状况、用药史和生活方式。</u>

（三）分类干预

1. 对于能够按时服药，无不良反应的患者，则继续督导服药，并预约下一次随访时间。

2.患者未按定点医疗机构的医嘱服药,要查明原因。若是不良反应引起的,则转诊;若其他原因,则要对患者强化健康教育。若患者漏服药次数超过1周及以上,要及时向上级专业机构进行报告。

3.对出现药物不良反应、并发症或合并症的患者,要立即转诊,2周内随访。

4.提醒并督促患者按时到定点医疗机构进行复诊。

五、结案评估

当患者停止抗结核治疗后,要对其进行结案评估,包括:记录患者停止治疗的时间及原因;对其全程服药管理情况进行评估;收集和上报患者的"肺结核患者治疗记录卡"或"耐多药肺结核患者服药卡"。同时将患者转诊至结核病定点医疗机构进行治疗转归评估,2周内进行电话随访,看是否前去就诊及确诊结果。

六、服务要求

1.患者服药后,督导人员按上级专业机构的要求,在患者服完药后在"肺结核患者治疗记录卡""耐多药肺结核患者服药卡"中记录服药情况。患者完成疗程后,要将"肺结核患者治疗记录卡""耐多药肺结核患者服药卡"交上级专业机构留存。

2. 提供服务后及时将相关信息记入"肺结核患者随访服务记录表",每月记入1次,存入患者的健康档案,并将该信息与上级专业机构共享。

3. 管理期间如发现患者从本辖区居住地迁出,要及时向上级专业机构报告。

七、考核指标

1. 肺结核患者管理率 = $\dfrac{\text{已管理的肺结核患者人数}}{\text{辖区同期内经上级定点医疗机构确诊并通知基层医疗卫生机构管理的肺结核患者人数}} \times 100\%$

2. 肺结核患者规则服药率 = $\dfrac{\text{按照要求规则服药的肺结核患者人数}}{\text{同期辖区内已完成治疗的肺结核患者人数}} \times 100\%$

规则服药:在整个疗程中,患者在规定的服药时间实际服药次数占应服药次数的90%以上。

第八节 严重精神障碍患者健康管理

严重精神障碍患者健康管理由基层医疗卫

生机构在精神卫生专业机构指导下具体承担。

一、服务对象

严重精神障碍具体包括精神分裂症、分裂情感性障碍、偏执性精神病、双相障碍、癫痫所致精神障碍、精神发育迟滞伴发精神障碍 6 种精神疾病。强调要具有精神病性症状，因此要注意精神发育迟滞不伴发精神障碍不包括在内。

服务对象的诊断要由精神科执业医师作出。诊断明确的患者才可纳入健康管理，疑似患者不是基本公共卫生健康管理的对象。

服务对象应为辖区常住患者，即在本辖区内有固定居所，并且连续居住至少半年以上，不论是否具有辖区户籍。固定居所包括家庭、疗养院、养老院、护理院等康复与照料机构，但不包括精神专科医院和综合医院。

二、患者信息管理

在纳入管理时，需由家属提供患者在精神卫生专业机构（包括精神专科医院和综合医院精神科）进行诊断治疗的相关信息，或者由精神卫生专业机构直接将相关信息转给基层医疗卫生机构。同时，进行一次全面评估，建立一般居民健康档案，并按照要求填写个人信息补充表。在每次随访时还应填写严重精神障碍患者随访服务记录表,及时录入至国家严重精神障碍信息系统中。

(一)个人信息补充表

1. 监护人姓名、电话、住址以及与患者的关系。

2. 患者所在辖区村(居)委会的联系人及电话。

3. 知情同意 不论是否同意参加随访管理,此项均须由患者或其监护人署名签字,并填写签字时间。

4. 初次发病时间 应尽可能精确。如无法提供详细日期时,可只填写到年份。

5. 既往主要症状和治疗情况。

6. 目前诊断和治疗效果。

7. 患病对家庭社会的影响。

8. 关锁情况 根据患者从第一次发病到填写此表之时的情况。关锁是指出于非医疗目的,使用某种工具(如绳索、铁链、铁笼等)限制患者的行动自由。

9. 经济状况。

10. 专科医生意见。

(二)随访服务记录表

1. 自知力 指患者对其自身精神状态的认识能力。"自知力完全"指患者真正认识到自己有病,能透彻认识到哪些是病态表现,并认为需要治疗;"自知力不全"指患者承认有病,但缺乏正确认识和分析自己病态表现的能力;"自知力缺失"指患者否认自己有病。

2. 社会功能情况。

3. 实验室检查。

4. 服药依从性　是指医嘱需服药患者的依从情况。"规律"指按照医嘱服药,包括剂量、时间等;"间断"指虽然服药但未按医嘱,包括服药频次或数量不足等;"不服药"则为医生开了处方需要服药,但患者实际未使用此药。

5. 药物不良反应。

6. 是否转诊　根据患者此次随访的情况做出是否需要转诊的判断。若建议患者转诊,需填写转诊原因和转诊医院的具体名称。

7. 用药情况　此项需注意,是根据本次随访掌握的患者总体情况,填写患者即将服用的抗精神病药物名称,并写明用法,而不仅是正在服用的药物。

8. 康复措施。

9. 本次随访分类　根据从上次随访到此次随访期间患者的总体情况进行选择。未访到指本次随访阶段因各种情况未能直接或间接访问到患者。

10. 确定下次随访日期。

三、随访评估

至少每3个月随访1次,全年至少随访4次。每次随访应从危险性、精神状况、躯体状况等3个方面对患者进行全面评估、检查和询问。

(一)危险性

危险性经评估共分为6级。

1.0级 无符合以下1~5级中的任何行为。

2.1级 口头威胁,喊叫,但没有打砸行为。强调危险性仅限口头,无具体的攻击行为。

3.2级 打砸行为,局限在家里,针对财物,能被劝说制止。重点在患者虽然有攻击行为,但仅在自己家中,未到公共场合,同时仅针对财物,未攻击人。

4.3级 明显打砸行为,不分场合,针对财物,不能接受劝说而停止。重点在患者的攻击行为已经发生在家庭以外的场合,同时劝说无效。

5.4级 持续的打砸行为,不分场合,针对财物或人,不能接受劝说而停止。包括自伤、自杀。伤害自身的行为均属于危险性4级。

6.5级 持管制性危险武器的针对人的任何暴力行为,或者纵火、爆炸等行为,无论在家里还是公共场合。如患者发生持械伤害他人的行为,即使在家中、针对家人,同样属于危险性5级。

（二）精神状况

包括患者上次随访到本次随访期间的精神症状（从感觉、知觉、思维、情感和意志行为等多个方面询问）、自知力、社会功能、服药及不良反应情况、住院情况等。

（三）躯体状况

包括睡眠、饮食等情况，以及躯体疾病及相关实验室检查结果等。

四、分类干预

分为<u>不稳定、基本稳定、稳定</u>3类，依此进行分类干预。

（一）病情不稳定患者

1. 定义 <u>指危险性为3～5级；或患者的精神症状、自知力、社会功能状况、躯体状态等多个方面均较差。</u>

2. 处理 对症处理后立即转诊至精神卫生专业机构接受治疗。必要时请当地公安部门予以协助。住院治疗者2周内随访，居家治疗者应协助精神专科医师进行应急医疗处置，并至少每2周在居委会人员、民警的共同协助下随访1次。

（二）病情基本稳定患者

1. 定义 指危险性为1～2级；或患者的精神症状、自知力、社会功能状况至少有一方面较差。

2. 处理 首先应判断是病情波动或药物疗效不佳，还是伴有药物不良反应或躯体症状恶化。分别采取在规定剂量范围内调整现用药物剂量和查找原因对症治疗的措施，必要时与患者原主管医生联系，或在精神专科医师指导下治疗，经初步处理后观察2周，若情况趋于稳定，可维持目前治疗方案，3个月时随访；经初步处理无效，应请精神专科医师进行技术指导，或转诊到上级医院，2周内随访转诊情况，对居家治疗者应每2周随访1次至病情稳定。

（三）病情稳定患者

1. 定义 指危险性为0级，同时患者精神症状基本消失，自知力基本恢复，社会功能处于一般或良好，无严重药物不良反应，躯体疾病稳定，无其他异常。

2. 处理 继续执行上级医院制定的治疗方案，3个月时随访。

五、健康检查

健康检查为免费项目，针对所有管理的严重精神障碍患者开展，每年进行1次。健康检查的内容包括检查和化验等。检查包括一般体格检查、测血压、量体重、心电图；抽血化验包括血常规(含白细胞分类)、转氨酶和血糖。

如患者病情有需要,应增加相应检查项目,如尿常规、B超等,费用由医保、医疗救助、个人负担等其他方式或渠道解决。

六、服务要求

基本公共卫生健康管理应由接受过严重精神障碍管理相关培训的专职或兼职人员开展。

随访形式包括3种:门诊就诊、通过电话随访患者情况,以及入户进行家庭访视等。原则上要求当面随访患者本人,包括门诊就诊随访和到患者家进行访视等。对拒绝当面随访者,乡村医生可采用电话随访,但应保证至少每半年当面随访一次;电话随访发现患者病情有波动时要尽早面访或建议其至精神卫生专业机构就诊。

七、考核指标

1. 严重精神障碍患者管理率 $= \dfrac{\text{所有登记在册的确诊严重精神障碍患者数}}{\text{辖区内15岁及以上人口总数} \times \text{患病率}} \times 100\%$

2. 严重精神障碍患者规范管理率 = $\dfrac{\text{每年按照规范要求进行管理的确诊严重精神障碍患者数}}{\text{所有登记在册的确诊严重精神障碍患者数}} \times 100\%$

3. 严重精神障碍患者稳定率 = $\dfrac{\text{最近一次随访时分类为病情稳定的患者数}}{\text{所有登记在册的确诊严重精神障碍患者数}} \times 100\%$

第九节 中医药健康管理

一、体质的概念和构成

(一) 体质的概念

体质是在遗传变异的基础上，人体所表现出来的形态和功能方面相对稳定的特征。具体指：身体形态发育水平、生理生化功能水平、身体素质和运动能力、心理状态、适应能力。

(二) 体质的类型

《中医体质分类与判定》标准将体质分为平和质、气虚质、阳虚质、阴虚质、痰湿质、湿热质、血瘀质、气郁质、特禀质九个类型，见表2-6。

表 2-6 九种体质的判定标准

名称	总体特征	形体特征	常见表现	心理特征	发病倾向	适应能力
平和质（A型）	阴阳气血调和，以体态适中、面色红润、精力充沛等为主要特征	体形匀称健壮	面色、肤色润泽，头发稠密有光泽、目光有神，鼻色明润、嗅觉通利、唇色红润，不易疲劳、精力充沛，耐受寒热，睡眠良好，胃纳佳，大小便正常，舌色淡红、苔薄白，脉和缓有力	性格随和开朗	平素患病较少	对自然环境和社会环境适应能力较强
气虚质（B型）	元气不足，以疲乏、气短、自汗等气虚表现为主要特征	形体偏胖，肌肉松软不实	平素语音低弱，气短懒言，容易疲乏，精神不振，易出汗，舌淡红、边有齿痕，脉弱	性格偏内向，喜安静	易患感冒、内脏下垂等病；病后康复缓慢	不耐受风、寒、暑、湿邪

续表

名称	总体特征	形体特征	常见表现	心理特征	发病倾向	适应能力
阳虚质（C型）	阳气不足，以畏寒怕冷、手足不温等虚寒表现为主要特征	肌肉松软不实	平素畏冷，手足不温，喜热饮食，精神不振，舌淡胖嫩，脉沉迟	性格内向，多沉静	易患痰饮、肿胀、泄泻等病；感邪易从寒化	耐夏不耐冬；易感风、寒、湿邪
阴虚质（D型）	阴液亏少，以口燥咽干、手足心热等虚热表现为主要特征	体形偏瘦	手足心热，口燥咽干，鼻微干，喜冷饮，大便干燥，舌红少津，脉细数	性格外向，易急躁	易患虚劳、失精、不寐等病；感邪易从热化	耐冬不耐夏；不耐受暑、热、燥邪
痰湿质（E型）	痰湿凝聚，以形体肥胖、腹部肥满、口黏苔腻等痰湿表现为主要特征	体形肥胖，腹部肥满松软	面部皮肤油脂较多，多汗，且黏，胸闷，痰多，口黏腻或甜，喜食肥甘甜黏，苔腻，脉滑	性格温和，稳重，善于忍耐	易患消渴、中风、胸痹等病	对梅雨季节及湿重环境适应能力差

续表

名称	总体特征	形体特征	常见表现	心理特征	发病倾向	适应能力
湿热质（F型）	湿热内蕴，以面垢油光、口苦、苔黄腻等湿热表现为主要特征	形体中等或偏瘦	面垢油光，易生痤疮，口苦口干，身重困倦，大便黏滞不畅或燥结，小便短黄，男性易阴囊潮湿，女性易带下增多，舌质偏红，苔黄腻，脉滑数	性格多变，易烦恼	易患疮疖、黄疸、热淋等病	对夏末秋初湿热气候，湿重或气温偏高环境较难适应
血瘀质（G型）	血行不畅，以肤色晦暗、舌质紫暗等血瘀表现为主要特征	胖瘦均见	肤色晦暗，色素沉着，易出现瘀斑，口唇暗淡，舌暗或有瘀点，舌下络脉紫暗或增粗，脉涩	性格偏忧郁，易健忘	易患癥瘕及痛证、血证等	不耐受寒邪
气郁质（H型）	气机郁滞，以神情抑郁、忧虑脆弱等气郁表现为主要特征	形体瘦者为多	神情抑郁，情感脆弱，烦闷不乐，舌淡红，苔薄白，脉弦	性格内向不稳定，敏感多虑	易患脏躁、梅核气、百合病及郁证等	对精神刺激适应能力较差；不适应阴雨天气

续表

名称	总体特征	形体特征	常见表现	心理特征	发病倾向	适应能力
特禀质（Ⅰ型）	先天失常，以生理缺陷、过敏反应等为主要特征	过敏体质者一般无特殊；先天禀赋异常者或有畸形，或有生理缺陷	过敏体质者常见哮喘、风团、咽痒、鼻塞、喷嚏等；患遗传性疾病者有垂直遗传、先天性、家族性特征；患胎传性疾病者具有母体影响胎儿个体生长发育及相关疾病特征	随禀质不同情况各异	过敏体质者易患哮喘、荨麻疹、花粉症及药物过敏等；遗传性疾病如血友病、唐氏综合征等	适应能力差，如过敏体质者对易致过敏季节适应能力差，易引发宿疾

二、儿童中医体质调养

（一）概述

小儿具有生机旺盛而又稚嫩柔软的生理特点，一方面<u>生机蓬勃，发育旺盛</u>；另一方面<u>脏腑娇嫩，形气未充</u>。其"发病容易，传变迅速"而又"脏气清灵，易趋康复"。

（二）服务流程及说明

1. 预约。
2. 儿童中医饮食起居指导。
3. 传授中医穴位按揉方法　<u>在儿童6、12月龄时，向家长传授摩腹和捏脊的方法；在18、24月龄时，向家长传授按揉迎香、足三里穴的方法；在30、36月龄时，向家长传授按揉四神聪穴的方法。</u>

（三）儿童中医保健方法和技术

1. 饮食调养。
2. 起居调摄。
3. 推拿方法

（1）摩腹

1）位置：腹部。

2）操作：操作者用手掌掌面或示指、中指、环指的指面附着于小儿腹部，以腕关节连同前臂反复做环形有节律的移动，每次3分钟。

3）功效：具有改善脾胃功能，促进消化吸

收的作用。

（2）捏脊

1）位置：<u>背脊正中，督脉两侧的大椎至尾骨末端处。</u>

2）操作：操作者用双手的中指、环指和小指握成空拳状，示指半屈，拇指伸直并对准示指的前半段。按照推、捏、捻、放、提的前后顺序，自长强穴向前捏拿至脊背上端的大椎穴捏一遍。如此循环4～6遍。

3）功效：<u>具有消食积、健脾胃、通经络的作用。</u>

（3）穴位按揉

1）足三里穴

①位置：在小腿前外侧，当犊鼻下3寸，距胫骨前缘一横指处。

②操作：操作者用拇指端按揉，每次3分钟。

③功效：<u>具有健脾益胃、强壮体质的作用。</u>

2）迎香穴

①位置：在鼻翼外缘中点旁，当鼻唇沟中。

②操作：双手拇指分别按于同侧下颌部，示指分别按于同侧迎香穴，其余三指则向手心方向弯曲，然后使示指在迎香穴处做顺时针方向按揉，每次3分钟。

③功效：<u>具有宣通鼻窍的作用。</u>

3）四神聪穴

①位置：在头顶部，百会前后左右各旁开1寸处，共4穴。

②操作：用手指逐一按揉，先按左右神聪穴，再按前后神聪穴，每次3分钟。

③功效：具有醒神益智的作用。

三、老年人中医体质辨识及健康管理

1. 概述　根据老年人的体质特点从情志调摄、饮食调养、起居调摄、运动保健和穴位保健等方面进行相应的中医药保健指导。

对65岁及以上居民，在其知情同意下开展老年人中医药健康管理服务。主要内容包括：①中医体质信息采集；②中医体质辨识；③中医药保健指导。

2. 老年人中医体质的特征与判定　同表2-6。

第十节　中风、痹证的中医健康管理

一、中风

1. 发病特点　具有突然昏仆、不省人事、半身不遂、偏身麻木、口眼㖞邪、言语謇涩等特定的临床表现。轻证仅见眩晕、偏身麻木、

口眼㖞斜、半身不遂等；多急性起病，好发于40岁以上；发病之前多有头晕、头痛、肢体一侧麻木等先兆症状，常有眩晕、头痛、心悸等病史，病发多有情志失调、饮食不当或劳累等诱因。

2. 常见病因 本病多是在内伤积损的基础上，复因劳逸失度、情志不遂、饮酒饱食或外邪侵袭等原因，引起脑脉痹阻或血溢脑脉之外，最终导致脑髓神机受损，从而发生猝然昏仆、半身不遂诸症。

3. 辨证干预 中经络以平肝息风，化痰祛瘀通络为主。恢复期及后遗症期，多为虚实兼夹，当扶正祛邪、标本兼顾，平肝息风、化痰祛瘀与滋养肝肾、益气养血并用。

应注意活血而不破血、动血。中风后遗症，可配合针灸及康复治疗。

二、痹证

1. 发病特点 本病不分年龄、性别，但青壮年和体力劳动者、运动员以及体育爱好者易于罹患。同时，发病及病情的轻重与寒冷、潮湿、劳累以及天气变化、节气等有关。

2. 常见病因 痹证的发生是由于风、寒、湿、热之邪，侵袭肢体经络，引起气血运行不畅，经络阻滞所致。

（1）外邪侵袭：居处、劳动环境寒冷潮湿，或阴雨潮湿季节，感受风寒湿邪则成风寒湿痹。风寒湿痹，郁久化热，而致风、湿、热合邪痹阻经络为患。

（2）正气不足：素体虚弱，或病后、产后气血亏虚，或劳倦过度，正气不足，卫外不固，外邪乘虚而入致病。

3.辨证干预 痹证的治疗应以祛邪通络为基本原则，并根据邪气的偏盛，分别予以祛风、散寒、胜湿、清热、祛痰、化瘀。痹证的治疗，还宜重视养血活血。久痹正虚者，应重视扶正，补肝肾、益气血是常用之法。可配合针灸、推拿、外治等方法。

第六章 卫生监督协管

第一节 基本知识

一、食源性疾病、食物中毒的概念

食源性疾病,是指通过食物摄入的方式和途径致使病原物质进入人体并引起的中毒性或感染性疾病。食源性疾病除了包括传统的食物中毒之外,还包括经食物而感染的肠道传染病。

二、食物中毒的发病特点及预防控制措施

(一) 发病的特点

1. 食物中毒发生的原因和临床表现 其发病具有以下共同特点:

(1) 发病潜伏期短,来势急剧,短时间内可能有多数人发病。

(2) 发病与食物有关,患者有食用同一污染食物史,流行波及范围与污染食物供应范围相一致,停止污染食物供应后,流行即告终止。

(3) 中毒患者临床表现基本相似,以恶心、

呕吐、腹痛、腹泻等消化道症状为主。

(4) 中毒患者对健康人不具有传染性，人与人之间不直接传染。

2. 细菌性食物中毒的特点 四季都可发生，尤以夏秋季为主；发病率高、病死率低、恢复快；各类食物均可发生；临床症状分胃肠型和神经型，以消化道症状为主。

3. 真菌及其毒素食物中毒的特点 食品被真菌污染；一般的烹调和加热处理不能破坏食品中的真菌毒素；没有传染性或免疫性；有明显的季节性和地区性；常见的真菌及其毒素食物中毒有霉变谷物（黄曲霉素）、霉变甘蔗（3-硝基丙酸）引起的中毒。

4. 动物性食物中毒的特点 诊断的主要依据是流行病学资料、患者的潜伏期和特有的临床表现、形态学鉴定资料、实验室结果。必要时进行毒理学试验。常见的动物性食物中毒有河鲀，含高组胺的鱼类、鱼胆、贝类。

5. 植物性食物中毒的特点 发病季节性、地区性比较明显，临床表现各异。常见的植物性食物中毒有毒蘑菇、发芽马铃薯、菜豆、白果、苦杏仁等。

6. 化学性食物中毒的特点 发病与进食时间、进食量有关；发病有群体性，有相同的临床表现；无地域性、季节性、传染性。常见的有有机磷、亚硝酸盐、鼠药、甲醇中毒等。

(二)细菌性食物中毒的预防原则

防止致病菌污染食品;控制致病菌在食品中生长繁殖和产生毒素;彻底加热食品,杀灭病原菌和破坏毒素。

(三)食物中毒的处理

食物中毒技术处理包括:对患者采取紧急处理;对中毒食品进行控制处理;对中毒场所采取消毒处理。

1. 对患者采取紧急处理

(1)立即停止食用中毒或可疑中毒食品。

(2)组织有关医疗机构紧急救治患者,根据患者具体情况进行排毒、对症治疗和特殊治疗。

(3)采取患者吐泻物、血液、尿液等标本备检。

2. 对中毒食品的控制处理

(1)保护现场,立即封存中毒或可疑中毒食品。

(2)采集中毒或可疑中毒食品备检。

(3)尽快通过各种方式追回已售出的中毒或可疑中毒食品,并向可能受到中毒或可疑中毒食品影响地区的卫生行政部门或相关部门通报,采取相应的控制和预防措施。

(4)对中毒食品进行无害化处理或销毁。

3. 对中毒场所采取消毒处理 立即封存被

污染的食品工具、用具和设备，并对其进行清洗消毒。

三、常见食品的卫生问题

粮谷类的主要卫生问题是真菌和真菌毒素的污染、农药残留、有毒有害物质的污染、仓储害虫，以及无机夹杂物、有毒种子的污染、掺假等。

果蔬类的主要卫生问题是细菌和寄生虫的污染、有毒化学物质的污染（如农药污染、工业废水、不恰当存放或腌制导致亚硝酸盐含量增加等）。

肉类及其制品的主要卫生问题是肉类的腐败变质、易受人畜共患传染病污染、药物残留。

水产品类的主要卫生问题是腐败变质、寄生虫病、工业废水污染。

乳类的主要卫生问题是腐败变质、致病菌污染（如结核菌、炭疽、布氏菌、沙门菌等）。酒类的主要卫生问题是酒中的有害物质，常见的有甲醇、醛类、氰化物、铅、锰、微生物污染等。

四、水源选择与卫生防护、饮用水常用消毒方法

（一）水源选择的条件

1. 水量充足。

2. 水质良好。

3. 便于防护。

4. 技术和经济上合理。

(二) 生活饮用水卫生要求

1. 水中不得含有病原微生物和寄生虫虫卵，以保证不发生和传播介水传染病。

2. 水中所含化学物质及放射性物质不得危害人体健康。

3. 水的感官性状良好。

4. 应经消毒处理，并符合出厂水消毒剂限值及出厂水和管网末梢水消毒剂余量的要求。

(三) 农村饮用水常用消毒方法

1. 煮沸消毒。

2. 氯化消毒 是指在水中加入氯制剂。常用的氯制剂有液态氯、漂白粉、漂白粉精片等。

五、室内空气污染

室内空气污染来源分为室外来源和室内来源。

室外来源的污染物主要为室外空气、建筑物自身的有害物质、人为带入室内造成污染，以及生活水污染以水雾形式喷入到室内空气中等；室内来源的污染物主要为室内燃料燃烧、人的活动、室内建筑装饰材料、生物性污染、家用电器等。

防治措施：使用空气净化技术，合理布局及分配室内外的污染源，加强室内通风换气。

六、土壤污染

土壤污染是指人类生产和生活活动中排出的有害物质进入土壤中，超过一定限量，直接或间接地危害人畜健康的现象。

土壤污染的来源：主要有农业污染、工业污染、生活污染、交通污染等。污染物污染土壤的方式主要有气型污染、水型污染、固体废弃物型污染等。

土壤污染的危害：土壤的生物性污染可能引起多种传染病和寄生虫病；土壤的化学性污染物，可通过农作物和水引起重金属和农药中毒。

土壤卫生防护：主要为工业废渣、污水处理，粪便和垃圾无害化处理，合理施用农药化肥等。

第二节 服务内容和要求

一、服务对象

辖区内居民。

二、服务内容

（一）饮用水卫生安全巡查

1. 协助卫生计生监督执法机构对农村集中式供水、城市二次供水和学校供水进行巡查。

2. 协助卫生计生监督执法机构开展饮用水水质抽检。

3. 发现辖区内饮用水出现异常情况，及时报告卫生计生监督执法机构。

4. 协助有关专业机构对供水单位从业人员开展业务培训。

（二）学校卫生服务

1. 协助卫生计生监督执法机构定期对学校传染病防控开展巡访，发现问题隐患及时报告。

2. 指导学校设立卫生宣传栏，协助开展学生健康教育。

3. 协助有关专业机构对校医（保健教师）开展业务培训。

（三）非法行医和非法采供血信息报告

定期对辖区内非法行医、非法采供血行为开展巡访，发现相关信息及时向卫生计生监督执法机构报告。

三、考核指标

1. 卫生计生监督协管信息报告率 $= \dfrac{\text{报告的事件或线索次数}}{\text{发现的事件或线索次数}} \times 100\%$

注：报告事件或线索包括食源性疾病、饮用水卫生安全、学校卫生、非法行医和非法采供血、计划生育。

2. 协助开展的食源性疾病、饮用水卫生安全、学校卫生、非法行医和非法采供血、计划生育实地巡查次数。

er
第三部分 全科医疗

第一章　全科医学基本知识

第一节　全科医疗

一、概念

全科/家庭医疗（以下简称全科医疗）是将全科/家庭医学理论应用于患者、家庭和社区卫生服务的一种基层健康照护专业服务，是一种综合了许多学科领域内容的一体化的临床专业。

二、全科医疗的服务模式

全科医疗针对社区居民的健康问题与常见疾病，无论年龄、性别与疾患类型，都提供以人为本、以健康为中心、主动性、连续性、综合性、个体化的长期负责式医疗保健服务，并将个体与群体健康照护融为一体。全科医疗充分体现了现代生物-心理-社会医学模式，以及卫生资源利用的成本效益最大化。

全科医疗的服务模式具体体现为以下特征：

1. 基层医疗照护　全科医疗是一种以门诊

为主体的第一线医疗照护,也称为首诊服务。全科医疗以相对简便、经济而有效的手段解决社区居民70%以上的健康问题,并根据需要安排患者及时、恰当地利用医院和其他类型的医疗保健服务;同时关心未就医的患者以及未患病者的健康需求。

2. 人性化照护 全科医疗重视人胜于重视疾病,即:将患者看作有个性、有情感需求的人,而不仅是疾病的载体;其服务目标不仅是要寻找有病的器官,更重要的是维护服务对象的整体健康。为达到这一目标,全科医疗服务者应从"整体人"的角度全面考虑其生理需求、心理需求与社会需求。

3. 综合性照护 这一特征是全科医学的"全方位"或"立体性"的体现,因此,全科医疗又被称为一体化服务。

4. 持续性照护 全科医疗是从生到死的全过程服务。

5. 协调性照护 全科医疗还是动员多种资源服务于患者及其家庭的枢纽。

6. 可及性照护 全科医疗是方便、可及的基层医疗照护。它对服务对象应体现出地理上的接近、使用上的方便、关系上的亲切、结果上的有效,以及价格上的合理等一系列使人易于利用的特点。

三、全科医疗与专科医疗的区别和联系

1. 全科医疗与专科医疗的区别　全科医疗与专科医疗在具体特性上的区别见表3-1。

表3-1　全科医疗与专科医疗在具体特性上的区别

特性	全科医疗	专科医疗
服务人口	较少而稳定（1∶2500±）	大而流动性强［1∶（5万～50万）］
照顾范围	宽（生物-心理-社会功能）	窄（某系统/器官/细胞）
疾患类型	常见问题	疑难急重问题
技术	基本技术，不昂贵	高新技术，昂贵
方法	综合	分科
责任	持续性，生前→死后	间断性
服务内容	综合性一体化健康服务	医疗为主
态度/宗旨	以健康为中心，全面管理以人为中心，患者主动参与	以疾病为中心，救死扶伤以医生为中心，患者被动服从

2. 全科医疗与专科医疗的联系　实行分级诊疗后，专科医生将主要精力用于少数疑难杂症的确诊和危急重症的抢救，以及高科技研究和医学教育，并根据预约接待基层转诊的患者；全科医生则处理大批日常患者的一般健康问题，

筛选或发现少数疑难危重病例,及时转、会诊。二者组织起家庭、社区和医院之间的"一条龙"服务系统,提供"无缝式"的医疗照护。

3. 全科医疗与中医学的联系 <u>中医学在缜密的哲学思维体系指导下积累了大量的实践经验,其整体论("天人合一""心身相关""脏腑经络学说"等)、养生预防康复的原则和措施、个体化的辨证论治、因时因地制宜的处理、简便经济有效的诊治方法以及强调医德和医患关系等。</u>

四、临床预防

1. 临床预防的概念 又称个体预防,提供的以第一级预防和第二级预防为主的、治疗与预防一体化的卫生保健服务。

2. 临床预防的实施

(1)健康教育与咨询

1)患者评估:①患者的性别及其处于生命周期的哪个阶段;②患者的家庭/社会角色;③患者对疾病的认识与观念;④患者与疾病有关的不良生活方式与行为;⑤患者对教育内容的理解程度;⑥患者的主观需求和客观需要;⑦患者有什么可利用的资源;⑧教育内容的优先顺序。

2)讨论发现适宜的管理目标:包括正确用

药、适当休息、降压、降糖、降脂、戒/减烟、减重(通过合理运动与膳食)、预防各种伤害、改善心情、改善家庭关系、家庭环境和社交状况等,每次应使之个体化、可操作、重点突出、循序渐进;同时要重视患者自主权,关注相应的经济因素;并争取家庭、亲友及社区的支持。

3)教育方式:①面谈;②健康教育处方;③环境与媒体。

(2)筛检与周期性健康检查

1)概念:用快速简便的检验、检查,对未识别的疾病或缺陷作出推断性鉴定。筛检不仅可早期发现可疑疾病,还可发现高危人群,以便及早控制危险因素,避免疾病发生。

2)常见筛检项目:如高血压、糖尿病、血脂异常、乳腺癌。

(3)免疫预防。

(4)化学预防:是指对无症状的人群使用药物、营养素、生物制剂或其他天然物质作为第一级预防措施,提高人群抵抗疾病的能力,以防止某些疾病的发生。

常用的化学预防方法有:①对有特效防治药物的传染病,给易感者采用预防性服药措施,如在疟疾流行时,易感者服用抗疟疾药乙胺嘧啶、伯氨喹等;②给育龄或妊娠的妇女和幼儿补充含铁物质来降低其罹患缺铁性贫血的危险;

③孕期妇女补充叶酸降低神经管缺陷婴儿出生的危险;④绝经后妇女使用雌激素预防骨质疏松症和心脏病(目前尚有争议);⑤补充氟化物降低龋齿患病率;⑥用低剂量阿司匹林预防心肌梗死、心脏病、脑卒中以及可能的肿瘤等。

五、全科医疗的常用工具

1. 全科医疗特色的健康档案(病历) 以问题为导向的医疗记录(POMR)式健康档案由基本资料、问题目录、问题描述、病情流程表等组成。具体内容为:

(1) 基本资料。

(2) 主要问题目录:所记录的问题指过去、现在或将来影响个人健康的异常情况。

(3) SOAP式问题描述

1) S, 主观资料:是由患者或其就医陪伴者提供的主诉、症状、病史等。

2) O, 客观资料:包括医生查体发现、检查的结果。

3) A, 对健康问题的评估。

4) P, 对问题的处理计划。

有关患者教育要记录所需要的教育内容,包括饮食控制、运动指导、去除疾病的相关危险因素等。此外,POMR式健康档案还包括规范化的慢性病随访记录和转、会诊记录等。

2. 以家庭为单位的照护

(1) 家庭对健康和疾病的影响：①遗传方面；②儿童发育方面；③疾病传播方面；④成人发病和死亡方面；⑤疾病预后方面；⑥就医行为与生活方式方面。

(2) 家庭的类型

1) 核心家庭：由父母及其未婚子女组成的家庭，也包括无子女夫妇家庭和养父母及其养子女组成的家庭。

2) 扩展家庭：由两对或两对以上的夫妇及其未婚子女组成的家庭。

3) 其他家庭类型：包括单身家庭、单亲家庭、同居家庭、同性恋及混合家庭等。

(3) 家庭的功能：①抚养和赡养；②满足感情需要；③满足生殖和性需要；④社会化；⑤经济功能；⑥赋予成员地位。

(4) 家庭生活周期。

(5) 家庭资源

1) 家庭内资源包括：①经济支持；②维护支持；③医疗处理；④爱的支持；⑤信息和教育；⑥结构支持。

2) 家庭外资源包括：①社会资源；②文化资源；③宗教资源；④经济资源；⑤教育资源；⑦医疗资源。

(6) 家系图编制：家系图一般由三代组成。

长辈在上，子孙在下；同辈中，长者在左，幼者在右；夫妇双方的家庭都应包含在内。个人的符号旁边，可按需要加注年龄、病历、婚姻、死亡等生活事件。

3. 以社区为基础的照护。

4. 以预防为导向的照护　关注对象包括高危人群与健康人群。

5. 团队合作式服务　由社区护士、公共卫生护士、康复医师、营养医师、心理医师、口腔医师、其他专科医师、中医师、理疗师、接诊员、社会工作者、护工人员等与全科医生协同工作，改善个体与群体健康状况和生活质量。社区护士和全科医生的比例一般为2：1，甚至更多，即护士的数量超过医生。

第二节　全科医生

一、全科医生的概念

1. 全科医生的定义　全科医生又称全科/家庭医师或家庭医生，是执行全科医疗的卫生服务提供者。<u>全科医生是对个人、家庭和社区提供优质、方便、经济有效、一体化的基本医疗保健服务，进行生命、健康与疾病的全过程、全方位负责式管理的医生。</u>

2. 我国全科医生发展的总体目标 到2020年，基本形成统一规范的全科医生培养模式和"首诊在基层"的服务模式，基本实现城乡每万名居民有2～3名合格的全科医生。

3. 全科医生的角色

（1）对个人与家庭：①医生；②健康管理者；③咨询者；④教育者；⑤卫生服务协调者。

（2）对医疗保健与保险体系：①守门人；②团队管理与教育者。

（3）对社会：①社区或家庭成员；②社区健康组织与监测者。

4. 全科医生的素质

（1）强烈的人文情感。

（2）扎实的业务技能：全科医生应具有为"整体人"服务的知识；既善于处理暂时性健康问题，又能对慢性病患者、高危人群与健康人提供持续性保健。

（3）出色的管理能力。

（4）执着的科学态度。

二、全科医生的签约服务

1. 签约服务的目的 通过推进家庭医生签约服务，促进基层首诊、分级诊疗的实现，落实健康中国规划和人人享有基本医疗卫生服务的目标。同时结合医保支付机制改革（按病种付费、按人头预付制、医联体总额付费等），发挥家庭医生在防控慢性病、减少医疗浪费、合理引导双向转诊方面的守门人作用。

2. 签约服务的方式

（1）<u>家庭医生为签约服务的第一责任人。</u>现阶段家庭医生主要包括全科医生（含助理和中医类别全科医生）、乡镇卫生院医生和村医，以及参与基层服务的符合条件的专科医生。

（2）<u>实行团队签约服务。家庭医生团队主要由家庭医生、社区护士、公共卫生医生等组成，有条件的地区可吸收药师、健康管理师、心理咨询师、社（义）工等加入团队，合理分工，密切合作。</u>

（3）签订服务协议。根据服务半径和人口，合理划分签约服务责任区域，居民或家庭自愿选择一个家庭医生团队签订服务协议。签约期限一般为一年，期满后居民可续约或另择其他团队签约。鼓励和引导居民就近签约，也可跨区域签约，建立有序竞争机制。

（4）鼓励组合式签约。让居民自愿选择家庭医生团队＋一个二级医院＋一个三级医院，或村医＋一个卫生院＋一个县医院，即"1+1+1"组合签约服务模式，在组合之内可自行选择就医机构，逐步过渡到基层首诊；在组合外就诊应通过家庭医生转诊。

3. 签约服务的内涵 ①基本医疗服务：常见病、多发病的中西医诊治、合理用药，慢性病精细化管理，就医路径指导和转诊预约等；②公共卫生服务：涵盖国家基本公共卫生服务项目和规定的其他公共卫生服务（根据服务能力和需求提供）；③健康管理服务：可包括健康评估与指导、康复指导、家庭病床与家庭护理、中医药治未病、高危人群的疾病筛查、全生命周期健康管理、远程健康监测等个性化服务内容。

4 签约服务的激励机制 签约团队成员的收入应主要来自签约服务费（包括医保基金、公卫经费和签约居民付费等），而不是传统的"按服务项目收费"和药品收费。

三、全科医生的诊疗思维

1. 以患者为中心的全人性化照护 在诊疗中体现现代医学模式，不仅看病，还要把患者看作完整的人，提供全方位的照护。

2. 以解决问题为导向的诊疗思维方法

（1）全科医疗常见临床问题：大多数患者都是以症状（问题）而不是疾病就诊，并且大多数症状是由亚健康状态、早期未分化疾病、自限性疾病或心理社会因素引起，在全科医生这里，应该在做出初步健康评价后及时给予全方位的健康干预，对机体不平衡状态予以调整。此时医生干预的理由：一是适应就诊者需求，为其解决健康问题；二是"治未病"的成本-效果远高于"治已病"。

（2）全科医生的诊疗思维方法：可以描述为"小病善治，大病善识，急病善转，慢病善管"。

1）病情初步判断：①首先要识别或排除威胁生命的严重疾病；②多考虑社区常见疾病；③症状不典型、非特异时考虑全身性疾病（内分泌、免疫、血液系统疾病等）；④从生理-心理-社会角度鉴别亚健康与心身问题。

2）治疗与健康问题处理：①一般问题可做试验性即刻治疗；②病情需要时及时转诊；③慢性病及健康问题进行全方位长期管理。

相比专科医生的疾病诊断，全科医生更经常使用"分类诊断处理"。根据问题类型与严重程度，将患者分为3类：①在基层可直接判断/处理的；②可以/需要进一步观察的；③需要紧急转/会诊的。

四、全科医生的应诊任务与接诊技巧

1. 全科医生的应诊任务

（1）确认并处理现患问题：在诊疗活动中体现以患者为中心的原则。

（2）对慢性活动性问题进行处理：全科医

生对服务对象的长期责任体现在每一次与患者的接触中。

（3）根据需要提供预防性照顾：患者就诊时是提供个体化预防的最佳时机。

（4）改善患者的就医和遵医行为：在每次接诊中应教育患者形成正确的就医和遵医行为，使其对医疗服务的利用达到最佳效果，并避免医源性疾病。

2. 全科医生的接诊技巧

（1）程序化沟通：一般包括5个环节：①观察-询问；②倾听-反馈；③查体-辅助检查；④解释-讨论；⑤总结-约定。

（2）改善遵医行为

1）遵医行为的影响因素：见表3-2。

表3-2 影响患者遵医行为的因素

加强因素	减弱因素
对医生信任，满意其接诊和处理	对病程进展或用药方法误解
医患交流清楚、直接，并涉及所有重要问题	遵医动力不足：不恰当健康信念所致
遵医动力充足	用药剂量或不良反应问题
无经济问题	经济上不能承受
家庭支持有力	不满意医生接诊（太短或缺少人情味） 医患间力量抗衡，试图否定对方 缺少家庭支持 团队成员间缺乏共同目标和沟通，指导患者不够

2）改善遵医行为的策略：①医生方面：若发生患者不遵医，医生应引导其纠正不良行为。此外，医生应做到：第一，以能够使患者听懂的方式解释问题；第二，最重要的内容最先提供；第三，对于重要的内容必须强调2～3遍；第四，每次给予的内容尽量少而要点集中，便于理解和记忆；第五，较复杂的内容应写在纸上或让患者复述，以保证其正确理解。②医疗行政方面：检查管理政策和教育目标，强调以"整体人"为服务对象，注意保护患者权益。适当组织特定患者团体（如癌症患者、糖尿病患者协会等），加强医患间的整体交流和患者的自我教育等。

第二章 常见症状

第一节 发 热

一、概述

发热是指人的体温超过正常高限。人的正常体温随测量部位不同而异,腋表为36～37℃,口表为36.3～37.2℃,肛表为36.5～37.7℃。正常人体温24小时内波动不超过1℃。

二、常见病因和临床特点

1. 根据是否有感染 发热的病因分为感染性和非感染性两类,而以感染性更常见。

2. 热度

(1)低热(37.3～38℃)。

(2)中等度热(38.1～39℃)。

(3)高热(39.1～41℃)。

(4)超高热(>41℃)。

3. 热型

(1)稽留热:体温持续在39～40℃以上达数天或数周,24小时内波动不超过1℃。常见于肺炎链球菌肺炎和伤寒等。

（2）弛张热：体温常在39℃以上，24小时内波动范围达2℃以上，但最低体温仍高于正常水平。见于败血症、风湿热、重症肺结核和化脓性炎症等。

（3）间歇热：体温骤升达高峰，持续数小时后，骤降至正常水平，经过1天至数天后又骤升，如此高热期与无热期反复交替发作。常见于疟疾、急性肾盂肾炎等。

（4）波状热：体温逐渐升高达39℃或以上，持续数天后逐渐下降至正常水平，数天后又逐渐上升，如此反复交替发作多次。常见于布鲁菌病。

（5）回归热：体温骤升达39℃或以上，持续数天后又骤降至正常水平，数天后又骤升，持续数天后又骤降，如此反复发作。可见于回归热、霍奇金淋巴瘤、周期热等。

（6）不规则热：发热的体温曲线无一定规律。可见于结核病、风湿热、支气管肺炎等。

三、处理原则

关键是针对原发病治疗。遇有下列情况应作紧急降温处理：①体温超过40℃；②高热伴惊厥或谵妄；③高热伴休克或心功能不全；④高温中暑。紧急降温措施如下：

1. 首选物理降温。

2. 退热药物　如布洛芬、对乙酰氨基酚等。

3. 对超高热或高热伴惊厥、谵妄者，还可应用冬眠疗法（氯丙嗪50mg、异丙嗪50mg加入5%葡萄糖或生理盐水中静脉滴注）。

第二节　皮　疹

一、概述

皮疹亦称皮肤损害或皮损，是指客观存在、可通过视诊或触诊检查出来的皮肤及黏膜的病变。

二、临床特点

1. 原发性皮疹

（1）斑疹：局限性皮肤颜色变化，既不高起也不凹陷，一般直径不超过1cm。

（2）丘疹：限局性、实质性、隆起性损害，一般直径不超过1cm。

（3）斑块：丘疹扩大或融合而成，扁平、隆起，直径大于1cm。

（4）水疱：高出皮面、内含液体的限局性腔隙性损害，直径一般<1cm，>1cm者称为大疱。

2. 继发性皮疹

（1）鳞屑：即将脱落的角质层，大小、厚薄及形态不一。

（2）浸渍：皮肤长时间处于潮湿状态，角质层含水量较多后出现变软、发白、起皱。

（3）抓痕：搔抓或摩擦所致的表皮或真皮浅层点状或线状缺损。

（4）糜烂：表皮或黏膜上皮的缺损。

（5）溃疡：深达真皮、皮下组织的限局性缺损。

（6）苔藓样变，亦称苔藓样化，为皮肤限局性浸润肥厚，皮沟加深，皮嵴隆起，表面粗糙，似皮革样，边缘清楚．多伴剧痒，可见于慢性湿疹。

（7）萎缩：皮肤的一种退行性变引起的皮肤变薄，可发生于表皮、真皮及皮下组织。

三、诊断

根据"病史+症状+皮损特点+辅助检查"综合分析作出诊断。

四、处理

1. 皮疹的治疗原则　首先应明确是单纯皮肤病变还是合并有其他系统病变。

2. 皮疹的药物治疗

（1）内用药物治疗：包括抗组胺药物、糖皮质激素、抗生素、抗病毒药物、抗真菌药物、维生素类药物等。

（2）皮疹的外用药物。

第三节 水 肿

一、概述

人体组织间隙中过多液体积聚致组织肿胀，称为水肿。水肿按范围分为<u>全身性水肿与局部性水肿</u>。

二、常见病因和临床特点

1. 心源性水肿 <u>主要是右心功能衰竭的表现</u>，常见于瓣膜、心肌等病变引起的充血性心力衰竭、缩窄性心包炎等。

2. 肾源性水肿 主要见于各类肾脏疾病。<u>肾病综合征患者则可有"三高一低"表现（高度水肿、大量蛋白尿、高脂血症、低蛋白血症）</u>。心源性水肿和肾源性水肿的鉴别见表3-3。

表3-3　心源性水肿与肾源性水肿特征鉴别

鉴别要点	心源性水肿	肾源性水肿
开始部位	足部开始，向上延及全身	眼睑、颜面开始，后延及全身
发生快慢	发展较缓慢，水肿逐步形成	迅速，开始即有全身性水肿
性质	比较坚实，移动性较小	软而移动性大
伴随表现	伴有心力衰竭体征，如心脏增大、心脏杂音、肝大、颈静脉怒张、肝-颈静脉回流征阳性、静脉压升高等	伴有其他肾脏病症，如高血压、蛋白尿、血尿、管型尿、眼底改变等

3.肝源性水肿　见于肝硬化失代偿期、肝癌等。主要为腹水，可出现下肢或全身性水肿。其水肿发展慢，先出现于足、踝部，呈上行性而至全身，头面部及上肢常无水肿。

4.营养不良性水肿　常见于慢性消耗性疾病、长期营养缺乏、严重烧伤及维生素 B_1 缺乏等。水肿呈上行性，出现前先有消瘦及体重下降等，可有浆膜腔积液及低蛋白血症。

5.其他原因

（1）黏液性水肿：为甲状腺功能减退引起，水肿以颜面、下肢的胫前较明显，为非凹陷性水肿。

（2）经前期紧张综合征：月经前7～14天出现眼睑、踝部与手轻度水肿，伴乳房胀痛及盆腔沉重感，经后排尿增加，水肿消退。

（3）皮质醇增多症：因水钠潴留引起。

（4）妊娠高血压：多见于初产妇，24周后出现。

（5）特发性水肿：绝大多数为女性，多出现于颜面或下肢，呈昼夜变化，可能与毛细血管通透性增加或雌激素引起水钠潴留有关。

（6）药物因素。

三、处理原则

1. 治疗原发病。
2. 对症处理　主要是限钠（2～3g/d）利尿。
3. 低白蛋白血症者可输注白蛋白。
4. 严重水肿利尿效果不佳或不宜使用利尿剂者，可行血液透析治疗；腹水严重有压迫症状者可行腹腔穿刺放腹水。

第四节　发　绀

一、概述

发绀是指由于血液中还原血红蛋白增多或异常血红蛋白衍生物增加，使皮肤、黏膜呈青紫色。常发生在毛细血管丰富、皮肤较薄、色素较少的口唇、鼻尖、耳垂、颊部及指（趾）

甲床等部位。

二、常见病因和临床特点

（一）血液中还原血红蛋白增多

1. 中心型发绀 由于呼吸系统、心脏疾病，导致血氧饱和度降低，临床表现为弥漫性发绀。

（1）呼吸系统疾病：因通气或换气功能障碍所致，见于慢性阻塞性肺疾病、重症哮喘、重症肺炎、气胸、大量胸腔积液等。

（2）心脏疾病：常见于心力衰竭和先天性心脏病，如法洛四联症。

2. 周围型发绀 由于周围循环障碍所致，发绀常出现于肢体的末端，见于：

（1）静脉淤血：如下肢静脉栓塞、静脉曲张。

（2）心排血量减少：如严重休克时，周围血管血流缓慢及血管收缩导致组织缺血及缺氧。

（3）动脉供血不足：如血栓闭塞性脉管炎、雷诺病、闭塞性周围动脉粥样硬化等。

3. 混合型发绀 见于心力衰竭（左心、右心和全心衰竭）或前述心肺疾病合并周围循环衰竭者。

（二）血液中存在异常血红蛋白衍生物

1. 高铁血红蛋白血症 出现发绀，发病急，病情重，氧疗后发绀症状不减轻。

2. 硫化血红蛋白血症 发绀持续时间长，可达几个月或更长的时间。

三、诊断思路

1. 病史采集

1）伴呼吸困难：常见于心源性或肺源性发绀。

2）伴杵状指（趾）：病程较长，见于发绀型先天性心脏病、肺动静脉瘘和某些慢性肺部疾病如慢性阻塞性肺疾病、肺纤维化等。

3）肢体发绀伴同侧肢体肿胀：常见于深静脉血栓形成。

4）肢体发绀伴间歇性跛行：常见于周围动脉疾病。

5）伴意识障碍：常见于某些药物或化学物质急性中毒、休克、急性呼吸衰竭或急性心力衰竭等。

2. 辅助检查

血气分析：中心型发绀时血氧饱和度下降，周围型发绀时正常。

四、处理

应特别提醒有慢性心、肺疾病的患者，发绀是严重疾病的表现，应尽快接受急救治疗。

1. 关键是针对原发病治疗，维持生命体征稳定。

2. 周围型发绀　局部保暖,避免应用缩血管药物,改善局部循环。

第五节　结膜充血

一、概述及常见病因

球结膜充血是眼球表层结膜血管的充血,结膜充血形态为网状,颜色为鲜红色,愈近穹隆部充血愈明显,而愈近角膜缘充血愈轻,这些表层血管可随结膜机械性移动而移动,并于局部滴用肾上腺素等血管收缩剂后充血消失。

二、临床特点及意义

1. 结膜炎　是结膜充血最常见的病因,常见感染性(细菌、衣原体、病毒)和非感染性(过敏、异物)等引起表浅血管扩张、充血、水肿、有分泌物等。

2. 结膜下出血　目视可见单侧、局限性、边缘清楚的出血。通常不痛,视力也不受影响。大部分不需要治疗,避免诱因如高血压、剧烈咳嗽等。

3. 角膜炎　常见于戴隐形眼镜患者,有细菌性、病毒性角膜炎。常有眼球充血、畏光、疼痛不适等症状。需要转诊眼科就诊。

4. 全科医生接诊结膜充血患者时，一定要详细询问病史，尤其注意：①症状是迅速发展还是缓慢发展，这点特别重要，因为不同疾病的起病方式不同。②是否有眼痛、畏光。畏光提示可能有角膜炎、虹膜炎或闭角型青光眼，单纯结膜炎患者一般不会畏光。③仔细观察眼分泌物，分泌物的不同提示不同疾病。

当"眼红"的患者在检查、治疗的过程中发现眼痛加重、视力下降时，可能出现比较严重的眼部疾病，要注意及时转诊。同时，不能简单地认为眼越红，病情越重，眼红不明显，病情就轻。

第六节　耳鸣与耳聋

一、概述

耳鸣是指在无任何外界声源或刺激存在时，患者耳内或头部感知到声音的一种主观感觉。

耳聋则是指由于人体听觉系统中的传音、感音、听神经或（和）各级中枢的任何结构或功能障碍所引起的不同程度的听力下降，轻者称为重听，重者听不清或听不到外界声响时则称为聋，临床上将两者统称为聋。

二、临床特点及意义

1. 耳鸣的听功能障碍部位分类（表 3-4）

表 3-4 耳鸣的听功能障碍部位分类

听功能障碍部位分类	病变部位	耳鸣特点	常见疾病
传导性耳鸣	外耳、中耳	低频、宽频带持续性或搏动性耳鸣	耵聍栓塞、鼓膜外伤、急性中耳炎
感音神经性耳鸣	耳蜗、听神经	高频、窄频带耳鸣	梅尼埃病、听神经瘤
中枢性耳鸣	脑干或听觉中枢	自觉为双侧同频耳鸣	脑缺血病变、颅脑外伤或肿瘤

2. 耳聋

（1）传导性聋：病变使声波经外耳道和中耳传导时受到阻碍，使到达内耳的声能减弱，致不同程度的听力下降称为传导性聋。

（2）感音神经性聋：可由多种不同原因引起。

1）药物性聋：又称药物中毒性聋。常见的中毒药物有：氨基糖苷类抗生素如链霉素、庆大霉素、卡那霉素、新霉素、妥布霉素等；多肽类抗生素如万古霉素、多黏菌素等；抗肿瘤药物如氮芥、卡铂、顺铂等；利尿类药物如呋塞米等袢利尿剂；水杨酸类止痛药；抗疟药如奎宁、氯喹等；含砷剂。

2）先天性聋和遗传性聋：先天性聋是由于妊娠期母体因素或分娩因素引起的听力障碍。遗传性聋是指基因或染色体异常等造成听觉器官发育缺陷而导致的耳聋。

3）突发性聋：突然发生的原因不明的感音神经性耳聋，多在72小时内听力急剧下降，无明显波动，多单耳发病，常伴耳鸣，也可伴有眩晕。为基层医疗急症之一，经积极治疗部分患者可挽救听力。

4）老年性聋：一般发生在60岁以上。临床表现为双耳同时或先后出现的双侧听觉障碍，常逐渐发生，两侧耳聋程度可相似，亦可轻重不一。

5）噪声性聋：指急性或慢性强声刺激损伤听觉器官而引起的听力障碍。

6）其他常见的感音神经性聋。

（3）混合性聋：耳的传音与感音系统同时受累所致的耳聋称混合性聋。

（4）功能性聋：又称精神性聋或癔症性聋，属非器质性聋。患者可突然自愈或经暗示治疗而快速恢复，助听器常有奇效，治愈后有复发倾向。

（5）伪聋：又称诈聋，指听觉系统无病而自称失去听觉，对声音不作搭理者的表现，严格地说，不能称为疾病。

第七节 鼻出血

一、概述

儿童和青少年的鼻出血部位多数在鼻中隔前下方的易出血区；中、老年者的鼻出血多发生在鼻腔后段。

二、临床特点

不同出血血管的临床特点（表3-5）。

表3-5 鼻出血不同出血血管的临床特点

分类	临床特点
动脉性鼻出血	呈鲜红色，出血猛烈，似喷泉样冒出或射出
静脉性鼻出血	常呈暗红色，出血不间断，均匀地向外涌出
毛细血管渗血	多处或弥漫性渗血，常合并凝血功能障碍

三、诊断思路

鼻腔检查 患者取坐位或半卧位，进行前鼻镜检查，如出血量较多，可先用指压法压迫止血或0.1%肾上腺素棉片暂时止血，然后查找出血部位，必要时在鼻内镜下寻找。

四、处理

1. 一般处理

（1）患者取坐位或半卧位，语言安慰患者，必要时给予镇静剂，并嘱患者勿将血液咽下，以免恶心呕吐。

（2）有休克症状的患者，则先按休克处理，选平卧低头位，及时吸氧，进行静脉输液，必要时输血。

2. 局部处理 根据出血情况和出血部位，选用合适方法进行止血。

（1）简易止血法：嘱患者用手指捏紧两侧鼻翼10～15分钟，同时冷敷前额和后颈，使血管收缩减少出血。

（2）烧灼法：适用于反复少量且出血点明确者。

（3）填塞法：适用于出血较剧、渗血面较大或出血部位不明者。可用鼻腔可吸收性材料填塞、鼻腔纱条填塞、后鼻孔填塞和鼻腔或鼻咽部气囊或水囊压迫。

3. 全身处理 对于鼻腔、鼻窦有复杂病变或因全身疾病引起的鼻出血以及出血量较大者应视病情采取必要的全身治疗。

第八节　口腔溃疡

一、概述

常见口腔溃疡有复发性阿弗他溃疡和创伤性溃疡。复发性阿弗他溃疡又称复发性口腔溃疡或复发性口疮，患病率居口腔黏膜病之首。本病具有周期性、复发性和自限性的特征。创伤性溃疡与慢性机械损伤因子有关，除去创伤因子后，损害可逐渐好转。

二、临床特点及意义

1. 复发性口腔溃疡　具有"黄、红、凹、痛"的临床特征（即病损面覆盖黄色假膜，周边有充血红晕带，中央凹陷，灼痛明显）和长短不一的"发作期、愈合期、间歇期"周期规律，并且有不治而愈的自限性。临床分为三型：

（1）轻型口疮：初起为局灶性黏膜充血水肿，呈粟粒状红点，灼痛明显，继而形成浅表溃疡，圆形或椭圆形，直径<5mm，约5天溃疡开始愈合，10～14天溃疡愈合，不留瘢痕。溃疡一般为3～5个，散在分布。

（2）重型口疮：溃疡大而深，似"弹坑"，直径可大于1cm，周围组织红肿微隆起，基底微硬，表面有灰黄色假膜或灰白色坏死组织，溃疡期持续时间较长，可达1~2个月或更长。通常是1~2个溃疡。疼痛剧烈，愈合后可留瘢痕。

（3）口炎型口疮：多发于成年女性。溃疡直径较小，约2mm，溃疡数目多，可达十几个或几十个，散在分布，似"满天星"。相邻的溃疡可融合成片，黏膜充血发红，疼痛最重，唾液分泌增加。

2.创伤性溃疡 口内残根、残冠的尖锐边缘，不良修复物、尖锐牙尖等可使相对应的黏膜形成溃疡或糜烂面，溃疡的大小、部位、深浅不一，但与刺激物相适应。对造成创伤的刺激物应及时处理并去除。

全科医生接诊口腔溃疡患者时，第一要素是识别恶性溃疡。恶性溃疡常常是口腔肿瘤的早期表现。溃疡位置固定、痊愈时间长（一般超过30天）、反复发作的口腔溃疡一定要高度重视，应随访，跟进病情，及时转诊口腔科。

第九节 牙 痛

一、常见病因

引起牙痛常见的口腔疾病有：因感染、磨

损或磨耗、创伤等因素导致牙体硬组织不同程度缺损的疾病,还有牙髓疾病、根尖周病、牙周疾病。

二、临床特点

1. 龋病 牙痛是龋病的常见症状。龋病分为浅、中、深龋。

浅龋的龋损在牙釉质和根面牙骨质层内,患者一般无明显自觉症状。

中龋为龋损进展到牙本质浅层,临床检查已有龋洞形成,患者表现为进食冷、热或酸、甜食品时有一过性敏感症状,去除刺激后症状随即消失。

深龋为龋损进展到牙本质深层,有明显龋洞形成,患者有明显的遇冷、热、酸、甜食品刺激敏感症状,也可有食物嵌塞时的短暂疼痛症状,但没有自发性疼痛。

2. 牙髓疾病 尖锐、剧烈疼痛是牙髓炎的主要症状,典型症状如下:①阵发性的自发性痛;②温度刺激引起或加重疼痛;③疼痛不能定位,有发散性痛(沿三叉神经分布区放散);④疼痛常在夜间发作或加重。温度测试反应敏感或激发痛,疼痛持续或出现热痛冷缓解。

3. 根尖周病 临床分为急性根尖周炎和慢性根尖周炎。

（1）急性根尖周炎：根尖周炎时疼痛为自发性、持续性痛，且范围局限，患者能明确指出患牙。

（2）慢性根尖周炎：一般无明显自觉症状，患牙可有咀嚼时不适感。患牙根尖部黏膜或牙龈表面可查及瘘管口，挤压瘘管口有时可有脓液溢出。

4. 急性龈乳头炎 牙龈乳头受到机械或化学刺激引起的急性炎症。临床表现为：局部牙龈乳头发红肿胀，探触和吸吮时易出血，有自发性肿胀和明显的探触痛。有时局部可探查到刺激物，牙可有轻度叩痛。

5. 牙周脓肿 分为急性和慢性牙周脓肿。

（1）急性牙周脓肿：发病突然，在患牙的唇颊侧或舌腭侧牙龈形成椭圆形或半球形的肿胀突起，牙龈发红、水肿、表面光亮。脓肿早期患牙疼痛较明显，可有搏动性疼痛，患牙有"浮起感"，叩痛、松动明显。

（2）慢性牙周脓肿：一般无明显症状，可见牙龈表面有窦道开口。叩痛不明显，有时有咬合不适感。

三、处理和转诊

全科医生接诊牙痛患者时请多了解病史、牙痛的发病过程等，查找病灶或病牙。如果急性疼痛，可以对症治疗，如服用对乙酰氨基酚，及时转牙科，勿滥用抗生素治疗。

第十节 咽 痛

一、概述

临床上咽痛有自发性和激发性咽痛两种：自发性咽痛指在咽部无任何动作的平静状态时出现，常局限于咽部某一部位，多由咽部疾病引起；激发性咽痛由各种活动如吞咽、进食或压舌板等器械的刺激所引起。

二、常见病因

咽部疾病、咽部邻近器官病变、某些全身疾病。

三、临床特点

1. 咽部炎症性疾病 是引起咽痛的最常见原因。急性咽炎、急性扁桃体炎、扁桃体周脓肿、咽后脓肿、咽旁脓肿等引起的咽痛起病较急，常有发热等全身症状。咽部疼痛较剧，吞咽、进食时加重，严重时甚至可引起吞咽困难。咽部溃疡伴感染时疼痛也较剧烈。慢性炎症病变时，咽痛较轻，呈钝痛、隐痛表现。咽痛时往往伴有咽部异物感。咽部炎症性疾病最常见的是病毒感染，而不是细菌感染。

2. 咽部创伤、异物 一般有创伤史或异物史，咽部可见创面或见异物滞留。异物引起的咽痛，一旦异物取出，若无并发黏膜损伤，疼痛可立即减轻或消失。

3. 恶性肿瘤 如扁桃体癌，早期可无咽痛，晚期肿瘤表面坏死伴感染时，可有剧烈咽痛。咽部检查可见咽部肿瘤及肿瘤坏死创面，往往见脓苔附着。

4. 咽部邻近器官疾病 如急性会厌炎，发病急，进展快，可有发热，可引起剧烈咽痛、吞咽困难、发声含糊，严重病例可有呼吸困难。喉镜检查可见会厌红肿，重者会厌呈球形，声门不能窥见，有些病例甚至形成会厌脓肿。该病若不及时有效处理，可引起严重呼吸困难甚至窒息，引起生命危险。此外，亚急性甲状腺炎常常表现为咽痛，颈部纤维组织炎亦可导致咽痛。

四、处理

1. 病毒感染是导致咽痛、咽部感染最常见的原因，治疗上不需要抗病毒和使用抗生素。

2. 咽部细菌感染性炎症主要应用抗生素治疗。

3. 急性会厌炎患者要应用抗生素和糖皮质

激素联合治疗。

4.咽部异物者要取出异物。

第十一节 吞咽困难

一、概述

吞咽困难是指食物从口腔至咽、喉部、食管以至贲门运送过程中因受阻而产生咽喉部、胸骨后或剑突部位的梗阻停滞感。可伴或不伴吞咽痛、胸骨后疼痛、呕吐。

二、常见病因和临床特点

常见病因	代表疾病	临床特点
口腔、咽、喉部疾病	炎症	疼痛明显，常伴吞咽痛及吞咽困难
	肿瘤	食物容易滞留在口腔及咽部，吞咽困难症状发生早
食管疾病	反流性食管炎	多数吞咽困难症状不重，常伴有反流、烧心等
	食管良性肿瘤	病程进展相对较缓慢，病程相对较长
	食管癌	表现为进行性吞咽困难，常在数月内由进干哽噎发展至进半流质，甚至进流质食物困难

续表

常见病因	代表疾病	临床特点
一些引起食管受压的疾病	甲状腺肿大	可有颈部不适感,伴甲状腺肿大
	纵隔病变	可伴有发声障碍和呼吸系统症状
	心血管病变	常有心血管基础疾病的表现
中枢神经、脑神经疾病	吞咽、迷走、舌下等神经受损	常出现讲话易疲劳、言语不清、进食时呛咳等症状
	大脑皮质或脑干损害	语言障碍重于吞咽困难,可出现肢体运动障碍及病理征
肌肉病变	重症肌无力	肌无力首先出现在眼部,吞咽困难常在夜间更明显
神经肌肉功能障碍	缺铁性吞咽困难	可有慢性萎缩性胃炎、舌炎、营养不良等临床表现
	贲门失弛缓症	表现为间歇性吞咽困难、食物反流、胸骨后不适或疼痛
风湿性疾病	系统性硬化病	以局限性或弥漫性皮肤增厚和纤维化为特征,最多见和最早出现的食管受累症状是吞咽困难
	特发性炎症性肌病	对称性四肢近端肌无力为其主要临床表现,吞咽困难也不少见
中毒	肉毒素	最常见症状是眼肌麻痹,严重者可出现吞咽困难和失声

三、诊断思路

内镜检查及病理活检:对咽喉、食管、胃疾病所致的吞咽困难有确诊价值。疑为食管癌者,应首选胃镜检查,并行活检病理检查。疑为咽喉部疾病者，应首选喉镜检查。

四、处理原则

1. 一般处理 包括营养支持疗法，维持水、电解质及酸碱平衡。

2. 病因治疗 ①明确病因，酌情选择治疗方案；②抑酸治疗：适应证为胃食管反流病患者，代表药有 H_2 受体拮抗剂、质子泵抑制剂；③补充铁剂及维生素 B：适用于缺铁性吞咽困难患者；④抗感染治疗：合理应用抗感染药物治疗感染性疾病所致的吞咽困难；⑤手术治疗：为肿瘤患者首选的治疗方案。

第十二节　咳嗽与咳痰

一、概述

咳嗽是为清除气道内分泌物或异物的一种反射性防御动作或自主性呼气动作。借助咳嗽动作将气管、支气管的分泌物或肺泡内渗出液排出称咳痰。

二、常见病因和临床特点

1. 咳嗽的特点
（1）是否伴有咳痰

1）干性咳嗽：咳嗽无痰或痰量极少，常见于急性或慢性咽峡炎、喉癌、急性支气管炎初期、气管受压、支气管异物、气管肿瘤、胸膜疾病、原发性肺动脉高压、二尖瓣狭窄等，还可见于服用药物如血管紧张素转换酶抑制剂（ACEI）。

2）湿性咳嗽：咳嗽伴有咳痰，常见于慢性支气管炎、支气管扩张、肺炎、肺脓肿和空洞型肺结核等。

（2）咳嗽的时间与规律

1）突发性咳嗽：常由于吸入刺激性气体或异物、淋巴结或肿瘤压迫气管或支气管分叉处所引起。

2）发作性咳嗽：可见于百日咳、支气管内膜结核、咳嗽变异性哮喘等。

3）长期慢性咳嗽：多见于慢性支气管炎、支气管扩张、肺结核、肺脓肿。

4）夜间咳嗽：常见于左心衰竭、肺结核。

（3）咳嗽的音色

1）咳嗽声音嘶哑：多为声带的炎症或肿瘤压迫喉返神经所致。

2）鸡鸣样咳嗽：表现为连续阵发性剧咳伴有高调吸气回声，多见于百日咳、气管受压、会厌或喉部疾患。

3）金属音咳嗽：常见于纵隔肿瘤、主动脉

瘤或支气管肺癌直接压迫气管所致。

4)咳嗽声音低微或无力:见于严重肺气肿、声带麻痹及极度衰弱者。

2.伴随症状

(1)伴发热:多见于急性呼吸道感染、肺结核、胸膜炎等。

(2)伴胸痛:常见于肺炎、胸膜炎、支气管肺癌、肺栓塞和自发性气胸等。

(3)伴呼吸困难:常见于喉水肿、喉肿瘤、支气管哮喘、COPD、重症肺炎、肺结核、大量胸腔积液、气胸、肺水肿(急性左心衰竭)、气管或支气管异物。

(4)伴咯血:常见于支气管扩张、肺结核、肺脓肿、支气管肺癌、二尖瓣狭窄等。

(5)伴大量脓痰:常见于支气管扩张、肺脓肿、肺囊肿合并感染。

(6)伴有哮鸣音:多见于支气管哮喘、慢性喘息性支气管炎、心源性哮喘、气管与支气管异物等。

(7)伴有杵状指(趾):常见于支气管扩张、慢性肺脓肿、支气管肺癌和脓胸等。

3.咳痰的性质

(1)白色泡沫黏液痰:多见于支气管炎和支气管哮喘。

(2)黄色脓样痰:化脓性感染所致。

（3）粉红色泡沫痰：肺水肿的特征。

（4）铁锈色痰：肺炎链球菌引起的大叶性肺炎的典型特点。

（5）黑色或灰白色痰：多见于煤尘肺和各种矽肺。

（6）砖红色胶冻样痰：见于支气管肺癌、肺炎克雷伯杆菌肺炎。

（7）果酱样痰：肺吸虫病的典型表现之一。

（8）大量稀薄痰：肺泡细胞癌的特征。

（9）大量脓性泡沫痰，静置分层：肺脓肿和支气管扩张症的典型特点。

（10）清水样痰伴有"粉皮"样囊壁：肺包虫病（肺棘球蚴病）临床诊断的重要依据。

三、处理原则

治疗咳嗽主要是治疗引起咳嗽的病因，应谨慎使用镇咳药。

1. 镇咳药 上呼吸道感染和经过基础疾病治疗后咳嗽症状仍未得到缓解的患者可使用。

（1）临床上常用的是右美沙芬和可待因，作用机制是抑制延髓咳嗽中枢而止咳。右美沙芬无镇静作用和成瘾性，临床中更为常用。

（2）其他阿片类药物（如美沙酮、吗啡、罂粟壳等）虽能镇咳，但极易形成药物依赖和导致滥用，应避免使用。

2. 祛痰药 愈创甘油醚、溴己新、吐根等能降低呼吸道分泌物的黏性，使其易于咳出；雾化吸入等有助于排痰。

3. 支气管舒张剂（沙丁胺醇和异丙托溴铵）、糖皮质激素吸入剂 对上呼吸道感染后咳嗽和以咳嗽为主要症状的变异性哮喘有效。

第十三节 咯 血

一、概述

咯血是指血液从呼吸道中咳出或痰中带血。

咯血按出血量分为：小量咯血（24小时内咯血量小于100mL）、中等量咯血（24小时内咯血量100～500mL）、大咯血（24小时内咯血量超过500mL，或一次咯血量大于100mL）。咯血多少与疾病严重程度不完全一致。

二、常见病因和临床特点

成人患者常见病因包括上呼吸道感染、支气管炎、支气管扩张、结核、肺炎；40岁以上的吸烟者出现咯血应考虑有无原发性肺癌的可能。儿童常见病因包括下呼吸道感染、异物吸入等。

<u>大量咯血常见病因包括支气管扩张、肺结核和肺脓肿等。</u>

1. 伴随症状

（1）伴发热：多见于肺结核、肺炎、肺脓肿、肺出血型钩端螺旋体病、流行性出血热（肾综合征出血热）、支气管肺癌等。

（2）伴胸痛：常见于<u>大叶性肺炎、肺栓塞、肺结核、支气管肺癌</u>等。

（3）伴呛咳：可见于<u>支气管肺癌、支原体肺炎</u>等。

（4）伴皮肤黏膜出血：可见于血液病（如白血病、血小板减少性紫癜）、肺出血型钩端螺旋体病、流行性出血热等。

（5）伴大量脓痰：常见于<u>支气管扩张</u>。

（6）伴呼吸困难：常见于重症肺炎、肺结核、气管或支气管异物。

（7）伴有哮鸣音：常见于气管与支气管异物。

（8）伴有杵状指（趾）：<u>常见于支气管扩张、支气管肺癌</u>等。

（9）伴黄疸：多见于<u>肺出血型钩端螺旋体病</u>。

2. 咯血（痰）的颜色和性状

（1）鲜红色：多见于肺结核、支气管扩张、肺脓肿和出血性疾病。

（2）铁锈色：肺炎链球菌所致大叶性肺炎的典型特点，也可见于肺吸虫病和肺泡出血。

（3）暗红色：可见于二尖瓣狭窄。

（4）黏稠暗红色血痰：可见于肺栓塞。

（5）粉红色泡沫痰：可见于肺水肿（急性左心衰竭）。

（6）红色胶样痰：见于支气管肺癌、肺炎克雷伯菌肺炎。

（7）果酱样痰：肺吸虫病的典型表现之一。

三、处理

大量咯血是急症，可威胁患者生命，需及时抢救。

基层医疗机构初步治疗目标是预防血液吸入健侧肺导致窒息和预防持续出血导致的休克。具体措施包括：

1. 一般治疗　吸氧、监护、开通静脉通道。

2. 止血　可试用云南白药等口服止血药，有条件的可以用静脉止血药。

3. 体位　由于一般出血部位不明，宜采取坐位或半卧位，如为卧位则头偏向一侧；一旦出血部位明确（如单侧支气管扩张或肿瘤），可让患者保持侧卧位，防止窒息。

4. 保持呼吸道通畅。

5. 严密观察病情。

6. 慎重给予镇咳药 咳嗽剧烈可慎重适量使用，但禁用剧烈的镇静止咳药，以免过度抑制咳嗽中枢，使血液淤积气道引起窒息。

7. 勿用力排便 防止用力排便而加重咯血。

8. 镇静 必要时可予地西泮等。

9. 窒息患者的抢救 若发生窒息，立即体位引流，取头低足高位（可将床尾抬高45°左右），或侧头拍背；心搏骤停，应立即予以心肺复苏。

[特别提醒] 大量咯血患者经初步处理咯血稍有缓和，血压、脉搏、呼吸相对平稳时，应尽快护送患者到附近医院，以便进一步救治。转送过程中，需持续观测生命体征及咯血情况，保持静脉开通及准备其他应急措施。

第十四节 呼吸困难

一、概述

呼吸困难是指患者主观感到空气不足、呼吸费力；客观表现为呼吸用力、呼吸辅助肌也参与活动，重者有鼻翼扇动、张口耸肩，常伴有呼吸频率、深度与节律的异常。

二、常见病因和临床特点

引起呼吸困难最常见的原因是呼吸系统疾病和心血管疾病，其次为中毒性、中枢性及精神性（心理性）等。

（一）肺源性呼吸困难

1. 吸气性呼吸困难 主要见于大气道狭窄。临床特点是吸气费力，吸气时间延长，患者可有刺激性干咳或吸气性喉鸣；查体可见"三凹征"，即吸气时由于呼吸肌过度用力而出现胸骨上窝、锁骨上窝及肋间隙明显凹陷。

2. 呼气性呼吸困难 主要见于哮喘、COPD。临床特点是呼气费力，呼气时间延长；查体可闻及哮鸣音。

3. 混合型呼吸困难 临床特点是呼气浅快、局部呼吸音减弱或消失、可伴有病理性呼吸音。常见于重症肺炎、大面积肺栓塞、气胸、大量胸腔积液、肺间质纤维化、尘肺等。

（二）心源性呼吸困难

1. 左心衰竭

（1）慢性左心衰竭主要表现为活动后呼吸困难及夜间阵发性呼吸困难。

（2）急性左心衰竭时患者有明显的喘憋、呼吸急促，伴有大汗、端坐呼吸，严重者咯白色或粉红色泡沫痰；查体可见口唇发绀、呼吸加快、双肺湿啰音（肺底明显），有时可伴有哮鸣音。

2. 其他心脏疾病 如右心衰竭、心包大量积液、先天性发绀型心脏病。

（三）其他原因导致的呼吸困难

1. 中毒性呼吸困难 代谢性酸中毒引起的呼吸困难表现为呼吸深大而节律规整，其中糖尿病酮症酸中毒者呼气中有烂苹果味，尿毒症所致代谢性酸中毒者呼气中有氨味，一氧化碳中毒者患者口唇呈樱桃红色，有机磷中毒者出现大量白色泡沫痰伴全身湿冷、肌颤、瞳孔缩小。

2. 中枢性呼吸困难 脑血管意外、颅内肿物引起的颅压升高者表现为呼吸深慢、节律不规则。

3. 精神性呼吸困难 癔症患者呼吸浅快，常伴有口周麻木、手足搐搦；神经症患者常自诉有胸闷、气短，长出气后感到舒适，体检无呼吸困难的体征。

4. 贫血引起的呼吸困难 严重贫血者有睑结膜、甲床苍白。

三、诊断思路

表3-6　常见肺源性及心源性呼吸困难疾病体征比较

疾病	肺			心脏	
	叩诊	呼吸音	啰音	叩诊	听诊
哮喘	清音	呼气延长	哮鸣音	—	—
肺炎	局部浊音	局部支气管呼吸音	局部湿性啰音		
气胸	患侧鼓音	患侧消失	—		
胸腔积液	患侧浊音或实音	患侧减弱或消失	—		
COPD	全肺过清音	减弱	干、湿啰音	—	
急性左心衰竭	—		肺底或全肺水泡音	心界扩大	心尖部奔马律/杂音

四、处理

1. 急救措施

（1）气道异物：应立即采用 HeimLich 手法进行救治；发生窒息时应及时做环甲膜穿刺术或切开术以开通气道。

（2）过敏所致喉头水肿：立即使患者脱离致病原。

（3）脱离中毒环境。

2. 对症处理

（1）休息，急性肺栓塞、气胸应绝对卧床休息。

（2）急性左心衰竭者取半卧位或坐位。

（3）吸氧，COPD 患者宜低流量给氧。

（4）保持呼吸道通畅。

3. 尽可能明确呼吸困难的病因，根据病因进行处理。

第十五节 胸 痛

一、概述

胸部多种脏器的疾病均可引起胸痛。最常见的有心脏、主动脉、气管、肺与胸膜、食管以及胸壁的病变。

二、常见病因与临床特点

（一）心脏血管疾病

1. 心绞痛 胸骨后或心前区压榨性疼痛/闷痛，范围如手掌大小，疼痛可放散至心前区、下颌、左上肢，发作持续数分钟，体力负荷增加时诱发，休息或用硝酸酯类药后可缓解。发作时心电图出现缺血性 ST-T 改变。

2. 急性心肌梗死 突发心前区与胸骨后剧烈疼痛，伴有濒死感和恐惧感，持续时间长，服硝酸甘油无效。心电图出现单向曲线型的 ST 段抬高或 ST 段的显著降低，同时伴心肌坏死标志物升高。

3. 心包炎 多见于青壮年。先有呼吸道感染症状,持续性或间歇性胸痛,吸气与咳嗽可使疼痛加重。体检可听到心包摩擦音。

4. 主动脉夹层 突然发生剧烈胸痛,疼痛剧烈可有休克征象。体检两上肢血压或上、下肢血压有明显差别。超声心动图可能看到升主动脉增宽、主动脉出现夹层。

5. 肺栓塞 患者有慢性血栓栓塞症的危险因素。突然发生一侧胸痛伴呼吸困难、发绀、咳嗽、咯血。查体:肺动脉瓣区第二音亢进。

(二)胸膜疾病

1. 自发性气胸 在持重物或剧烈咳嗽后突然发病,一侧胸痛伴呼吸困难、干咳。查体:气管向健侧移位;叩诊患侧呈鼓音,患侧呼吸音减低或消失。胸部 X 线检查示患侧肺压缩。

2. 胸膜炎 胸痛伴发热、咳嗽、气短。查体:患侧叩诊呈浊音,听诊有胸膜摩擦音。

3. 肺炎 大叶性肺炎当炎症累及胸膜时可出现胸痛。急性起病,胸痛伴发热、咳嗽、咳痰。查体:叩诊患侧呈浊音,听诊有支气管呼吸音及湿啰音。胸部 X 线片可见片状阴影。

(三)食管疾病

1. 胃食管反流病 胸骨后烧灼样疼痛,饱餐后平卧易发生,常于夜间发作。

2. 食管癌　特点是吞咽时疼痛发作或加剧，常伴有吞咽困难；患者有进行性消瘦。

（四）胸壁疾病

1. 肋骨骨折　有外伤史，呼吸时疼痛加重，局部有压痛、骨擦感。

2. 肋软骨炎　呼吸及上臂活动时加重。查体：肋软骨有压痛。

（五）神经与精神性胸痛

1. 带状疱疹　一侧剧烈胸痛，夜间重。发病数天后胸壁出现疱疹，沿神经走行呈簇状分布。

2. 肋间神经痛　胸痛为刺痛、串痛，肋骨下缘可有压痛并沿肋间神经走行放散。

3. 心脏神经症　青年或中年女性，有神经衰弱的症状，胸痛为短暂的刺痛或较久的隐痛；经常有胸闷、气短等不适，与情绪有关。

（六）腹部疾病

1. 膈下脓肿、肝脓肿　寒战高热，下胸部或背部疼痛，右侧较重。查体：局部有明显压痛。

2. 胆囊炎、胆石症　发作时右上腹疼痛，可向右胸部及右肩部放散。

三、处理

对突发胸痛的患者，首先应排除各种致命性疾病，包括急性心肌梗死、主动脉夹层、急性肺栓塞和气胸；其次排除心包炎、肋骨骨折等可能威胁生命的疾病；然后再考虑引起胸痛的其他常见原因。

第十六节 心 悸

一、概述

心悸是一种症状，指患者有心慌、心脏漏跳、颤动或锤击感。

二、常见病因

心悸最常见的原因是各种心律失常，其次是心脏搏动过强。

三、临床特点及意义

1. 心悸者不一定有心脏病。
2. 面对因"心悸"就诊的患者，医生的首要任务是要明确患者是否存在心律失常。心悸发作时记录心电图（包括动态心电图）是唯一能确定或排除心律失常的有效方法。
3. 对于已证实心悸是由心律失常引起的患者，按心律失常处理。
4. 对于心脏搏动过强引起的心悸，以治疗原发疾病为主。
5. 对于明确为心脏神经症者可适当使用镇

静剂；伴有窦性心过速者使用 β 受体拮抗剂。

第十七节 恶心与呕吐

一、概述

恶心为上腹部不适、紧迫欲吐的感觉，迷走神经兴奋症状常为呕吐的前奏。

呕吐是指胃或部分肠内容物经食管、口腔排出体外的现象。呕吐是人体的一种本能，可将进入消化道内的有害物质排出，从而起到对机体的保护作用。

反食是指不伴有恶心、呕吐的协调动作，胃、肠内容物反流至口腔。

二、临床特点

1. 前驱表现 呕吐前往往有迷走神经兴奋的表现（皮肤苍白、出汗、流涎、血压降低及心动过缓等）。

2. 呕吐的时间 ①育龄期妇女，晨起呕吐可见于妊娠早期；②鼻窦炎患者因脓液经鼻后孔刺激咽部，可表现为起床后恶心、呕吐；③急慢性咽炎患者晨起刷牙刺激咽喉部易引起恶心、呕吐；④夜间呕吐可见于幽门梗阻。

3. 呕吐与进食的关系 ①餐后短时间内呕吐，特别是集体发病者，多由食物中毒所致；

②进食过程中或餐后即刻呕吐,可能为精神性呕吐;③餐后数小时后呕吐称延迟性呕吐,提示胃动力下降或胃排空延迟;④餐后几个小时内呕吐,可见于幽门梗阻,呕吐量常较大,呕吐宿食,呕吐后腹部症状可改善。

4. 呕吐的特点 中枢神经系统疾病所致,常以喷射性呕吐为其特点。

5. 呕吐物的性质 ①发酸、腐败气味提示胃潴留、幽门梗阻;②粪臭味提示低位肠梗阻;③不含胆汁说明病变多在十二指肠乳头以上,含大量胆汁提示胃内有胆汁反流或病变部位在十二指肠乳头以下;④含有大量酸性液体常提示胃酸分泌增加或有酸相关性疾病,而无酸味者可见于贲门狭窄或贲门失弛缓症;⑤上消化道出血常呈咖啡渣样呕吐物;⑥呕吐物开始为胃内容物,反复剧烈呕吐后呕血,应考虑有贲门黏膜撕裂综合征的可能性。

三、处理原则

1. 紧急处理及病因治疗

(1)气道保护:避免呕吐物吸入气道。

(2)胃肠减压:用于急性胰腺炎、消化道梗阻者。

(3)控制血压。

(4)纠正水、电解质及酸碱失衡:主要用

于严重呕吐丧失胃肠液所致的水、电解质、酸碱失衡者。

（5）其他：颅高压者可给予脱水治疗，如用20%甘露醇250mL快速静脉滴注，呋塞米20～40mg注射。

2. 一般治疗　酌情控制饮食，必要时禁食，加强营养支持。

3. 积极治疗原发病。

4. 酌情选用对症治疗

（1）止吐：维生素 B_6、甲氧氯普胺、氯丙嗪、多潘立酮及盐酸帕洛诺司琼等。

（2）解痉止痛：阿托品、山莨菪碱等。

（3）镇静剂：如苯巴比妥、地西泮等。

（4）其他：可以采取中医中药治疗。

第十八节　黄　疸

一、概述

黄疸是指血清中的胆红素升高而引起皮肤、黏膜及巩膜黄染的症状和体征。正常情况下，血中总胆红素最高为 17.1μmol/L（1.0mg/dL），若血胆红素在 17.1～34.2μmol/L（1.0～2.0mg/dL），临床上不易察觉，称为隐性黄疸；血胆红素超过 34.2μmol/L（2.0mg/dL），巩膜及皮肤出现黄染，称为显性黄疸。

二、临床特点

1. 溶血性黄疸 通常皮肤、黏膜呈浅柠檬色。急性溶血可伴有发热、寒战、呕吐、腰背痛,并可出现不同程度的贫血和血红蛋白尿(尿呈酱油色或茶色)。

2. 肝细胞性黄疸 皮肤、黏膜呈浅黄色至深黄色,常感疲乏、食欲减退。

3. 胆汁淤积性黄疸 皮肤多呈暗黄色或黄绿色,可伴有皮肤瘙痒、尿色深、粪便颜色变浅或呈白陶土色。

三、诊断思路

1. 伴随症状

(1)黄疸伴发热:多见于肝胆系统炎症或其他部位感染。

(2)有无腹痛、腹痛部位及程度:黄疸伴右上腹剧烈疼痛时,应考虑有胆道结石、蛔虫及肝脓肿的可能性。黄疸伴右上腹剧痛、寒战高热,提示急性胆管炎。

(3)是否伴有皮肤感觉异常:黄疸伴皮肤瘙痒、尿色深黄、大便颜色变浅提示有胆道梗阻、胆汁淤积。

(4)伴肝脏肿大:若轻度至中度肿大,质地软而光滑,常见于急性肝炎、急性胆系感染或梗阻；如肝脏进行性肿大，质地坚硬，表面结节状，可见于肝癌。肝脏质地较硬、边缘不整，表面小结节感，常见于肝硬化。

（5）伴无痛性胆囊肿大：常提示胆总管梗阻、胰头癌、壶腹癌、胆总管癌等引起肝外胆管梗阻的疾病。

（6）伴脾大：可见于肝硬化、钩端螺旋体病、疟疾。

（7）伴腹水：可见于重症肝炎、重症急性胰腺炎、肝硬化失代偿期、肝癌。

2. 辅助检查 血液生化和尿液检查见表3-7。

表3-7 三种黄疸的血液生化和尿液检查比较

项目	溶血性	肝细胞性	胆汁淤积性
血总胆红素	增加	增加	增加
血结合胆红素	正常	增加	明显增加
血非结合胆红素	明显增加	增加	可轻度增加
ALT、AST	正常	明显增高	可增高
碱性磷酸酶	正常	增高	明显增高
γ-谷氨酰转移酶	正常	增高	明显增高
血胆固醇	正常	轻度增高或降低	明显增高
血浆蛋白	正常	白蛋白降低，球蛋白升高	正常
尿胆红素	(-)	(+)	(++)
尿胆原	增加	轻度增加	减少或消失

四、处理

应首先寻找和确定引起黄疸的病因,并根据病因进行相应的处理。

1. 一般治疗 戒酒;肝病患者应以高热量、优质蛋白、维生素丰富、低脂肪饮食为主。

2. 被毒蛇咬伤致急性溶血和血红蛋白尿者,可应用右旋糖苷、糖皮质激素,同时碱化尿液,以减少血红蛋白沉积,防止急性肾衰竭。

3. 对于毒蕈中毒者,应积极纠正水、电解质及酸碱平衡紊乱,利尿,促使毒物排出。酌情应用保肝药物。糖皮质激素对急性溶血、中毒性肝损害有一定的治疗作用。

4. 若发生不同血型输血,应立即停止输血,并进行:①抗休克治疗;②保护肾功能,静脉滴注5%碳酸氢钠25mL以碱化尿液;③维持水、电解质与酸碱平衡;④防治DIC;⑤如果输入的异型血量过大或症状严重时可考虑换血治疗。

第十九节 腹 痛

一、概述

腹痛多由腹腔脏器疾病引起,也可由胸部

及全身性疾病引起。临床上将腹痛分为急性和慢性腹痛两大类，其中需进行紧急处理的急性腹痛又称为急腹症。

二、临床特点

1. 诱发因素与病因 油腻饮食或暴饮暴食、酗酒——胆囊炎、胆石症、急性胰腺炎；腹部术后——肠粘连、机械性肠梗阻；腹外伤——肝、脾、胃肠破裂；剧烈运动——肠套叠、肠扭转、阑尾炎。

2. 性质和程度 进食刺激性食物或服用非甾体抗炎药后出现上腹痛，常见于急、慢性胃炎；周期性发作、节律性疼痛，常见于消化性溃疡；突发性、剧烈中上腹刀割样痛，多为消化性溃疡穿孔所致；阵发性绞痛（常令患者辗转不安）可见于胆石症或泌尿系结石；阵发性剑突下钻顶样痛是胆道蛔虫症的典型表现；中、上腹持续痛向腰背部放射，应考虑急性胰腺炎；突发性腹痛，迅速向全腹蔓延伴腹膜刺激征阳性，提示急性弥漫性腹膜炎；转移性右下腹痛为急性阑尾炎的典型表现。

3. 发作时间 餐后痛多见于胃溃疡、胃炎、胆囊炎、胆石症、胰腺炎；饥饿痛是十二指肠溃疡的典型表现；部分胃食管反流病及食管裂孔疝患者易在夜间（卧位）出现症状；月经期间痛可见于卵泡破裂；子宫内膜异位症的腹痛与月经来潮相关。

4. 与体位的关系 左侧卧位时可使胃黏膜脱垂者疼痛减轻；胰体炎或胰腺癌患者仰卧时疼痛可加重；膝胸位或俯卧位可使十二指肠淤滞症患者的腹痛及呕吐症状缓解；急性胆囊炎患者弯腰时或深呼吸时会更痛等。

5. 内、外科急性腹痛的特点（表 2-8）

表 2-8 内、外科急性腹痛的特点

临床表现		外科性	内科性
起病		急骤	不定
先驱症状		一般无，但可有	有
腹痛		由轻到重，由含糊到明确，由局限到弥漫	由重到轻，含糊而平稳
发热等全身中毒反应		后于腹痛出现	先于腹痛出现
腹膜刺激征	压痛	+	±
	反跳痛	+	-
	腹肌紧张	+	±
腹膜刺激征的演变		持续，进展	间断，减轻或消失
腹部触诊包块/肿物		可有	无
腹式呼吸		受限或消失	不受限
其他部位体征		无	常有

四、处理

1. 急性腹痛

(1) 需判断是否需要留院观察、住院或手术治疗。

(2) 检查生命体征，对伴有休克者，应立即给予抗休克治疗。

(3) 对可能需要手术治疗的患者，需告知禁食。

(4) 对诊断明确的急性腹痛，如急性胃炎、肠炎、胆道蛔虫病等，可给予适量解痉止痛药。

(5) 对原因不明的腹痛，应避免使用吗啡、哌替啶等镇痛剂，以免掩盖病情，延误诊治。

2. 慢性腹痛 以病因治疗为主，可针对病因酌情给予解痉、止痛等对症治疗。病因不明确时，不宜应用强镇痛剂。

3. 需要注意的特殊问题

(1) 老年人急性腹痛属高危问题：老年人的急性胃肠炎必须采用排除法确诊，上腹痛、恶心、呕吐应该与冠心病及其他腹腔疾患进行鉴别。

(2) 小儿肠套叠：多发于婴幼儿，特别是2岁以下的儿童。最主要症状为腹痛、呕吐和果酱样血便。腹部可触及腊肠样包块；肛门指检往往可见果酱样血便。

第二十节 腹 泻

一、概述

腹泻是指排便次数增加，粪便稀薄或带有黏液、脓血或未消化的食物。腹泻可分为急性与慢性两种。腹泻持续或反复发作超过2个月者称为慢性腹泻。

二、临床特点

1. 急性腹泻 起病急骤，病程较短，每天排便可达10余次，粪便量多而稀薄，甚至呈稀水样便。粪便中可有脓血、黏液或未消化物质。可有腹痛、里急后重。大量腹泻后，可引发脱水、电解质及酸碱失衡等。

2. 慢性腹泻 每日排便次数增多，粪便中可含脓血、黏液或未消化的食物，可伴有或不伴有腹痛。部分患者可有腹泻与便秘交替现象。

3. 各类腹泻的主要特点 ①分泌性腹泻：常表现为排大量水样便，主要见于霍乱弧菌外毒素引起的腹泻；②渗出性腹泻：主要见于溃疡性结肠炎、缺血性肠病，患者粪便中常混有黏液、脓液或血液；③<u>渗透性腹泻</u>：可见于应用盐性泻剂或甘露醇后；④<u>动力性腹泻</u>：常伴有腹痛或腹部不适，主要见于甲状腺功能亢进、胃肠功能紊乱等；⑤<u>消化吸收不良引起的腹泻</u>：如胃源性或胰源性腹泻。

三、诊断思路

1. 发热 感染性腹泻、炎症性肠病、肠癌、淋巴瘤、甲状腺危象等。

2. 里急后重 提示有肛门、直肠疾病，<u>见于细菌性痢疾、直肠炎及直肠癌。</u>

3. 腹部包块 <u>胃肠道恶性肿瘤、肠结核、克罗恩病及血吸虫病。</u>

4. 皮疹或皮下出血 <u>伤寒或副伤寒、过敏性紫癜、糙皮病。</u>

5. 关节肿痛 <u>炎症性肠病、风湿性疾病、肠结核。</u>

6. 脱水 分泌性腹泻，<u>如霍乱、细菌性食物中毒。</u>

7. 体重改变 胃肠道恶性肿瘤及结核病等消耗性疾病、吸收不良综合征。

四、处理原则

1. 病因治疗

（1）感染性疾病：根据不同病因，选用相

应的抗生素。

(2)其他:如乳糖不耐受症者不宜用乳制品,成人乳糜泻应禁食麦类制品。慢性胰腺炎可补充多种消化酶。药物相关性腹泻应停用有关药物,如溃疡性结肠炎可以考虑用氨基水杨酸制剂、糖皮质激素或免疫抑制剂(酌情使用)。

2. 对症治疗

(1)饮食:急性期暂禁食或流质、半流质清淡饮食。

(2)营养支持:补液及各种营养物质,纠正水、电解质和酸碱平衡紊乱。

(3)止泻剂:非感染性腹泻酌情使用,感染性腹泻不宜使用。

(4)解痉、止痛:可用山莨菪碱、阿托品等,但青光眼、前列腺增生、严重炎症性肠病者慎用。

(5)其他:益生菌可以调节肠道菌群。

第二十一节 便 秘

一、概述

便秘是指大便次数减少,一般每周少于2~3次,或者2~3天才大便一次,伴排便困难、粪便量少且干结。便秘以肠道疾病最为常见,诊断时要首先排除器质性疾病。

二、临床特点及意义

1. 急性便秘 患者多伴有腹痛、腹胀,甚至恶心、呕吐,多见于各种原因的肠梗阻。

2. 慢性便秘 粪便在直肠停留过久,可有下坠感和排便不尽感。粪便过于坚硬,排便时可引起肛门疼痛或肛裂。便秘还可造成直肠、肛门过度充血,久之易导致痔。严重者可因痔加重及肛裂而造成便血,患者亦可因此而感到紧张、焦虑。

3. 鉴别诊断及伴随症状

①由肠梗阻所致:可伴有腹痛、腹胀、呕吐、腹内包块等。

②由肠肿瘤、肠结核及克罗恩病所致:可触及腹部包块。

③伴消瘦、贫血、粪便形状改变,应考虑结(直)肠癌。

④肠结核及克罗恩病常有右下腹压痛。

⑤便秘与腹泻交替,应考虑肠结核、溃疡性结肠炎、肠易激综合征。

⑥排出羊粪样便,多为结肠性便秘。

⑦粪便坚硬、粗大,便秘原因多在直肠。

⑧伴有低热、盗汗、消瘦、乏力等症状,应

警惕肠结核或结核性腹膜炎或腹腔内恶性肿瘤。

⑨<u>中老年人排便习惯改变、便秘,进行性加重,应考虑结肠癌;有腹部手术史者,反复便秘伴腹痛应考虑有肠粘连的因素;新生儿严重便秘,应考虑先天性巨结肠;如新生儿无排便,应检查有无锁肛。</u>

第二十二节 呕血与便血

一、概述

呕血是上消化道疾病或全身性疾病所致的上消化道出血,血液经口腔呕出。便血是指消化道出血,血液由肛门排出。便血颜色可呈鲜红、暗红或黑色。<u>少量出血不造成粪便颜色改变,需经隐血试验才能确定者,称为隐血。</u>

二、常见病因

(一)引起呕血的病因

呕血的病因甚多,<u>其中常见的病因是消化性溃疡、急性糜烂出血性胃炎、食管胃底静脉曲张破裂和胃癌。</u>

(二)引起便血的病因

<u>1.引起呕血的病因均可引起便血。</u>

2.下消化道疾病。

3. 血管病变。

三、临床特点

1. 呕血 胃内储血量达 250～300mL 时可出现呕血。出血量大、在胃内停留时间短、出血位于食管附近则容易呕出鲜红色血、暗红色或混有凝血块；当出血量较少或在胃内停留时间长，呕吐物可呈咖啡渣样。

2. 便血

①上消化道出血或小肠出血在胃和（或）肠内停留时间较长，粪便多呈黑色，称柏油样便。

②下消化道出血：若血液在肠道停留时间长或出血量较少，则可为暗红色。

③鲜红血不与粪便相混，仅黏附于粪便表面或于排便后有鲜血滴出或喷射出者，常提示为肛管疾病或肛门出血，如痔、肛裂或直肠肿瘤。

几种疾病粪便的特点：急性细菌性痢疾多有黏液脓血便；急性出血性坏死性肠炎可排出洗肉水样血便，并有特殊的腥臭味；阿米巴痢疾的粪便多有暗红色果酱样的脓血。

3. 失血性周围循环衰竭 出血量占循环血容量 10% 以下时，患者一般无明显临床表现；出血量占循环血容量 10%～20% 时，可有头晕、无力等症状，多无血压、脉搏等的变化；出血量达循环血容量的 20% 时,可有出冷汗、心悸、脉搏增快、头晕、黑蒙等急性失血症状;若出血量超过循环血容量的 30% 以上,则常有面色苍白、四肢厥冷、心率加快、脉搏细弱、血压下降、呼吸急促等急性周围循环衰竭的表现。

4. 发热 多数消化道大出血患者 24 小时内出现发热,一般体温不超过 38.5℃,可持续 3～5 天。

5. 血液学改变 大出血早期常难以根据血红细胞数与血红蛋白量准确判断失血量。

6. 氮质血症 临床可根据监测血尿素氮的消长情况,初步判断出血是否停止。

四、诊断思路

1. 胃镜检查 是明确上消化道出血病因的首选检查方法。

2. 结肠镜检查 是诊断大肠及回肠末端病变的首选检查方法。

3. 消化道 X 线钡剂造影 消化道 X 线钡剂灌肠多用于诊断大肠、回盲部及阑尾病变,一般主张进行双重气钡造影。

五、处理和转诊

1. 对症及紧急处理
(1) 一般处理。

（2）建立静脉通路、补充血容量：输血是消化道大出血的重要治疗方法，有条件而出血量较大并有适应证者应及时输血，无条件或出血量不大者可输入10%葡萄糖液、生理盐水、血浆或血浆代用品。

（3）有效止血

1）药物止血：消化性溃疡、急性胃黏膜病变出血期应静脉途径给药，首选质子泵抑制剂。

2）胃内冰盐水冲洗止血。

3）内镜及手术止血。

4）三腔二囊管压迫止血：通常用于药物治疗或内镜治疗无效，或无条件及时行内镜治疗或手术治疗时。气囊持续压迫时间不得超过24小时。气囊压迫的主要并发症有吸入性肺炎、窒息、食管损伤、心律失常等。

2. 病因治疗。

3. 转诊指征　对于消化道大出血，尤其生命体征不稳定者，应积极建立静脉通路及补充血容量，并在有专业的急救和转运条件、充分告知病情和转运风险的情况下转运。

第二十三节　尿频、尿急与尿痛

一、概述

尿频是指单位时间内排尿次数增多，成人

每日排尿>8次。

尿急是指一旦有尿意需即刻排尿,难以控制。

尿痛是指排尿时感觉耻骨上区、会阴部和尿道内疼痛或烧灼感。

尿频、尿急、尿痛合称为尿路刺激征。

二、常见病因和临床特点

1. 尿路感染 是多种致病微生物引起的尿路炎症,以细菌感染最多见。急性肾盂肾炎常表现为高热、肾区叩击痛,可伴或不伴尿频、尿急和尿痛。急性膀胱炎则仅表现为尿路刺激征。尿常规检查白细胞增多,尿中可以找到致病微生物(培养、显微镜检查)。

2. 肿瘤 膀胱、尿道及其邻近器官的肿瘤因可导致膀胱容量减少而出现尿频,也可继发感染出现尿急及尿痛。血尿可较突出,可伴排尿困难。尿病理检查可找到癌细胞。

3. 尿路结石 因可刺激黏膜而产生尿频。膀胱结石常伴排尿困难及尿线中断。

4. 间质性膀胱炎 可见于结缔组织疾病,较常见于系统性红斑狼疮(SLE);找不到病因者,称为特发性间质性膀胱炎。

5. 出血性膀胱炎 常见于使用环磷酰胺的患者。

6. 尿道综合征 尿液检查正常、排除了器质性疾病所致的尿路刺激征后，可考虑诊断此病。多与心理因素有关。

三、诊断思路

1. 病史采集

①尿频伴尿急和尿痛，见于膀胱炎和尿道炎。

②尿路刺激征伴发热及腰痛，见于肾盂肾炎。

③尿频、尿急伴血尿、午后低热、乏力、盗汗，见于膀胱结核。

④尿频、尿急伴无痛性血尿，见于膀胱癌。

⑤老年男性，病程长，尿频伴尿线细，进行性排尿困难，见于前列腺增生。

⑥尿频不伴尿急和尿痛，但伴有多饮、多尿和口渴，见于糖尿病、尿崩症等。

2. 辅助检查

（1）血常规：血白细胞总数及中性粒细胞比例升高，提示存在全身性感染。

（2）尿常规：尿路感染时尿白细胞增多，伴或不伴尿红细胞增多。尿路结石或肿瘤时尿常规以红细胞增多更突出，合并感染可出现白细胞增多。

（3）清洁中段尿培养：对确诊尿路感染有

价值。

(4) 尿病理找癌细胞：对提示尿路肿瘤有意义。

(5) 影像学检查：有助于发现尿路结石及肿瘤。

第二十四节 血 尿

一、概述

血尿是指尿中红细胞增多，新鲜尿液离心后沉渣镜检红细胞≥3个/高倍视野。血尿依其排尿先后可分为初血尿（初始10～15mL）、终末血尿（终末10～30mL）和全程血尿。

二、常见病因和临床特点

1. 各种原发性或继发性肾小球疾病引起的肾小球源性血尿 如慢性肾小球肾炎、狼疮性肾炎等。肾小球源性血尿具有全程、不凝、无痛、变形红细胞尿、可有红细胞管型和伴有其他肾小球疾病表现（如蛋白尿、水肿等）的特点。

2. 其他疾病引起的非肾小球源性血尿 既可为全程血尿，也可为初血尿或终末血尿，可含有凝血块。

（1）<u>全身性疾病引起的尿路出血，往往同时伴有其他部位黏膜及皮肤出血。</u>

（2）泌尿系统疾病引起的尿路出血

1）结石：<u>常伴有疼痛。肾结石以腰部胀痛为主；输尿管结石则有绞痛并向下腹及会阴部放射；膀胱尿道结石有排尿困难及排尿中断。</u>

2）感染：<u>常伴有尿路刺激征。尿沉渣中以白细胞为主。</u>

3）肿瘤：多见于老年人，表现为<u>无痛性全程肉眼血尿</u>，伴或不伴腹部肿块。

4）其他：如多囊肾、尿路畸形、肾静脉血栓形成等。

3. 特殊类型的血尿 运动性血尿、直立性血尿、腰痛血尿综合征。

三、诊断思路

1. 诱因 有无特殊用药史，如使用<u>肝素、华法林及阿司匹林等抗凝剂或抗血小板药物</u>；有无外伤、剧烈运动等。

2. 尿色 肉眼血尿多略混浊，而血红蛋白尿多为透明的酱油或红葡萄酒样。

3. 血尿出现的时相 肾小球源性血尿为全程血尿。非肾小球源性血尿：初血尿提示病变部位在前尿道，终末血尿提示病变部位在膀胱三角区或后尿道；病变在膀胱及输尿管开口以上部位时可表现为全程血尿。

4. 尿中有无血丝或凝血块 肾小球源性血尿多为不凝血尿，而非肾小球源性血尿多有血丝或血块。无痛性肉眼血尿伴血块者应首先考虑泌尿系肿瘤。

第二十五节 阴道出血

一、概述

阴道出血是指除正常月经外，来自女性生殖道任何部位出血的统称，绝大多数出血来自宫体。

二、临床特点

1. 经量增多 月经周期基本正常，但月经量过多（>80mL）或经期延长，为子宫肌瘤的典型症状，也可见于子宫腺肌病、放置宫内节育器、排卵性月经失调等。

2. 周期不规则的阴道出血 多为无排卵性功能失调性子宫出血，围绝经期妇女应注意除外早期子宫内膜癌。

3. 无任何周期可辨的长期持续阴道出血 多为生殖道恶性肿瘤，如宫颈癌、子宫内膜癌等。

4. 停经后阴道出血 发生在育龄妇女，<u>多与妊娠有关，如流产、异位妊娠、葡萄胎等</u>；发生在围绝经期妇女，多为无排卵性功能失调性子宫出血。

5. 接触性出血 性交后或阴道检查后有鲜血流出，<u>要考虑急性宫颈炎、宫颈癌、宫颈息肉或子宫黏膜下肌瘤等。</u>

6. 经间出血 多为排卵期出血。

7. 经前或经后点滴出血 <u>可见于放置宫内节育器、排卵性月经失调、子宫内膜异位症。</u>

8. 绝经后阴道出血 <u>持续、反复阴道出血，量较多，常见于子宫内膜癌</u>；出血量少、持续时间短多见于绝经后子宫内膜脱落或萎缩性阴道炎。

9. 外伤后阴道出血 多见于骑跨伤后，出血量可多可少。

10. 阴道出血伴白带增多 多为宫颈癌、子宫内膜癌、子宫黏膜下肌瘤伴感染。

11. 间歇性阴道排出血性液体 <u>见于输卵管癌。</u>

三、诊断思路

1. 妊娠试验 <u>尿或血 hCG 测定对早期诊断妊娠与妊娠相关的疾病至关重要。</u>

2. 宫颈细胞学检查 <u>用于筛查宫颈癌及癌</u>

前病变。

3 宫颈活组织检查 阴道镜下定位活检。

4. 诊断性刮宫 明确有无子宫内膜病变。

5. 超声检查 可了解子宫及卵巢的大小等，对早孕、异位妊娠、子宫内膜病变、妇科肿瘤等均有重要的诊断价值。

6. 宫腔镜、腹腔镜检查 宫腔镜检查对子宫内膜病变、黏膜下肌瘤有诊断价值。腹腔镜检查是异位妊娠诊断的金标准，并可在确诊的同时行镜下手术治疗。

四、处理

关键是明确病因，针对原发病治疗。当患者阴道出血过多或疑有腹腔内出血，伴有血压下降、脉搏增快，或出现晕厥与休克时，应立即开放静脉、快速补充血容量及抗休克治疗。

第二十六节 腰腿痛

一、临床特点及意义

1. 急性腰腿痛 急性腰腿痛大多数与外伤有关。一般持续时间小于 6 周。

临床特点为：

（1）疼痛剧烈、急骤：疼痛突然发生或早

晨不能起床，压痛点较固定、明确。

（2）强迫体位：严重者多卧床不起，不敢翻身。站立时不能直腰，弯向一侧，跛行走路，侧卧时屈膝屈髋可以减轻疼痛。

（3）活动受限。

（4）肌肉痉挛。

（5）"4"字试验阳性、直腿抬高试验阳性等。

2. 慢性腰腿痛 疼痛持续发生，多数程度较轻或时重时轻，一般持续时间大于12周。

临床特点为：

（1）病程时间长，多在3个月以上，患者往往有职业特点。

（2）各个年龄段均可见，但以中老年人为多。

（3）疼痛局限，两侧交替出现，叩痛、压痛明显，一般疼痛时不太剧烈，反复发作；用止痛药物可以缓解，但不持久。

恶性肿瘤转移造成的腰腿痛的临床特点：

（1）难以忍受的电击样或烧灼样疼痛，夜间痛，严重影响睡眠，需强镇痛剂才能缓解。

（2）伴有不同程度的原发癌症状。

（3）病程进展快，症状、体征和X线片在短期内即可有较大的变化。

3. 临床引起腰腿痛常见疾病的特点

（1）强直性脊柱炎：好发于16～30岁的青壮年，男性占90%，有明显的家族遗传史。晨起或久坐起立时腰部发僵明显。患者组织相容性抗原（HLA-B27）的阳性率高达90%以上。

（2）腰椎管狭窄症：腰背疼痛伴有间歇性跛行，持续性腰腿痛，坐位或弯腰等动作可以缓解。

（3）腰椎间盘突出症：患者多有弯腰劳动或长期坐位工作史，首次发病常在半弯腰持重或突然做扭腰动作过程中。直腿抬高试验阳性对诊断椎间盘突出是敏感的。怀疑腰椎间盘突出症时，应该重点对L_5和S_1神经根进行检查。

（4）腰肌劳损：临床表现为慢性腰痛，为酸胀痛，休息后可缓解，但卧床过久反感不适，稍事活动后可减轻，活动过久则疼痛又加剧。在压痛点进行叩击，疼痛反可减轻。

（5）结核性脊椎炎：是感染性脊椎炎中最常见的疾病，腰椎最易受累。背部疼痛常为结核性脊椎炎的首发症状。晚期可有脊柱畸形、冷脓肿及脊髓压迫症状。

（6）增生性脊柱炎：又称退行性脊柱炎，多见于50岁以上患者，活动腰部后疼痛好转，但过多活动后腰痛又加重。疼痛以傍晚时明显。

（7）泌尿系统疾病：肾炎呈深部胀痛，位

于腰肋三角区，并有轻微叩痛；肾盂肾炎腰痛较鲜明，叩痛较明显；肾脓肿多为单侧腰痛，常伴有局部肌紧张和压痛；肾结石多为绞痛，叩痛剧烈；肾肿瘤引起的腰痛多为单侧钝痛或胀痛。

（8）盆腔器官疾病：男性前列腺炎和前列腺癌常引起下腰骶部疼痛，伴有尿频、尿急、排尿困难；女性慢性附件炎、宫颈炎、子宫脱垂和盆腔炎可引起腰骶部疼痛，且伴有下腹坠胀感和盆腔压痛。

第二十七节 关节痛

一、常见病因

1. 急性关节痛

（1）与感染因素有关的关节炎：如急性化脓性关节炎、病毒感染所致关节炎等。

（2）与自身免疫或变态反应有关的关节炎：如风湿热、过敏性紫癜（关节型）等。

（3）与代谢有关的关节炎：如急性痛风性关节炎等。

（4）与肿瘤有关的关节炎：如急性白血病关节炎等。

（5）其他：关节急性损伤等。

2. 慢性关节痛

（1）弥漫性结缔组织病：如类风湿关节炎、系统性红斑狼疮等。

（2）与脊柱炎有关的关节病：如强直性脊柱炎、赖特综合征等。

（3）与代谢有关的关节炎：如慢性痛风性关节炎等。

（4）与退行性变有关的关节炎：如骨关节炎等。

（5）与感染因素有关的关节炎：如结核性关节炎、梅毒性关节炎等。

（6）骨和软骨疾病：骨质疏松症等。

（7）肿瘤：多发性骨髓瘤等。

（8）其他：关节慢性损伤等。

二、临床特点及意义

1. 外伤性关节痛 急性外伤性关节痛常在外伤后即出现受损关节疼痛、肿胀和功能障碍。慢性外伤性关节炎有明确的外伤史，反复出现关节痛，常于过度活动、负重及寒冷等刺激时诱发，药物及物理治疗后缓解。

2. 化脓性关节炎 由细菌感染关节所致，易发生在膝关节和髋关节，多为单发。患者起病急，全身中毒症状明显，早期即有畏寒、寒战和高热，体温高达39℃以上。病变关节红、肿、热、痛。

3. 结核性关节炎 脊柱最常见。关节结核形成的脓肿常缺乏红、热等急性炎症反应，称为"冷脓肿"。晚期关节畸形和功能障碍。滑液或滑膜组织中可检出抗酸染色阳性杆菌，结核分枝杆菌培养80%为阳性。

4. 风湿热 常见于儿童和青少年，起病急剧，是上呼吸道A组乙型溶血性链球菌感染后引起的一种自身免疫性疾病。其关节痛呈游走性、多发性，以膝、踝、肘、腕、肩关节等大关节受累为主。注意抗链球菌溶血素"O"（ASO）只是链球菌感染的证据，并非风湿热的特异性抗体。

5. 类风湿关节炎 多发生在20～45岁女性，是一种以慢性进行性关节炎症和骨质破坏为主的全身性自身免疫病。早期近端指间关节梭形肿胀，晚期出现"天鹅颈"征和"纽扣花样"改变为特征。血清中可查到类风湿因子（RF）等多种自身抗体。

6. 痛风 是嘌呤代谢紊乱和（或）尿酸排泄减少所引起的一组疾病。患者常在饮酒、劳累或高嘌呤饮食后发生急性关节痛，局部皮肤红肿灼热。常于夜间痛醒。以第一跖趾关节多见。晚期可出现关节畸形、皮肤破溃，常有白色乳酪状分泌物流出。

7. 骨关节炎 也称退行性关节病、骨质增生，中老年人多见。主要临床表现为慢性关节疼痛、肿胀、僵硬及活动受限。病变关节有摩擦感，活动时有弹响。受累膝关节可出现积液，浮髌试验阳性。

8. 系统性红斑狼疮 是自身免疫反应介导、多因素参与的以免疫性炎症为突出表现的弥漫性结缔组织病。本病好发于 20～40 岁的育龄期女性，男女比例为 1：9。患者血清中可出现抗核抗体、抗 dsDNA 抗体、抗 Sm 抗体等多种自身抗体。

9. 强直性脊柱炎 是一种以侵犯中轴骨骼为主的慢性炎症性疾病，以骶髂关节炎为标志。本病有明显的家族聚集倾向，*HLA-B27* 基因阳性率高达 90%。

第二十八节 头 痛

一、概述

头痛是指头颅内外各种性质的疼痛。部位可位于额、顶、颞及枕部或者面部。

二、临床特点

1. 发病情况 急性起病并有发热者常为感

染性疾病所致。急剧的头痛,持续不减,并有不同程度的意识障碍而无发热者,提示颅内血管性疾病(如蛛网膜下腔出血)。长期反复发作的头痛或搏动性头痛,多为血管性头痛(如偏头痛)或神经症。慢性进行性头痛并有颅内压增高的症状(如呕吐、缓脉、视盘水肿)应注意颅内占位性病变。青壮年慢性头痛,但无颅内压增高,常因焦急、情绪紧张而发生,多为肌收缩性头痛(或称肌紧张性头痛)。

2. 头痛部位 了解头痛部位是单侧、双侧、前额或枕部、局部或弥散、颅内或颅外对病因的诊断有重要价值。如偏头痛及丛集性头痛多在一侧。颅内病变的头痛常为深在性且较弥散。颅内深部病变的头痛部位不一定与病变部位相一致,但疼痛多向病灶同侧放射。高血压引起的头痛多在额部或整个头部。全身性或颅内感染性疾病的头痛,多为全头痛。蛛网膜下腔出血或脑脊髓膜炎除头痛外尚有颈痛。眼源性头痛为浅在性且局限于眼眶、前额或颞部。鼻源性或牙源性也多为浅表性疼痛。

3. 头痛的程度与性质 头痛的程度一般分轻、中、重三种,但与病情的轻重并无平行关系。三叉神经痛、偏头痛及脑膜刺激的疼痛最为剧烈。脑肿瘤的痛多为中度或轻度。有时神经功能性头痛也颇剧烈。高血压性、血管性及发热性疾病的头痛,往往带有搏动性。神经痛多呈电击样痛或刺痛。肌肉收缩性头痛多为重压感、紧箍感或钳夹样痛。

4. 发病时间与持续时间 某些头痛可发生在特定时间,如颅内占位性病变往往清晨加剧;鼻窦炎的头痛也常发生于清晨或上午;丛集性头痛常在晚间发生;女性偏头痛常与月经期有关。脑肿瘤的头痛多为持续性,可有长短不等的缓解期。

5. 加重、减轻头痛的因素 咳嗽、打喷嚏、摇头、俯身可使颅内高压性头痛、血管性头痛、颅内感染性头痛及脑肿瘤性头痛加剧。丛集性头痛在直立时可缓解。颈肌急性炎症所致的头痛可因颈部运动而加剧。慢性或职业性颈肌痉挛所致的头痛,可因按摩颈肌而逐渐缓解。偏头痛在应用麦角胺后可获缓解。

三、处理原则

首先区分是器质性原因引起的头痛还是功能性原因引起的头痛。若经诊断为器质性病因,则处理原发病,必要的时候给予止痛、脱水降颅压等对症治疗。若经诊断为功能性原因引起的头痛则可对症治疗。

第二十九节 抽 搐

一、概述

抽搐属于不随意运动,是指全身或局部成群骨骼肌非自主抽动或强烈收缩,常可引起关节运动和强直。当肌群收缩表现为强直性和阵挛性时,称为惊厥。惊厥表现的抽搐一般为全身性、对称性,伴有或不伴有意识丧失。

二、常见病因

抽搐的病因可分为特发性与症状性。特发性常由于先天性脑部不稳定状态所致。症状性病因有脑部疾病、全身性疾病、神经症(癔症性抽搐)。

三、临床特点及意义

1. 分类

(1) 全身性抽搐:以全身骨骼肌痉挛为主要表现,典型者为癫痫大发作(惊厥)。患者突然意识模糊或丧失,全身强直,呼吸暂停,继而四肢发生阵挛性抽搐,呼吸不规则,尿便失控,发绀,发作约半分钟自行停止,也可反复发作或呈持续状态。发作时可有瞳孔散大、对光反射消失或迟钝、病理反射阳性等。发作停止后不久意识恢复。如为肌阵挛性,一般只是意识障碍。由破伤风引起者为持续强直性痉挛,伴肌肉剧烈疼痛。

(2)局限性抽搐:以身体某一局部连续性肌肉收缩为主要表现,大多见于口角、眼睑、手足等。而手足搐搦症则表现为间歇性双侧强直性肌痉挛,以上肢手部最典型,呈"助产士手"表现。

2. 伴随症状

(1)伴发热:多见于小儿的急性感染,也可见于胃肠功能紊乱、重度失水等。

(2)伴血压增高:可见于高血压病、肾炎、子痫、铅中毒等。

(3)伴脑膜刺激征:可见于脑膜炎、脑膜脑炎、假性脑膜炎、蛛网膜下腔出血等。

(4)伴瞳孔散大与舌咬伤:可见于癫痫大发作。

(5)惊厥发作前有剧烈头痛:可见于高血压、急性感染、蛛网膜下腔出血、颅脑外伤、颅内占位性病变等。

(6)伴意识丧失:见于癫痫大发作、重症颅脑疾病等。

四、处理

抽搐发作时,不可强压患者肢体以防骨折,宜擦去口鼻分泌物,保持呼吸道通畅。

癫痫持续状态的判断和处理原则:癫痫全身性发作在两次发作间期意识未完全恢复;或者一次癫痫发作持续 30 分钟以上者,称为癫痫持续状态。处理原则:

1. 首先保持生命体征稳定。
2. 首选地西泮 10～20mg,静脉缓慢注射,控制发作。
3. 寻找病因,处理并发症。

第三十节 眩 晕

一、概述

眩晕是一种对自身或外界物体的运动性错觉。患者感到自身或周围环境物体旋转或摇动的一种感觉,常伴有客观的平衡障碍,一般无意识障碍。

二、临床特点及意义

1. 周围性眩晕(耳性眩晕)

(1)梅尼埃病:以发作性眩晕伴耳鸣、听

力减退及眼球震颤为主要特点。

（2）迷路炎：多由于中耳炎并发，症状同上，检查发现鼓膜穿孔，有助于诊断。

（3）内耳药物中毒：常由链霉素、庆大霉素及其同类药物中毒性损害所致。多为渐进性眩晕伴耳鸣、听力减退，常先有口周及四肢发麻等。水杨酸制剂、奎宁、某些镇静安眠药（氯丙嗪、哌替啶等）亦可引起眩晕。

（4）前庭神经元炎：多在发热或上呼吸道感染后突然出现眩晕，伴恶心、呕吐，一般无耳鸣及听力减退，持续时间较长，可达6周，痊愈后很少复发。

（5）位置性眩晕：患者头部处在一定位置时出现眩晕和眼球震颤，多数不伴耳鸣及听力减退。可见于迷路和中枢病变。

（6）晕动病：见于晕船、晕车等，常伴恶心、呕吐、面色苍白、出冷汗等。

2. 中枢性眩晕（脑性眩晕）

（1）颅内血管性疾病：椎-基底动脉供血不足、锁骨下动脉盗血综合征、延髓外侧综合征、脑动脉粥样硬化、高血压脑病和小脑出血等。

（2）颅内占位性病变：听神经瘤、小脑肿瘤、第四脑室肿瘤和其他部位肿瘤等。

（3）颅内感染性疾病：颅后凹蛛网膜炎、

小脑脓肿。

（4）颅内脱髓鞘疾病及变性疾病：多发性硬化、延髓空洞症。

（5）癫痫。

3. 其他原因的眩晕

（1）心血管疾病：低血压、高血压、阵发性心动过速、房室传导阻滞等。

（2）血液病：各种原因所致的贫血、出血等。

（3）中毒性：急性发热性疾病、尿毒症、严重肝病、糖尿病等。

（4）眼源性：眼肌麻痹、屈光不正。

（5）头部或颈椎损伤后。

（6）神经症。

以上病症可有不同程度的眩晕，但常无真正旋转感，一般不伴听力减退、眼球震颤，少有耳鸣，有原发病的其他表现。

第三十一节 晕 厥

一、概述

晕厥亦称昏厥，是由于一时性广泛性脑供血不足所致的短暂意识丧失状态，发作时患者因肌张力消失不能保持正常姿势而倒地。一般为突然发作，迅速恢复，很少有后遗症。

二、晕厥的常见病因及分类

1. 血管舒缩障碍。

2. 心源性晕厥　见于严重心律失常、心脏排血受阻及心肌缺血性疾病等，最严重的为阿-斯综合征。

3. 脑源性晕厥。

4. 血液成分异常。

三、临床特点

1. 血管舒缩障碍

（1）血管迷走神经性晕厥（单纯性晕厥）：多见于年轻体弱的女性，发作常有明显诱因。晕厥前期有头晕、眩晕、恶心、面色苍白、坐立不安和焦虑等，持续数分钟继而突然意识丧失，常伴有血压下降、脉搏微弱，持续数秒或数分钟后可自然苏醒，无后遗症。

（2）体位性低血压（直立性低血压）晕厥：表现为在体位骤变（主要由卧位或蹲位突然站起）时发生晕厥。可见于：①某些长期处于固定位置及长期卧床者；②服用某些药物，如氯丙嗪、胍乙啶、亚硝酸盐类等，或交感神经切除术后患者；③某些全身性疾病。

（3）颈动脉窦综合征：可表现为发作性晕

厥或伴有抽搐。常见的诱因有用手压迫颈动脉窦、突然转头、衣领过紧等。

（4）排尿性晕厥：多见于青年男性，在排尿中或排尿结束时发作，持续1～2分钟，自行苏醒，无后遗症。

（5）咳嗽性晕厥：见于慢性肺部疾病患者，剧烈咳嗽后发生。

（6）其他因素。

2. 心源性晕厥 由于心脏病心排血量突然减少或心脏停搏，导致脑组织缺氧而发生。最严重的为阿-斯综合征，主要表现是在心搏停止5～10秒后出现晕厥，停搏15秒以上可出现抽搐，偶有大小便失禁。

3. 脑源性晕厥 由于脑部血管或主要供应脑部血液的血管发生循环障碍，导致一时性广泛脑供血不足。由于损害的血管不同而表现多样化，如偏瘫、肢体麻木、语言障碍等。

4. 血液成分异常

（1）低血糖综合征：是由于血糖低而影响大脑的能量供应所致，表现为头晕、乏力、饥饿感、恶心、出汗、震颤、神志恍惚、晕厥甚至昏迷。

（2）通气过度综合征：表现为头晕、乏力、颜面四肢针刺感，并可因伴有血钙降低而发生手足搐搦。

（3）重症贫血：是由于血氧低下而在用力时发生晕厥。

（4）高原晕厥：是由于短暂缺氧所引起的晕厥。

第三十二节　意识障碍

一、概述

意识障碍是指人对周围环境及自身状态的识别和觉察能力出现障碍。多由于高级神经中枢功能活动（意识、感觉和运动）受损所引起，可表现为嗜睡、意识模糊和昏睡，严重的意识障碍为昏迷。

二、临床特点

意识障碍可有下列不同程度的表现：

1. 嗜睡　是最轻的意识障碍。患者陷入持续的睡眠状态，可被唤醒，并能正确回答和作出各种反应，但当刺激去除后很快又再入睡。

2. 意识模糊　是意识水平轻度下降，较嗜睡为深的一种意识障碍。患者能保持简单的精神活动，但对时间、地点、人物的定向能力发生障碍。

3. 昏睡　是接近于人事不省的意识状态。

患者处于熟睡状态，不易唤醒。虽在强烈刺激下（如压迫眶上神经、摇动患者身体等）可被唤醒，但很快又再入睡。醒时答话含糊或答非所问。

4.昏迷 是严重的意识障碍，表现为意识持续的中断或完全丧失。按其程度可分为三个阶段。

（1）轻度昏迷：意识大部分丧失，无自主运动，对声、光刺激无反应，对疼痛刺激尚可出现痛苦的表情或肢体退缩等防御反应。角膜反射、瞳孔对光反射、眼球运动、吞咽反射等可存在。

（2）中度昏迷：对周围事物及各种刺激均无反应，对于剧烈刺激可出现防御反射。角膜反射减弱，瞳孔对光反射迟钝，眼球无转动。

（3）深度昏迷：全身肌肉松弛，对各种刺激全无反应。深、浅反射均消失。

此外，还有一种以兴奋性增高为主的高级神经中枢急性活动失调状态，称为谵妄。

三、诊断思路

1.伴发热 先发热然后有意识障碍，可见于重症感染性疾病；先有意识障碍然后有发热，见于脑出血、蛛网膜下腔出血、巴比妥类药物中毒等。

2. 伴呼吸缓慢 是呼吸中枢受抑制的表现,可见于吗啡、巴比妥类、有机磷杀虫剂等中毒、银环蛇咬伤等。

3. 伴瞳孔散大 可见于颠茄类、酒精、氰化物等中毒,以及癫痫、低血糖状态等。

4. 伴瞳孔缩小 可见于吗啡类、巴比妥类、有机磷杀虫剂等中毒。

5. 伴心动过缓 可见于颅内高压症、房室传导阻滞以及吗啡类、毒蕈等中毒。

6. 伴高血压 可见于高血压脑病、脑血管意外、肾炎尿毒症等。

7. 伴低血压 可见于各种原因导致的休克。

8. 伴皮肤黏膜改变 出血点、瘀斑和紫癜等可见于严重感染和出血性疾病;口唇呈樱红色提示一氧化碳中毒。

9. 伴脑膜刺激征 见于脑膜炎、蛛网膜下腔出血等。

四、处理原则

对于意识障碍者首先密切监测生命体征(脉搏、呼吸、血压),保持呼吸道通畅,吸氧。禁止服用任何饮料或药物。若有呕吐则应将患者的头偏向一侧。对症支持治疗。尽快测血糖水平。床边心电图简单易行,可及时发现心血管疾病并给予相应处理。

第三十三节 失 眠

一、概述

失眠是临床常见症状,是最常见的睡眠障碍。正常人每日所需睡眠时间常随年龄增长而逐渐减少,新生儿平均约16小时,儿童10小时,成人6~8小时,老年人则更少。

二、常见病因和临床特点

1. 精神、神经系统疾病

(1) 精神疾病:多表现为入睡困难和易惊醒、清晨早醒。患者常有较多自觉症状,如头晕、头痛、健忘、注意力不集中、烦躁、心悸等不适。

(2) 神经系统疾病:临床特点是可有智力减退。

2. 躯体疾病。

3. 其他因素。

4. 原发性失眠。

三、处理原则

切忌盲目使用镇静安眠药。

1.积极寻找病因,针对病因进行相应的治疗。

2.镇静催(助)眠药物治疗

(1)应用原则:①催(助)眠药物易产生耐药性和依赖性,因此要尽量少用、慎用、间歇使用;<u>连续使用苯二氮䓬类药物原则上不宜超过8周</u>。②根据失眠的特点选用催(助)眠药物。

(2)常用催(助)眠药物:<u>苯二氮䓬类疗效较好,不良反应较轻,常作为首选,如三唑仑(三唑安定)和艾司唑仑(舒乐安定)等常用于入睡困难者。</u>

第三章 常见病与多发病

第一单元 呼吸系统

第一节 急性上呼吸道感染

一、概述

急性上呼吸道感染简称上感，70%～80%由病毒引起，通常病情较轻、病程短、可自愈，预后良好。多发于冬春季节。

二、临床表现

临床表现有以下类型：

1. 普通感冒 起病较急，主要表现为鼻部症状，如喷嚏、鼻塞、流清水样鼻涕，也可表现为咳嗽、无痰、咽干、咽痒或烧灼感，甚至鼻后滴漏感。查体可见鼻腔黏膜充血、水肿，有分泌物，咽部可有轻度充血。一般经过5～7天可痊愈。

2. 急性病毒性咽炎和喉炎 急性病毒性咽

炎的临床表现为咽痒、咽干和灼热感，咽痛不明显，咳嗽少见。急性病毒性喉炎的临床表现为明显声嘶、言语困难，可有发热、咽痛或咳嗽、无痰。查体可见咽部及喉部充血、水肿，局部淋巴结轻度肿大和触痛，有时可闻及喉部的喘息声。

3. 急性疱疹性咽峡炎 由柯萨奇病毒A组引起，临床表现为明显咽痛、发热，病程约为1周。查体可见咽部充血，软腭、悬雍垂、咽及扁桃体表面有灰白色疱疹及浅表溃疡，周围伴红晕。多发于夏季，多见于儿童。

4. 急性咽结膜炎 主要由腺病毒、柯萨奇病毒等引起。临床表现为发热、咽痛、畏光、流泪、咽及结膜明显充血。病程4～6天，多发于夏季，由游泳传播，儿童多见。

5. 急性咽扁桃体炎 多由溶血性链球菌引起。临床起病急，表现为咽痛明显，伴发热、畏寒，体温可达39℃以上。查体可见咽部明显充血，扁桃体肿大、充血，表面有黄色脓性分泌物。有时伴有颌下淋巴结肿大、压痛。

三、治疗原则

1. 对症治疗 对有急性咳嗽、鼻后滴漏和咽干的患者应给予伪麻黄碱治疗以减轻鼻部充血，亦可局部滴鼻应用。必要时适当加用解热镇痛类药物。

2. **抗生素治疗** 目前已明确普通感冒无需使用抗生素。

3. **抗病毒药物治疗** 对于免疫缺陷患者，可早期常规使用。主要药物有利巴韦林和奥司他韦。

4. 中药治疗。

小儿急性上呼吸道感染

一、概述

急性上呼吸道感染系由各种病原引起的上呼吸道的急性感染，简称"上感"，俗称"感冒"，是小儿最常见的疾病。主要侵犯鼻、鼻咽部和咽部。

各种病毒和细菌均可引起急性上呼吸道感染，但90%以上病原体为病毒。

二、临床表现

1. 一般类型急性上呼吸道感染

（1）症状：局部症状有鼻塞、流涕、喷嚏、干咳、咽部不适和咽痛等。全身症状为发热，热度高低不一。

（2）体征：体格检查可见咽部充血，扁桃体肿大，下颌和颈部淋巴结肿大、触痛。肠道病毒感染者常伴不同形态的皮疹。

2. 两种特殊类型急性上呼吸道感染

（1）疱疹性咽峡炎：病原为柯萨奇病毒A组，好发于夏秋季。临床表现为急起高热、咽痛、流涎、厌食、呕吐等。临床体征可见咽部充血，咽腭弓、悬雍垂、软腭等处有2～4mm大小的灰白色疱疹，周围有红晕，1～2天后破溃形成小溃疡。病程1周左右。

（2）咽结合膜热：病原为腺病毒3型和7型，常发生于春夏季。以发热、咽炎、结膜炎为特征。临床表现多呈高热、咽痛、眼部刺痛。临床体征为咽部充血，可见白色点块状分泌物，周边无红晕，易于剥离，一侧或两侧滤泡性眼结膜炎，伴球结膜出血。颈部、耳后淋巴结肿大。病程1～2周。

三、治疗原则

1. 一般治疗　应告诉患儿家长病毒性上呼吸道感染的自限性和治疗目的。注意休息，居室通风，多饮水，补充多种维生素；进行呼吸道隔离，防止交叉感染及并发症。

2. 病原治疗

（1）抗病毒药：主张早期应用。常用抗病毒药物为利巴韦林（病毒唑）。

（2）抗生素：细菌性上呼吸道感染或病

毒性上呼吸道感染继发细菌感染者可选用抗生素。

3. 对症治疗

（1）高热：可口服对乙酰氨基酚或布洛芬，亦可用冷敷、温湿敷或温水浴；如发生高热惊厥者可予镇静、止惊等处理。

（2）咽痛：可含服咽喉片、盐水漱口等。

（3）鼻塞：轻者不必处理，若影响呼吸或哺乳困难时，可用0.5%麻黄碱滴鼻。

4. 中医中药治疗。

第二节 急性支气管炎

一、概述

急性支气管炎临床症状主要为咳嗽、咳痰。诊断前提是临床和影像学检查未发现肺炎证据。常见病因有微生物、理化因素、过敏反应。

二、临床表现

1. 症状 起病较急，先为干咳或咳少量黏液痰，随后痰量增多，咳嗽加剧，偶有痰中带血。伴有支气管痉挛时可出现不同程度的气促、胸闷感。咳嗽、咳痰可延续2～3周，如迁延不愈可演变成慢性支气管炎。通常全身症状较轻，可有发热与全身不适。

2. 体征 可无明显阳性体征，也可在两肺听到干、湿性啰音，部位不固定，咳嗽后可减少或消失。

三、诊断

根据病史、咳嗽、咳痰等症状，两肺呼吸音增粗或散在干、湿性啰音等体征，结合血象和胸部X线片可临床诊断。病毒检查和痰涂片或培养发现致病菌有助于病因诊断。

四、治疗原则

1. 对症治疗

（1）咳嗽无痰或少痰，可用镇咳药。

（2）咳嗽有痰而不易咳出者，可选用口服祛痰药，也可雾化祛痰。

（3）有支气管痉挛或气道反应性高的患者可选用解痉平喘和抗过敏类药物。

（4）头痛、发热时可加用解热镇痛药。

2. 抗生素治疗 有细菌感染时选用合适的抗生素。痰培养阴性者首选青霉素和新大环内酯类。

3. 一般治疗 注意休息、多饮水、保暖、避免劳累等。

第三节 慢性阻塞性肺疾病

一、概述

慢性阻塞性肺疾病（COPD）是一组以气流受限为特征的肺部疾病，主要累及肺部，最终会出现呼吸功能衰竭。

二、临床表现

（一）症状

缓慢起病，病程长。

1. **慢性咳嗽、咳痰** 痰液多为白色黏液或浆液性泡沫痰，夜间有阵咳或排痰。
2. 气短或呼吸困难（标志性症状）。
3. 喘息、胸闷。
4. 晚期常见体重下降、食欲减退、营养不良、肌肉萎缩无力等肺外症状。

（二）体征

1. **视诊** 桶状胸。
2. **触诊** 双侧语颤减弱。
3. **叩诊** 肺部过清音，心脏相对浊音界缩小，肺下界和肝浊音界下降。
4. **听诊** 双肺呼吸音减弱，呼气相延长，部分患者可闻及干、湿啰音。

（三）并发症

1. 自发性气胸。
2. 慢性呼吸衰竭。
3. 慢性肺源性心脏病

三、诊断

主要根据吸烟等高危因素史和临床症状、体征及肺功能检查等综合分析确定。

1. 诊断 COPD 的必备条件　吸入支气管舒张剂后第一秒用力呼气肺容积（FEV_1）/肺总容积（FVC）＜70% 及 FEV_1＜80% 预计值，可确定为"持续性气流受限的界限"。

2. 少数患者无咳嗽、咳痰，仅 FEV_1/FVC＜70%、FEV_1≥80% 预计值，在除外其他疾病后，可诊断为 COPD。

3. 根据 FEV_1/FVC、FEV_1 占预计值百分比及症状对 COPD 严重程度做出分级，见表 3-9。

表 3-9　COPD 严重程度分级表

分级	严重程度	FEV_1/FVC	FEV_1 占预计值百分比	临床症状
Ⅰ级	轻度	＜70%	≥80% 预计值	有或无症状
Ⅱ级	中度	＜70%	50%≤FEV_1＜80% 预计值	有或无症状
Ⅲ级	重度	＜70%	30%≤FEV_1＜50% 预计值	有或无症状
Ⅳ级	极重度	＜70%	FEV_1＜30% 预计值或 FEV_1＜50% 预计值	有慢性呼吸衰竭症状

四、治疗原则与预防

(一) 稳定期的治疗

1. 教育和劝导患者戒烟（减慢肺功能损害最有效的措施）。脱离污染环境。

2. 支气管舒张药物 是稳定期患者最主要的治疗药物。

3. 祛痰药。

4. 糖皮质激素。

5. 长期家庭氧疗（LTOT） 其指征为：① $PaO_2 \leq 55mmHg$ 或 $SaO_2 \leq 88\%$，伴或不伴高碳酸血症；② $PaO_2 55 \sim 60mmHg$ 或 $SaO_2 \leq 89\%$，伴肺动脉高压、右心衰竭或红细胞增多症（血细胞比容 > 0.55）。

(二) 急性加重期的治疗

1. 确定病情加重的诱因（最常见为细菌或病毒感染）。

2. 控制性氧疗 低流量吸氧（一般吸氧浓度为 $28\% \sim 30\%$），无效者应及早机械通气治疗。

3. 支气管舒张剂的应用。

4. 合理应用糖皮质激素。

5. 适当应用抗生素，首选 β 内酰胺类/酶抑制剂、大环内酯类或喹诺酮类。

(三) 预防

1. 主要是避免高危因素、急性加重的诱因，增强机体免疫力。

2. 戒烟是预防 COPD 最重要的措施。控制职业和环境污染,减少有害气体或颗粒的吸入。

3. 积极防治呼吸道感染,注意预防接种,加强体育锻炼,提高免疫力。

第四节 支气管哮喘

一、概述

支气管哮喘是一种以反复发作喘息性呼吸困难、胸闷气促及顽固性咳嗽,并以肺部广泛分布不固定呼气相哮鸣音为主要体征的气道慢性炎症性疾病。支气管哮喘的致病及诱发因素较多,目前主要认为与以下几种因素有关:

1. 遗传因素。

2. 变应原与变态反应。

3. 神经系统因素　这是哮喘发病的重要环节之一。

4. 气道高反应性　这是哮喘的基本特征。

二、临床表现

1. 症状　支气管哮喘急性发作表现为发作性伴有哮鸣音的呼气性呼吸困难或发作性咳嗽、胸闷。接触变应原、呼吸道感染是最常见的发病诱因，凌晨及夜间发作或加重是哮喘的重要临床特征。哮喘持续状态指的是常规治疗无效的严重哮喘发作，持续时间一般在12小时以上。患者表现为不能平卧，烦躁不安，大汗淋漓，讲话不连贯，病情危重可能发生呼吸衰竭。

2.体征 哮喘发作时典型的体征是双肺可闻及广泛的哮鸣音，呼气相延长，心动过速。但非常严重的哮喘发作，表现为"沉默肺"，胸腹矛盾运动，是病情危重的表现。

支气管哮喘急性发作期不同程度的临床表现见表3-10。

表3-10 支气管哮喘急性发作期不同程度的临床表现

程度	症状	体征
轻	步行或上楼梯时气短	呼吸频率轻度增加，双肺可闻及散在哮鸣音
中	稍事活动感气短，讲话常有中断	呼吸频率增加，可见三凹征，双肺可闻及响亮、弥漫的哮鸣音，心率增快
重	休息时感气短，端坐呼吸，只能用单字表达	烦躁、大汗，呼吸频率超过30次/分，常有三凹征，双肺可闻及响亮的哮鸣音或呼吸音减弱，心率大于120次/分

三、诊断

1.反复发作喘息、气急、胸闷或咳嗽，多与接触变应原、冷空气、物理及化学性刺激、病毒性上呼吸道感染、运动等有关。

2. 发作时在双肺可闻及散在或弥漫性、以呼气相为主的哮鸣音，呼气相延长。

3. 上述症状可经平喘药物治疗缓解或自行缓解。

4. 除外其他疾病所引起的喘息、气急、胸闷和咳嗽。

5. 临床表现不典型者（如无明显喘息或体征）应有下列三项中至少一项阳性：①支气管激发试验或运动试验阳性；②支气管舒张试验阳性；③昼夜最高呼气流量（PEF）变异率≥20%。

符合1～4条或4、5条者，可以诊断为支气管哮喘。

四、治疗原则

支气管哮喘治疗的目标是长期控制症状、预防未来风险的发生，即在应用最小有效剂量药物治疗或不用药治疗的基础上，能使患者与正常人一样。

1. 急性期处理

（1）处理诱因及对症处理。

（2）轻度：患者每日定时吸入糖皮质激素，出现症状时吸入短效 β_2 肾上腺素受体激动剂（沙丁胺醇）。

(3)中度：吸入糖皮质激素；规则吸入 β_2 肾上腺素受体激动剂，或联合抗胆碱能药吸入，或口服长效 β_2 肾上腺素受体激动剂（沙美特罗、福莫特罗）。

(4)重度至危重度：持续雾化吸入 β_2 肾上腺素受体激动剂，或合并抗胆碱能药，或静脉滴注氨茶碱或沙丁胺醇。加用口服白三烯受体拮抗剂。静脉滴注糖皮质激素，待病情缓解后改口服给药。

2. 稳定期 预防发作为主。目前主张使用长效 β_2 肾上腺素受体激动剂＋吸入型糖皮质激素的治疗方案规律治疗。

第五节 肺 炎

一、概述

肺炎是指终末气道、肺泡和肺间质的炎症。细菌性肺炎是最常见的肺炎，也是最常见的感染性疾病之一。

是否发生肺炎决定于两个因素：病原体和宿主因素。病原体可通过下列途径引起肺炎：①空气吸入；②血行播散；③邻近感染部位蔓延；④上呼吸道定植菌的误吸。

二、临床表现

肺炎链球菌肺炎

(一)症状

1. 寒战与高热　典型病例为突然寒战起病,继之高热,体温可高达 39～40℃。

2. 咳嗽与咳痰　典型肺炎链球菌肺炎的痰为铁锈色。

3. 胸痛　炎症累及胸膜时可有胸痛,常呈针刺样。

4. 呼吸困难　呼吸困难,呼吸快而浅。

5. 其他症状。

(二)体征

肺炎链球菌肺炎患者多呈急性热病容,双颊绯红。早期的肺部体征无明显异常,肺实变时可有肺实变体征,叩诊浊音,语颤增强,常可闻及支气管呼吸音,消散期病变部位可闻及湿性啰音。

三、诊断

1. 确定肺炎的诊断　①新近出现的咳嗽、咳痰或原有呼吸道疾病症状加重,并出现脓性痰,伴或不伴胸痛;②发热;③肺实变体征和(或)闻及湿性啰音;④白细胞增多或减少;⑤胸部 X 线检查显示片状、斑片状浸润性阴影或间质性改变，伴或不伴胸腔积液。以上①~④项中任何 1 项加第⑤项可诊断。

2. 重症肺炎诊断标准　主要标准：①需要有创机械通气；②感染性休克需要血管收缩剂治疗。次要标准：①呼吸频率≥30 次/分；②氧合指数（PaO_2/FiO_2）≤250；③多肺叶浸润；④意识障碍/定向障碍；⑤氮质血症（BUN≥7mmol/L）；⑥白细胞减少（<4.0×10^9/L）；⑦血小板减少（<100×10^9/L）；⑧低体温（<36℃）；⑨低血压，需要强力的液体疗法支持。符合 1 项主要标准或 3 项次要标准以上者可诊断为重症肺炎，应考虑收入 ICU 治疗。

四、治疗原则

抗感染治疗是肺炎治疗的最主要环节。肺炎的抗感染治疗应尽早进行，一旦怀疑为细菌性肺炎应马上给予首剂抗菌药物。病情稳定后可从静脉途径转为口服治疗。肺炎抗菌药物疗程至少 5 天，大多数患者需要 7~10 天或更长疗程。

小儿肺炎

一、概述

肺炎为婴儿时期重要的常见病，被列为小

儿四病防治之一。临床上以急性支气管肺炎最为多见。2岁以内儿童多发。病原体最常见为细菌和病毒感染。

二、临床表现

1. 主要症状

（1）发热：热型不定。值得注意的是新生儿、重度营养不良患儿可为低热或不发热，甚至体温不升或低于正常。

（2）咳嗽：较频繁，早期为刺激性干咳，极期咳嗽反而减轻，恢复期咳嗽有痰；弱小的患儿咳嗽可不明显，新生儿、早产儿则表现为口吐白沫。

（3）气促。

（4）全身症状：精神不振，食欲减退，烦躁不安，轻度腹泻或呕吐。

2. 主要体征

（1）呼吸增快与呼吸困难：呼吸40～80次/分，严重者呼气时呻吟、鼻翼扇动、三凹征。呼吸增快是儿童肺炎的重要表现。呼吸增快是指：婴幼儿＜2月龄，呼吸≥60次/分；2～12月龄，≥50次/分；1～5岁，≥40次/分。

（2）发绀：严重者口周、鼻唇沟和指（趾）端发绀。

（3）肺部叩诊多正常。

（4）肺部啰音：早期不明显，可有呼吸音粗糙、减低，以后可闻及固定的中、细湿啰音，以背部两侧下方及脊柱两旁较多，于深吸气末更为明显。

三、诊断

一般有发热、咳嗽、呼吸急促的症状，肺部听诊闻及中、细湿啰音和（或）胸部影像学检查有肺炎的改变均可诊断。

四、治疗原则

1. 一般治疗及护理。
2. 对症治疗。
3. 抗生素治疗　明显为细菌感染或病毒感染继发细菌感染者应使用抗生素。①肺炎链球菌：青霉素敏感者首选青霉素或阿莫西林。②金黄色葡萄球菌：甲氧西林敏感者首选苯唑西林钠或氯唑西林钠。③流感嗜血杆菌：首选阿莫西林加克拉维酸（或加舒巴坦）。④大肠埃希菌和肺炎杆菌：首选头孢曲松或头孢噻肟，铜绿假单胞菌首选替卡西林加克拉维酸。⑤肺炎支原体和衣原体：首选大环内酯类抗生素。抗生素用药一般应持续至体温正常后 5～7 日；临床症状、体征消失后 3 天停药。

4. 抗病毒治疗　①利巴韦林（病毒唑）；②干扰素。

5. 糖皮质激素的应用　适应证：①全身中毒症状明显；②严重喘憋或呼吸衰竭；③合并感染性休克；④伴有脑水肿、中毒性脑病等；⑤胸腔短期有较大量渗出。常用琥珀酸氢化可的松或地塞米松，疗程3～5天。

第六节　肺结核

一、概述

肺结核是由结核分枝杆菌引发的肺部感染性疾病。结核病的传染源主要是继发性肺结核的患者。痰里查出结核分枝杆菌的患者有传染性，是传染源。呼吸道飞沫传播是肺结核最重要的传播途径。

二、临床表现

1. 呼吸系统症状　①咳嗽、咳痰；②咯血；③胸痛；④呼吸困难。

2. 全身症状　发热为最常见症状，多为长期午后潮热。部分患者有倦怠乏力、盗汗、食欲减退和体重减轻等。

三、诊断

(一)诊断

1. 肺结核接触史。
2. **症状和体征** 午后潮热、盗汗和体重减轻等对诊断有参考意义。
3. **影像学检查** 胸部X线片或CT检查是诊断肺结核的重要方法。
4. **痰结核分枝杆菌检查** 是确诊肺结核病的主要方法。
5. **结核菌素试验** 结核菌素试验反应愈强,对结核病的诊断,特别是对婴幼儿的结核病诊断愈重要。

(二)肺结核分类标准和诊断要点

1. **原发型肺结核** 多见于少年儿童,结核菌素试验多为强阳性,胸部X线片表现为哑铃形阴影,形成典型的原发综合征。
2. **血行播散型肺结核** 含急性血行播散型肺结核(急性粟粒型肺结核)及亚急性、慢性血行播散型肺结核。
3. **继发型肺结核** 含浸润性肺结核、纤维空洞性肺结核、空洞性肺结核、结核球和干酪样肺炎等。
4. **菌阴肺结核** 菌阴肺结核为三次痰涂片及一次培养阴性的肺结核。
5. 肺结核以外的结核病。

四、治疗原则与预防

(一)治疗原则

1. 化学药物治疗原则 早期、规律、全程、适量、联合。主要用药有异烟肼、利福平、吡嗪酰胺和乙胺丁醇等。

2. 对症治疗。

3. 外科手术治疗。

(二)预防

1. 管理好传染源。

2. 注意家庭通风,注意个人和环境卫生,以减少结核病传播。

3. 保护易感人群 对新生儿常规进行卡介苗接种,对受结核分枝杆菌感染易发病的高危人群实行预防性化学治疗等。

第二单元 心血管系统

第一节 慢性心力衰竭

一、概述

心力衰竭是由于各种原因引起的心肌损伤或心脏负荷过重,引起心脏结构和(或)功能改变,导致心脏射血功能和(或)充盈功能异常的一组临床综合征。在原有慢性心脏疾病基础上逐渐出现心力衰竭症状、体征的为慢性心力衰竭。

常见病因及诱因:

1. 常见病因

(1)原发心肌损害导致心肌收缩、舒张功能障碍。

(2)心脏后负荷增加。

(3)心脏前负荷增加。

2. 常见诱因 感染,呼吸道感染尤为常见。

二、临床表现

1. 左心衰竭

(1)症状:肺淤血导致的呼吸困难和心输出量下降导致的乏力。最先出现劳力相关性呼吸困难,随着病情加重逐渐出现静息性呼吸困难,终至夜间不能平卧、夜间阵发呼吸困难、端坐呼吸。严重时可咳粉红色泡沫痰。

(2)体征:双侧肺底湿啰音,当支气管黏膜充血、支气管痉挛时可闻及哮鸣音。心脏扩大、心率增快,可闻及 P_2 亢进、奔马律等。

2. 右心衰竭

(1)症状:主要表现为体循环淤血所致的腹胀、食欲缺乏、恶心、水肿、体重增加等。

（2）体征：颈静脉怒张、肝大、肝颈静脉回流征阳性、胸腔积液及腹腔积液、下肢或腰骶部可凹性水肿。

3. 全心衰竭 即左心衰竭和右心衰竭同时存在，可同时表现出肺淤血和体循环淤血的症状和体征。

三、心力衰竭的临床分级和分期

1. 纽约心脏病学会（NYHA）心功能分级（仅适用于慢性心力衰竭）

Ⅰ级：体力活动不受限，日常活动无心力衰竭症状。

Ⅱ级：体力活动轻度受限，日常活动出现呼吸困难、乏力等心力衰竭症状。

Ⅲ级：体力活动明显受限，低于日常活动即出现上述心力衰竭症状。

Ⅳ级：体力活动完全受限，休息时出现心力衰竭症状。

2. 临床分期

A 期：即前心力衰竭阶段。

B 期：即前临床阶段。

C 期：即临床心力衰竭阶段。

D 期：即难治性心力衰竭阶段。

四、诊断

1. **判断是否为心力衰竭** 根据心力衰竭的症状(如腹部胀满、水肿、活动后气短、夜间阵发呼吸困难)及典型肺循环淤血和(或)体循环淤血体征(如端坐呼吸、双肺湿啰音、肝大、双下肢可凹性水肿),结合胸部 X 线片的心影增大、肺淤血表现及超声心动图提示的心脏收缩、舒张功能减低可明确心力衰竭的诊断。

2. 寻找心力衰竭的病因。

3. 寻找此次心力衰竭复发加重的诱因。

4. **评价心力衰竭严重程度** NYHA 分级和心力衰竭的分期。

五、治疗原则与预防

1. 一般治疗 去除诱因,限制水钠摄入,监测体重及出入量。

2. 药物治疗

(1)改善症状的药物

1)利尿剂

适应证:有呼吸困难和水钠潴留的心力衰竭患者。

用药原则:小剂量开始,逐渐加量。

副作用:长期服用利尿剂患者注意电解质

紊乱、低血压、肾功能恶化等副作用。

2）地高辛

用法：地高辛常规用量为 0.125～0.25mg/d，qd，70 岁以上、低体重或肾功能下降患者应减量使用。低血钾时容易发生洋地黄中毒，应定期检测电解质及地高辛血药浓度。

洋地黄中毒临床表现：食欲减退、恶心、呕吐、黄绿视、各种类型心律失常（室性期前收缩二联律、交界性逸搏等）。

3）硝酸酯类药物：主要不良反应为低血压、头痛。

（2）改善预后药物

1）ACEI 或 ARB

适应证：所有心力衰竭和 LVEF < 40% 的患者。还适用于高血压、冠心病、糖尿病患者。

禁忌证：妊娠妇女、血管性水肿、双侧肾动脉狭窄。高钾血症及严重肾功能不全患者慎用。

不良反应：干咳、肾功能恶化、高钾血症、低血压。

2）β 受体拮抗剂

禁忌证：支气管哮喘、二度以上房室传导阻滞。

3）醛固酮受体拮抗剂

适应证：所有已出现心力衰竭症状（心功

能 NYHA Ⅱ～Ⅳ级）的患者。

禁忌证：高钾血症、严重肾功能不全。

3. 预防 心力衰竭患者的预防是防止心力衰竭进展以及因为心力衰竭再次住院的关键。避免感染，治疗伴随疾病，注意限制盐的摄入，监测出入量。

第二节 心律失常

一、概述

心律失常的临床表现：最常见为心悸，严重的可有头晕、血压下降甚至晕厥。确诊心律失常有赖于发作时描记心电图。心律失常的治疗首先要去除或控制可能导致心律失常的原因。无器质性心脏病的期前收缩、无症状的窦性心动过缓等，不影响健康，不需特殊治疗。但快速心房颤动可诱发心力衰竭、室性心动过速等，可危及生命，需立即抢救。

二、临床表现及处理

（一）期前收缩（过早搏动、早搏）

1. 房性早搏（房早） 心电图特点：窦性心律的基础上有一个提前出现的、形态有变异的 P 波，PR > 0.12 秒，QRS 形态与窦性时相同，有时可伴差异性传导，代偿间歇不完全。若提前出现的P波后无QRS波，为房早未下传。

2. 室性早搏（室早）

（1）临床表现：部分患者有颈部不适感，连续出现联律间期较短的室早可使原有心脏病患者出现一过性黑蒙症状。

（2）心电图特点：提前出现宽大、畸形的QRS波，其前无相关的P波；其后的ST异常；T波与QRS主波方向相反；代偿间歇完全。

（3）处理：正常心脏的室早，不需长期治疗，但应定期随访。症状明显的可使用β受体拮抗剂治疗，必要时也可短期口服美西律等药物治疗。有室性心动过速病史者出现的室早应给予严格的抗心律失常治疗。

（二）心动过速

1. 阵发性室上性心动过速（阵发室上速）

（1）临床表现：发作具有突发、突止的特点。听诊特点：心率150～240次/分，节律规整，第一心音强弱一致。

（2）心电图特点：QRS与窦性时相同，有时可伴差异性传导；RR匀齐，频率多在150～240次/分；P与QRS关系固定，但有时P波不易辨认。

(3) 处理

1) 发作时的终止

A. <u>可采用刺激迷走神经的物理方法。</u>

B. <u>药物终止。</u>

2) 预防复发: 心动过速终止后酌情选用药物预防发作或手术根治。

2. 阵发性室性心动过速 (阵发室速)

(1) 临床表现: <u>发作时多数有出冷汗、头晕、黑蒙甚至晕厥。</u>第一心音强弱不等, 颈静脉搏动频率小于听诊心率。

(2) 心电图特点: <u>QRS 宽大畸形伴发 ST-T 改变; RR 不很匀齐, 频率 140～200 次/分; P 与 QRS 无关, P 波常为窦性, P 频率小于 QRS 频率。</u>

(3) 处理: <u>阵发室速必须尽快终止。</u>①利多卡因; ②普罗帕酮; ③伴有严重低血压、心力衰竭的阵发室速应首选电复律。

(三) 心房颤动 (房颤)

1. 临床表现 <u>第一心音强弱不等, 节律不整, 心率与脉率不等。</u>

2. 心电图特点 <u>P 波消失, 代之以大小不等、形态各异、间距不等的 f 波, f 波频率 350～600 次/分, RR 间期不等, 频率多在 100～140 次/分, QRS 形态为室上性, 偶尔有差异性传导。</u>

第三节 原发性高血压

一、概述

高血压是一种以体循环压力升高为主要特征的全身性疾病。

二、临床表现

1. 临床表现 血压过高时患者可出现头晕、头痛。少数患者病情进展迅速,出现持续舒张压≥130mmHg,并伴有头痛,视物模糊,眼底出血、渗出和乳头水肿,持续蛋白尿、血尿、管型尿,肾功能下降,临床上称之为恶性高血压。

2. 并发症

(1) 慢性并发症:主要为心脏、脑、肾脏、血管等靶器官损害。

(2) 急性并发症:主要为高血压急症及高血压亚急症。高血压急症是指高血压患者,短时间内血压突然和显著升高,超过180/120mmHg;同时伴严重靶器官损害,包括:高血压脑病、颅内出血、脑梗死、急性心肌梗死、急性心力衰竭、肺水肿、急性冠脉综合征、主动脉夹层、子痫。高血压亚急症是指血压显著升高超过 180/120mmHg，但不伴严重靶器官损害。

三、诊断

高血压的诊断性评估主要包括四个方面：①确定高血压是否存在；②鉴别是原发性还是继发性高血压；③血压分级；④危险分层。

1. 测量血压　诊室测量血压是评估血压的主要方法。在未用抗高血压药物的情况下，非同日3次测量，成年人收缩压≥140mmHg和（或）舒张压≥90mmHg即为高血压。

2. 排除继发性高血压。

3. 高血压分级　血压分级以病史中最高血压数值为依据。若患者的收缩压与舒张压分别属于不同级别时，则以较高的分级为准。

表3-11　18岁以上成人血压水平的定义和分级

级别	收缩压（mmHg）	舒张压（mmHg）
正常血压	<120	<80
正常高值	120～139	80～89
高血压	≥140	≥90
1级高血压（轻度）	140～159	90～99
2级高血压（中度）	160～179	100～109
3级高血压（高度）	≥180	≥110
单纯收缩期高血压	≥140	<90

引自《中国高血压基层管理指南（2014年修订版）》。

4. 高血压的危险因素评估

表 3-12 高血压危险分层

其他危险因素和病史	血压（mmHg）		
	1级高血压	2级高血压	3级高血压
Ⅰ：无其他危险因素	低危	中危	高危
Ⅱ：1～2个危险因素	中危	中危	高危
Ⅲ：≥3个危险因素，或靶器官损害，并存临床疾病	高危	高危	高危

四、治疗原则

1. 治疗原则 血压达标、平稳、综合管理。<u>治疗目的是最大限度降低心血管病并发症的发生与死亡的总体风险</u>。

2. 治疗目标 ①一般高血压患者，血压降至140/90mmHg以下。②伴有糖尿病、慢性肾脏疾病、心力衰竭和病情稳定的冠心病合并高血压患者血压控制目标为130/80mmHg以下。③<u>对于老年人收缩期高血压患者，收缩压应该控制在150mmHg以下，如果耐受，可降至140mmHg</u>。

3. 治疗策略 治疗性生活方式干预：限盐、减重、多运动；戒烟、限酒、心态平。

4. 治疗高血压的常用药物

（1）常用药物：有5类，包括钙通道阻

滞剂（CCB）、肾素血管紧张素转换酶抑制剂（ACEI）、血管紧张素Ⅱ受体拮抗剂（ARB）、利尿剂、β受体拮抗剂。

（2）药物选择：在降压药物的选择上，应根据患者的血压水平、临床特点、靶器官损害及各种并存的临床疾病选择适宜的药物。常用药物的禁忌证及不良反应见表3-13。

表3-13 常用降压药物的适应证、禁忌证及不良反应

		CCB	ACEI	ARB	噻嗪类利尿剂	β受体拮抗剂
禁忌证	相对	快速心律失常、充血性心力衰竭	可能怀孕的妇女	可能怀孕的妇女	妊娠	
	绝对	无	妊娠、高钾血症、双侧肾动脉狭窄	妊娠、高钾血症、双侧肾动脉狭窄	痛风、高钾血症*、肾衰竭**	二～三度AVB、哮喘
不良反应		心率加快、面部潮红、头痛、水肿	刺激性干咳、血管性脓肿	较少	电解质紊乱；影响血糖、血脂、血尿酸代谢	心动过缓、乏力、四肢发冷

注：CCB：二氢吡啶类钙通道阻滞剂；ACEI：血管紧张素转换酶抑制剂；ARB：血管紧张素Ⅱ受体拮抗剂；*螺内酯；**袢利尿剂；AVB：房室传导阻滞。

（3）联合用药：推荐的几种联合用药是：

CCB+ARB，CCB+ACEI，ARB+利尿剂，ACEI+利尿剂，CCB+利尿剂，CCB+β受体拮抗剂。

第四节　冠状动脉粥样硬化性心脏病

一、概念

冠状动脉粥样硬化性心脏病（简称冠心病）是一种缺血性心脏病。其中以心绞痛和心肌梗死最为常见。

已知冠心病的危险因素主要有：高血压、血脂异常、吸烟、糖尿病、肥胖、缺乏体力活动、遗传因素（有早发心脑血管病家族史）、高龄等。

二、临床表现

1. 稳定型心绞痛　临床表现为发作性胸痛，部位在胸骨中下部后方以及左前胸部，疼痛性质为压迫性、发闷或紧缩感；疼痛可放射到左上臂内侧、颈部、下颌，持续数分钟，休息或舌下含服硝酸甘油后数分钟可缓解。心绞痛以体力负荷加重为诱发因素。心电图有缺血性ST段下移及T波倒置，症状缓解后可恢复。

2. 不稳定型心绞痛　①近1～2个月内新发生心绞痛；②原有稳定型心绞痛，近期明显加重，表现为诱发心绞痛的体力负荷量明显下降，疼痛更剧烈、更频繁、持续时间更长、需要更长的时间或更多的药物才能缓解；③休息时发作且持续时间＞20分钟。不稳定型心绞痛发作时心电图有缺血性ST段下移及T波倒置，心绞痛缓解后可恢复。部分患者发作时ST段出现一过性抬高，含服硝酸甘油后ST段可迅速降至正常，为变异型心绞痛。

3. 急性心肌梗死 疼痛持续时间长，伴窒息感，硝酸甘油不能缓解，还可伴有恶心、呕吐、大汗、头晕，甚至晕厥。心电图先后出现T波高耸、相邻导联ST段单相曲线性抬高、病理性Q波等改变（见于ST段抬高型心肌梗死）。部分患者心电图表现为明显的缺血性ST段下移及T波倒置（见于非ST段抬高型心肌梗死）。血清心肌坏死标志物明显升高并随时间动态改变。

三、诊断

心绞痛的诊断 根据典型的心绞痛症状，并排除其他原因导致的心绞痛，可初步诊断。如能描记到心绞痛发作时心电图有心肌缺血改变可确定诊断。对少数症状不典型的心绞痛，冠脉造影可确定病变的部位、程度，是明确诊断及手术治疗的依据。

四、治疗原则

1. 稳定型心绞痛的治疗 药物治疗、介入治疗和冠状动脉旁路移植术是冠心病治疗的三种方法。

（1）动脉粥样硬化的治疗

1）抗血小板：除非有禁忌证，所有患者均应口服阿司匹林75～150mg/d治疗。

2）降脂治疗。

（2）抗心绞痛治疗：目的是达到心肌需氧与供氧的平衡。

1）β受体拮抗剂：常用有美托洛尔、比索洛尔。除非有禁忌证，否则均应持续、无限期使用。

2）硝酸酯类药物。

3）钙通道阻滞剂。

（3）积极治疗高血压、糖尿病、血脂异常：合并糖尿病、肾病者控制血压<130/80mmHg。糖尿病的控制目标是糖化血红蛋白正常。血脂异常的控制目标依危险分层确定。

（4）改变生活方式。

2. 不稳定型心绞痛的治疗 除稳定型心绞痛的各项治疗措施外，不稳定型心绞痛最重要的治疗措施是强化抗血小板治疗及抗凝（使用肝素）治疗，有些患者还需要介入/手术治疗。

第三单元 消化系统

第一节 胃食管反流病

一、概述

胃食管反流病是指胃、十二指肠内容物反流入食管引起的不适症状和(或)组织学改变,是以食管下端括约肌部功能障碍为主的胃食管动力障碍性疾病。抑酸剂及促胃肠动力剂是临床主要的治疗药物。

二、临床表现

	食管症状	食管外症状	并发症
常见和典型症状	烧心、反酸等反流症状	咽喉炎	上消化道出血
非典型症状	胸痛:是非心源性胸痛常见病因之一 吞咽困难 胸骨后不适感	咽部异物感 咽部堵塞感 慢性咳嗽 哮喘 睡眠障碍	食管狭窄 食管腺癌

三、诊断

1. 胃镜 是诊断反流性食管炎最准确的

方法。

2.24 小时食管 pH 监测　是诊断胃食管反流病（尤其非糜烂性反流病）的重要方法。

3.食管 X 线钡餐检查　主要用于不适合或不愿意接受胃镜检查者。

4.食管压力测定　对鉴别诊断、术前及术后食管功能的评估有重要价值。

5.滴酸试验　可用于胸骨后疼痛的鉴别诊断。

6.质子泵抑制剂（PPI）试验治疗。

第二节　急性胃炎

一、常见病因

各种原因引起的胃黏膜急性炎症称之为急性胃炎。

二、诊断

1.临床表现　出现上腹痛、恶心、呕吐和食欲减退等临床表现，应考虑有急性胃炎的可能性。药物或应激状态所致的急性胃炎，可以呕血或黑便为首发表现；由食物中毒引起的急性胃炎，常同时伴有腹泻。

2. 确诊有赖于急诊胃镜。胃镜应在发病后 24～48 小时内进行。

注意：腐蚀性胃炎急性期严禁行胃镜检查。

3. 疑有消化道出血者，应做呕吐物或粪隐血试验，血红细胞计数、血红蛋白测定。

4. 考虑感染因素引起者，应行外周血白细胞计数、分类检查，必要时行病原学检查。

三、治疗原则

1. 祛除病因 停用致病药物。

2. 应用抑酸剂、抗酸剂或胃黏膜保护剂 常用抑酸剂有组胺受体拮抗剂（H_2RA）、质子泵抑制剂（PPI）。抗酸剂包括氢氧化铝、碳酸氢钠等。常用的胃黏膜保护剂如吉法酯、铋剂、硫糖铝等。

3. 其他治疗 出血严重者，应输血、补液，必要时行内镜或手术治疗。

第三节 慢性胃炎

一、常见病因

各种原因引起的胃黏膜慢性炎症称之为慢性胃炎。

在引起慢性胃炎的病因中，幽门螺杆菌

（Hp）感染最为常见。

二、临床表现

上腹疼痛或不适、烧灼感，也可有上腹胀满、早饱、嗳气、恶心和食欲减退等消化不良症状。

三、诊断

1. 胃镜及活检组织病理学检查 是疾病诊断最可靠的方法。

表 3-14 慢性胃炎组织病理学改变

组织病理学改变	特点
炎症反应	以淋巴细胞和浆细胞为主的炎症细胞浸润
化生	胃黏膜表层上皮和腺上皮被杯状上皮和幽门腺细胞所取代
萎缩	腺体破坏，腺体数量减少，黏膜变薄，波及胃窦、胃体的多灶性萎缩发展为胃癌的风险性增加
不典型增生（异型增生或上皮内瘤变）	细胞增生过度、分化缺失，增生的上皮细胞核大、失去极性，有丝分裂象增多，腺体结构紊乱。重度者有时难以与高分化腺癌区分，应密切观察、随诊

化生、萎缩和不典型增生被视为癌前状态，应定期随访。

2. Hp 检测 检测方法分为侵入性和非侵入

性，见表3-15。

表3-15 Hp检测方法及诊断价值

方法	检测名称	特点
非侵入性	^{13}C、^{14}C-尿素呼气试验	不依赖内镜检查，患者依从性好，准确性高，为"金指标"之一
	粪便Hp抗原检测	不依赖内镜检查，特异性、敏感性待定
	血清抗体检测	不依赖内镜检查，常反映感染过Hp
侵入性	快速尿素酶试验	依赖内镜检查，可快速观察，敏感性欠佳
	胃黏膜组织切片染色镜检	依赖内镜检查，特异性高，为Hp检测"金指标"之一
	细菌培养	多用于科研

四、治疗原则

1. 祛除病因

（1）合理饮食：主张食物多样化，避免过于粗糙、浓烈、辛辣的食物及大量饮酒，少吃熏制、腌制食物。

（2）抗Hp治疗：目前国内常用的治疗方案有：①标准三联（PPI+羟氨苄青霉素+克拉霉素/甲硝唑），一个疗程为7～14天。②含铋剂四联（PPI+两种抗菌药物+铋剂），一个疗程为7～14天。

（3）抗十二指肠-胃反流：可用助消化、

促胃肠动力药物等。

（4）对有胃黏膜营养因子缺乏者，可补充维生素，改善胃肠营养。

2. 个体化治疗 在实际工作中，应根据患者的具体情况制订治疗方案，见表3-16。

表3-16 慢性胃炎的个体化治疗

主要临床表现	用药的选择
上腹痛、反酸、胃灼热	合理应用抑酸剂、抗酸剂或胃黏膜保护剂
腹胀、早饱、恶心、呕吐	单独用或加用促胃肠动力剂，如多潘立酮、莫沙比利等
明显精神症状或情绪不稳定	酌情抗抑郁或抗焦虑治疗或请专科会诊
贫血症状	补充维生素B_{12}，必要时补充铁剂
有上述表现者	可单独或配合使用中医中药

3. 癌前状况的处理 应视病情确定随访时间。对用药物不能逆转的重度不典型增生（高级别瘤变），可酌情选择胃镜下治疗或外科手术治疗。

第四节 消化性溃疡

一、概述

1. 概念 消化性溃疡是指胃肠黏膜被胃酸、胃蛋白酶等自身消化而形成的深层黏膜损伤。

主要指发生在胃和十二指肠球部的溃疡,分别称之为胃溃疡(GU)和十二指肠溃疡(DU)。

2. 常见病因

(1) Hp 感染:是消化性溃疡的主要病因。

(2) 药物:NSAIDs 和抗血小板药物是导致胃黏膜损伤最常见的药物。

胃溃疡以黏膜屏障功能降低为主,十二指肠溃疡则以胃酸分泌增加起主导作用。

二、临床表现

1. 症状 上腹痛是消化性溃疡的主要症状;少部分患者症状轻或无症状,以消化道出血、穿孔等并发症为首发症状。

典型消化性溃疡的疼痛特点是:慢性经过,周期性发作,疼痛呈节律性,详细表现见表3-17。

表 3-17 胃溃疡及十二指肠溃疡的典型表现

	十二指肠溃疡	胃溃疡
发病季节性	好发于秋冬或冬春之交,发作与缓解交替	
腹痛与进食的关系	多为饥饿痛和(或)夜间痛,进餐后可缓解	腹痛常出现在餐后,下次进餐前可缓解
伴有消化道出血的表现	呕吐咖啡样物,排柏油样便。大量出血者常伴有头晕、心悸、意识障碍等	
伴有幽门梗阻的表现	餐后腹胀明显,常呕吐酸臭或隔夜食物,呕吐后症状可缓解或改善	

2. 一些特殊类型溃疡的临床特点 见表 3-18。

表 3-18 特殊类型溃疡的临床特点

类型	病因、好发部位或人群	临床特点
复合溃疡	胃 十二指肠	幽门梗阻发生率较高，癌变率较低
幽门管溃疡	幽门管	餐后很快发生疼痛，早期出现呕吐，易发生出血、穿孔、梗阻
球后溃疡	十二指肠降部、水平段	疼痛可向右上腹和背部放射，易出血
巨大溃疡	溃疡直径>2cm，常见于服NSAIDs者和老年人	发生在十二指肠后壁者，疼痛剧烈而顽固，多放射到背部，易并发穿孔。需与恶性病变鉴别
老年人溃疡	常与使用NSAIDs有关，多发于胃体上部	症状不典型，可以没有症状或疼痛不规律。较易出现贫血、体重减轻，溃疡较大，需与恶性病变鉴别
儿童溃疡	儿童	腹痛多位于脐部，常出现呕吐，与幽门、十二指肠水肿和痉挛有关
无症状溃疡	长期服用NSAIDs者和老年患者	可以消化道出血、穿孔等并发症为首发症状
难治性溃疡	病因未祛除，Hp感染，持续用NSAIDs者，老年人	经正规治疗，症状不能改善，溃疡不愈合

3. 常见并发症

（1）消化道出血：是最常见的并发症。

（2）穿孔。

（3）幽门梗阻。

（4）癌变。

三、诊断（鉴别诊断）

1. 诊断

（1）胃镜：是确诊消化性溃疡首选的检查方法。

注意：穿孔或高度可疑有穿孔者，禁忌行胃镜检查；消化道大出血并有生命体征不稳定者，应慎重选择胃镜检查。

（2）消化道X线钡餐。

注意：在上消化道出血急性期及消化道穿孔时，一般不适宜进行消化道X线钡餐检查。

（3）Hp检测。

（4）血常规及粪隐血。

2. 鉴别诊断（表3-19）

表3-19 良性溃疡与恶性溃疡的鉴别要点

	良性溃疡	恶性溃疡
临床表现	周期性发作，节律性疼痛，慢性病程	进行性发展，不规律疼痛，可出现贫血、体重减轻、恶病质

续表

		良性溃疡	恶性溃疡
内镜下典型表现	溃疡形态	一般溃疡较小，呈圆形或类圆形	常较大，不规则
	溃疡边缘	锐、光滑、整齐	隆起，质地硬，易出血
	溃疡基底	苔平整、洁净	不平，污秽苔，可有岛屿状结构
	周围黏膜	柔软，皱襞向溃疡集中	结节状隆起，皱襞中断或变细
	分期	活动期（A1、A2期）、愈合期（H1、H2期）、瘢痕期（S1、S2期）	早期和进展期
X线钡餐检查		胃壁蠕动正常。溃疡直径较小，龛影呈圆形或类圆形。边缘光滑，龛影位于胃腔外。周围黏膜规则、柔软，皱襞集中	胃壁蠕动消失。溃疡直径较大。龛影不规则，位于胃腔内。边缘不整齐。周围黏膜隆起、结节状，皱襞僵硬

四、治疗原则

消化性溃疡治疗目的：祛除病因，控制症状，促进溃疡愈合，预防复发，避免并发症。

1. 抑制胃酸分泌

（1）H_2受体拮抗剂：是治疗消化性溃疡的主要药物之一。常用H_2受体拮抗剂有雷尼替丁、法莫替丁、尼扎替丁。

（2）质子泵抑制剂（PPI）：是难治性溃疡和伴有消化道出血者的首选药物。常用质子泵抑制剂有埃索美拉唑、兰索拉唑、奥美拉唑、泮托拉唑、雷贝拉唑。

2. 抗 Hp 治疗 对于幽门螺杆菌感染引起的消化性溃疡，抗 Hp 可以治愈溃疡、预防复发。

3. 保护胃黏膜

（1）铋剂。

（2）弱碱性抗酸剂：常用的有铝碳酸镁、硫糖铝、氢氧化铝凝胶等。

4. 内镜及手术治疗 用于有严重并发症者。

第五节 肝硬化

一、概述

肝硬化是由一种或几种病因长期、反复作用所致的慢性肝脏疾病。其病理学特点为肝细胞广泛变性、坏死，残存肝细胞结节性再生，肝组织弥漫性纤维化及假小叶形成。

二、临床表现

1. 症状

（1）代偿期：可表现为乏力、食欲不振、腹胀。

（2）失代偿期：有多系统受累，以肝功能

损害和门静脉压力增高为主要表现。

2. 体征

（1）代偿期：肝脏是否肿大取决于不同类型的肝硬化。脾脏可因门静脉高压而呈轻、中度肿大。

（2）失代偿期

1）与肝功能减退相关的体征：①皮肤干燥或水肿，肝病面容，皮肤巩膜黄染，蜘蛛痣和肝掌；②男性乳房发育；③贫血及皮肤黏膜出血；④腹水及下肢水肿。

2）与门静脉高压有关的体征

①腹水：是肝硬化失代偿期最突出的表现，是肝功能减退和门静脉高压共同的结果。临床常用的检查腹水方法分别是液波震颤检查法、移动性浊音检查法和水坑征检查法。

②门-腔侧支循环开放：主要有食管-胃底静脉曲张、腹壁静脉扩张、痔静脉扩张。

③脾大。

3. 常见并发症

（1）上消化道出血：是最常见的并发症。

（2）肝性脑病：为本病最严重的并发症，是肝硬化患者最主要的死亡原因。

（3）感染。

（4）肝肾综合征：临床主要表现为少尿或无尿及氮质血症。

（5）原发性肝癌。
（6）电解质和酸碱平衡紊乱。

三、诊断

1. 肝炎病毒学检查　用于判断有无病毒感染及感染病毒的类型。

2. 甲胎蛋白（AFP）是诊断肝细胞癌特异性的标志物。

3. 腹水检查。

4. 腹部B超检查。

5. 上消化道X线钡餐检查。

6. 内镜检查　诊断敏感性高于X线钡餐检查。

7. 肝穿刺活组织检查　假小叶形成是确定肝硬化诊断的依据。

四、治疗原则与预防

1. 一般治疗　包括：①休息；②饮食：肝功能严重损害或出现肝性脑病时，应禁止或限制蛋白质摄入；腹水患者应选用少盐或无盐饮食。

2. 祛除或减轻病因　①抗病毒治疗。②抗丙型肝炎病毒治疗适用于代偿期的丙型肝炎肝硬化患者。③其他：戒酒，治疗其他基础疾病。

3. 避免或慎用损伤肝脏的药物。

4. 应用保护肝细胞的药物。

5. 腹水治疗和预防 ①限制钠、水的摄入。②合理应用利尿剂。③提高血浆胶体渗透压。④颈静脉肝内门体分流术。

6. 并发症的治疗和预防 自发性腹膜炎：首选第三代头孢菌素，如头孢哌酮+舒巴坦，用药时间不得少于2周。

7. 手术治疗的主要目的 切断或减少曲张静脉的血流来源，降低门静脉压力，消除脾功能亢进。方法：分流术、断流术、脾切除术。无黄疸或腹水以及肝功能损害较轻者，手术效果较好。

肝移植：在我国是晚期肝硬化患者治疗的最佳选择。

第六节 急性阑尾炎

一、概述

急性阑尾炎是最常见的外科急腹症之一。发病的主要原因是阑尾腔梗阻和细菌侵入阑尾壁。

临床可分为四种病理类型：急性单纯性阑尾炎、急性化脓性阑尾炎、坏疽性及穿孔性阑尾炎、阑尾周围脓肿。

二、临床表现

1. 腹痛 转移性右下腹痛。

2. 胃肠道反应 恶心、呕吐最为常见。

3. 全身反应 病程中发热,体温多在 37.5～38℃;化脓性和穿孔性阑尾炎时,体温较高,可达39℃左右;极少数患者出现寒战、高热,体温可升到40℃以上。

4. 腹膜刺激征 包括右下腹压痛、肌紧张和反跳痛。右下腹麦氏点压痛是最常见、最重要的体征。

5. 腹部包块 阑尾周围脓肿形成时,部分患者可于右下腹触到包块。

6. 可作为辅助诊断的其他体征(间接体征)

(1)罗氏征(即结肠充气试验)。

(2)腰大肌征。

(3)闭孔肌征。

(4)经肛门直肠指检:引起炎症阑尾所在位置疼痛。

三、诊断

临床诊断主要依靠病史、临床症状、体检、实验室检验和影像学检查。常用的实验室检验和影像学检查如下:

1. 血常规 白细胞总数和中性粒细胞可有

不同程度的升高。

2. X线检查 合并弥漫性腹膜炎时，为除外溃疡穿孔、急性绞窄性肠梗阻，立位腹部平片是必要的。

3. 腹部B超检查 病程较长者应行右下腹B超检查，了解是否有炎性包块及脓肿存在。

四、治疗原则

1. 手术治疗 绝大多数急性阑尾炎一旦确诊，应早期施行阑尾切除术。

（1）急性单纯性阑尾炎：条件允许时可先行非手术治疗，但必须仔细观察，如病情有进展应及时中转手术。

（2）化脓性、穿孔性阑尾炎：原则上应立即实施急诊手术。

（3）发病已数日且合并炎性包块的阑尾炎：暂行保守治疗，促进炎症的尽快恢复，待3～6个月后如仍有症状者，再考虑切除阑尾。保守治疗期间如脓肿有扩大并可能破溃时，应急诊引流。

（4）高龄患者、小儿及妊娠期急性阑尾炎：原则上应急诊手术。

2. 非手术治疗 主要措施包括选择有效的抗生素和补液治疗。也可经肛门直肠内给予抗生素栓剂。

附:

[小儿急性阑尾炎]

(1) 病情发展较快而且严重,早期即出现高热和呕吐。

(2) 右下腹体征不明显,但有局部明显压痛和肌紧张。

(3) 穿孔率高,并发症和死亡率也较高。

治疗原则:早期手术,并配合输液、纠正脱水,应用广谱抗生素等。

[妊娠期急性阑尾炎]

(1) 腹痛部位上移:腹痛位置随妊娠时间不断上移,可达上腹部。

(2) 压痛部位上移,压痛、肌紧张和反跳痛均不明显。

(3) 大网膜难以包裹炎症阑尾,腹膜炎不易被局限而易在腹腔内扩散。

(4) 炎症进展易致流产或早产,威胁母子生命安全。

第七节 胆石症

一、概述

胆石症是指发生在胆囊和胆管的结石。

二、临床表现

1. 胆囊结石 大多数患者为无症状胆囊结石。当结石嵌顿在胆囊壶腹或颈部,会发生典型的胆绞痛症状。疼痛位于右上腹部,阵发性,或持续疼痛阵发加重,可向右肩胛部和背部放射,可伴有恶心、呕吐。

2. 肝外胆管结石 继发胆管炎后可发生典型的查科(Charcot)三联征:腹痛、寒战高热、黄疸。黄疸发生时,患者可有皮肤瘙痒、尿色加深,完全梗阻时,大便可呈白陶土样。如果胆道梗阻未能解除,胆管炎未被控制,可发生急性梗阻性化脓性胆管炎(AOSC),患者可在查科三联征的基础上出现休克、意识障碍的症状,即雷诺(Reynolds)五联征。

3. 肝内胆管结石 常见的临床症状是胆管炎引起的寒战、高热和腹痛。局限于肝段的结石可不引起黄疸。反复胆管炎可导致多发肝脓肿。长期梗阻甚至会导致肝硬化。

三、诊断

1. 饱餐或油腻饮食史。

2. 典型胆绞痛表现,肝外胆管结石合并胆管炎具有 Charcot 三联征,进展为 AOSC 时为 Reynolds 五联征。

3. **查体** 右上腹压痛，不同程度肌紧张，Murphy 征阳性，肝区叩痛。

4. 影像学检查 腹部超声（B型超声）是首选检查方法。腹部CT、磁共振胆胰管显像（MRCP）可明确结石的大小、部位、数量，胆道梗阻的部位和程度。

5. 实验室检查 血常规、血清胆红素可有相应变化。部分患者血清淀粉酶可有轻度增高。

四、治疗原则

1. 无症状的胆囊结石和肝内胆管结石可定期观察、密切随访。

2. 伴有临床症状并反复发作者需手术治疗。

3. 根据结石的部位，手术方式包括胆囊切除术（开腹或腹腔镜）、胆管切开取石、胆肠吻合术、肝切除术等方式。

4. 对于有症状的胆囊结石，首选的手术方式为腹腔镜胆囊切除术。

5. 胆囊切除手术中，某些情况应行胆总管探查术。

6. 临床症状急性发作时，非手术治疗也可作为手术前的准备。

第八节 急性胆囊炎

一、概述

急性胆囊炎是胆囊发生的急性细菌性炎症，根据是否合并胆囊结石分为结石性胆囊炎和非结石性胆囊炎。

二、临床表现

急性发作时患者出现右上腹不适，逐渐发展至典型的阵发性胆绞痛表现，常见的诱因是饱餐或进食油腻食物。疼痛可放射到右肩胛、背部，并可伴有恶心、呕吐等消化道症状。患者常有发热，如发生胆囊坏疽、穿孔或合并胆管炎，患者可出现寒战、高热。

三、诊断

诊断依据如下：

1. 病史 既往有胆囊结石病史，发作前有油腻饮食史。

2. 临床症状 典型的右上腹胆绞痛表现，疼痛可向肩背部放射。

3. 体格检查 右上腹可有压痛、反跳痛及肌紧张，胆囊发生穿孔后可有全腹弥漫性腹膜炎表现。Murphy 征阳性。

4. 实验室检查 白细胞有不同程度升高，约半数患者血清胆红素增高，部分患者血清淀粉酶可有不同程度增高。

5. 影像学检查 腹部 B 超为首选检查方法，可显示胆囊增大，胆囊壁增厚，可呈"双边"征，胆囊内可见到结石强回声光团后伴声影，可随体位变动，并可观察到除外肝内外胆管是否有扩张及其内是否有结石梗阻。

四、治疗原则

（一）急诊手术适应证

1. 急性结石性胆囊炎

（1）确诊的急性胆囊炎，发病在 72 小时以内者。

（2）经非手术治疗无效且病情恶化者。

（3）有胆囊穿孔、弥漫性腹膜炎、急性化脓性胆管炎、急性坏死性胰腺炎等并发症者。

2. 急性非结石性胆囊炎 因本病易坏疽、穿孔，一经诊断，应及早手术治疗。

（二）手术方式

对于全身情况和胆囊局部病变情况允许的患者，应采用腹腔镜或开腹手术行胆囊切除术。

(三) 非手术治疗

非手术治疗的措施包括禁食（必要时胃肠减压）、补液、营养支持、维持水电解质平衡、有效的抗感染治疗。抗菌药物通常联合应用对革兰阴性细菌及厌氧菌有效的药物。

第九节 急性胰腺炎

一、概述

急性胰腺炎是由各种病因导致胰腺组织自身消化所致的胰腺水肿、出血及坏死等炎性损伤。

急性胰腺炎常见病因诸多，主要有胆石症、大量饮酒和暴饮暴食等。目前在我国最常见的是胆道疾病。

二、临床表现

1. 症状

（1）轻症急性胰腺炎：急性发作的腹痛，常为持续性剧痛，多位于上腹或偏左上腹。

（2）重症急性胰腺炎：腹痛持续不缓解，腹胀逐渐加重，可出现全身并发症、单个或多脏器功能障碍的表现。

（3）中度重症急性胰腺炎：临床表现介于

轻症与重症之间。

2. 体征

（1）轻症急性胰腺炎：上腹部压痛。

（2）重症急性胰腺炎：①低血压或休克。②发热。③皮肤、巩膜黄染。④意识障碍。⑤呼吸困难。⑥全腹膨隆，广泛压痛及反跳痛，腹水征阳性，肠鸣音减少，甚至消失；少数患者可出现Grey-Turner征、Cullen征。

三、诊断

（1）临床表现：急性起病，突发上腹痛，多与饮酒或暴饮暴食有关。主要腹部体征是上腹压痛，中、重症者可有腹膜刺激征、腹水征及全身表现。

（2）血淀粉酶升高：对诊断很有意义。血淀粉酶于起病后2～12小时开始升高，48小时开始下降，持续3～5天。

（3）血脂肪酶：特异性较高。多于起病后24～72小时开始升高，持续7～10天。

血淀粉酶或脂肪酶水平超过正常值3倍对诊断急性胰腺炎更有价值。

（4）重症急性胰腺炎病理生理变化与实验室指标改变的关系，见表3-20。

表 3-20 重症急性胰腺炎病理生理变化与
实验室指标改变的关系

检测指标及结果	反映的病理生理变化
白细胞总数及中性粒细胞比例升高	炎症或感染
血糖＞11.2mmol/L（无糖尿病病史）	胰腺坏死，胰岛素减少，胰高血糖素增加
胆红素、AST、ALT 升高	胆道梗阻，肝细胞损伤
白蛋白降低	大量炎性渗出，肝细胞损伤
尿素氮、肌酐升高	休克，肾功能不全
血氧分压降低	呼吸衰竭
血钙＜2mmol/L	胰腺组织坏死
血甘油三酯升高	是病因，也是结果

（5）腹部 B 超：是急性胰腺炎的常规初筛影像学检查，也是胆源性胰腺炎首选的诊断方法。

（6）腹部 CT：对判断有无胰腺炎、疾病程度、胰腺局部并发症及鉴别诊断均有重要价值。

四、治疗原则与预防

1. 抑制胰腺分泌 禁食，必要时胃肠减压；应用抑酸剂、生长抑素及其类似物。

2. 抑制胰酶活性及合成 常用药物有加贝脂等。

3. 镇痛 可用哌替啶；不宜使用胆碱能受体拮抗剂和吗啡。

4. 内镜、腹腔镜或手术治疗 主要目的是去除病因。

5. 抗菌药物 ①轻症患者：适用于胆源性胰腺炎，应选择针对革兰阴性菌和厌氧菌类药物；②重症患者：推荐首选亚胺培南或美罗培南等广谱、高效抗生素。

预防：积极治疗胆、胰疾病及血脂异常等基础疾病，适度饮酒及进食，部分患者需戒酒。

第四单元 泌尿与生殖系统

第一节 尿路感染

一、概述

尿路感染是指各种病原体侵犯尿路黏膜或组织引起的尿路炎症。革兰阴性杆菌为尿路感染最常见致病菌，其中以大肠埃希菌最为常见。根据感染发生部位分为上尿路感染（主要是肾盂肾炎）和下尿路感染（包括膀胱炎和尿道炎）。

二、临床表现

1. 急性膀胱炎 以尿路刺激症状为主，患者有尿频、尿急、排尿时烧灼样痛、排尿困难。

2. 急性肾盂肾炎 通常起病急，常有发热、寒战，体温多在38℃以上，伴一侧或两侧腰部钝痛或酸痛、尿频、尿急、尿痛、排尿困难等，也可伴有恶心、呕吐、头痛、全身酸痛等症状。体检可发现肾区叩击痛。尿液显微镜检查有白（脓）细胞、红细胞、上皮细胞，还可见到白细胞管型。

3. 慢性肾盂肾炎 一半以上患者可有急性肾盂肾炎病史，可出现不同程度的低热、间歇性尿频、排尿不适及肾小管功能受损表现。病情持续或反复发作可发展为慢性肾衰竭。

三、诊断

1. 确认尿路感染的存在 尿路刺激征、伴或不伴全身中毒症状、腰部不适等，结合尿沉渣镜检白细胞数＞5/HP，尿细菌学检查提示真性菌尿可以确诊。真性菌尿是指：①新鲜中段尿沉渣革兰染色后，细菌＞1/HP；②新鲜中段尿细菌培养计数≥10^5/mL；③膀胱穿刺尿细菌培养阳性。

2. 尿路感染定位诊断

（1）根据临床表现定位：上尿路感染常有发热、寒战，伴明显腰痛、输尿管点和（或）肋脊点、肋腰点压痛、肾区叩击痛。急性膀胱炎则常常以膀胱刺激征为突出表现，很少有发热、腰痛等。

（2）确定病原体：清洁中段尿培养结合药敏试验，不仅可明确诊断，对治疗也有指导意义。

（3）慢性肾盂肾炎的诊断：诊断需有诱因（易感因素）、机体免疫功能降低等。在此基础上反复尿路感染病史超过半年，有以下数条中一条者即可诊为慢性肾盂肾炎：①静脉肾盂造影有肾盂肾盏狭窄变形者；②肾外形表面凹凸不平、两个肾脏大小不等；③持续性肾小管功能受损，如尿浓缩功能减退、夜尿增多、晨尿比重和渗透压降低、肾小管酸化功能减退等。

四、治疗原则与预防

1. 一般治疗 急性期注意休息，多饮水，勤排尿。

2. 抗感染治疗

（1）药物选择：急性肾盂肾炎和反复发作的膀胱炎用药前应先做尿培养及药物敏感试验。无病原学结果之前，首选对革兰阴性杆菌有效的抗生素，包括磺胺类、β内酰胺类、氨基糖苷类等。

（2）抗菌药物疗程

1）急性膀胱炎：80%以上为大肠埃希菌感

染。任选上述一种药物连用 3 日。

2）急性肾盂肾炎：应在留取尿细菌检查标本后立即开始治疗，多采用静脉给药，72 小时显效者无需换药，否则按药敏结果更改抗生素。治疗持续两周或更长。

3）慢性肾盂肾炎：治疗关键是去除易感因素。

（3）预防：坚持多饮水、勤排尿，避免细菌在尿路繁殖是最有效的预防方法。

第二节　慢性肾小球肾炎

一、概述

慢性肾小球肾炎简称慢性肾炎，是指以蛋白尿、血尿、水肿、高血压为基本临床表现，起病方式不同，病情迁延，缓慢进展，终将发展为慢性肾衰的一组疾病。

二、临床表现

临床表现呈多样性，差异较大，主要表现为血尿、蛋白尿，可伴有水肿、高血压、肾功能不全，病情迁延，肾功能进行减退，最终发展至尿毒症。

三、诊断

本病临床诊断需符合以下诊断指标：蛋白尿和（或）血尿，伴有水肿、高血压、肾功能不全至少一种情况者；若为单纯性蛋白尿，尿蛋白大于 1g/d 者；在除外继发性肾小球肾炎和遗传性肾炎后，即可诊断本病。

四、治疗原则

1. 饮食限盐，肾功能不全者还应控制蛋白摄入量及限磷。

2. 积极控制血压

（1）理想的血压控制目标为 140/90mmHg 以下（若尿蛋白大于 1g/d，可以更低）。

（2）在无禁忌证的情况下，首选具有保护肾脏的药物，如血管紧张素转换酶抑制剂（ACEI）或血管紧张素Ⅱ受体拮抗剂（ARB）。

3. 对症处理　避免劳累，预防感染，纠正水、电解质和酸碱平衡紊乱，避免使用肾毒性药物。

4. 如有条件行肾穿刺活检，应根据肾脏病理类型进行针对性治疗。

第三节 慢性肾衰竭

一、概述

慢性肾衰竭（CKD）指肾损害或肾小球滤过率（GFR）< 60mL/（min·1.73m²）持续3个月以上；肾损害指肾出现病理改变或损害指标如血或尿检查异常，影像学检查异常。

慢性肾衰竭（或慢性肾脏病）病因多样、复杂，在我国以IgA肾病为主的原发性肾小球肾炎最为多见。

二、临床表现

1. 水、电解质、酸碱平衡失调 高钾血症、代谢性酸中毒、呼吸深长、嗜睡甚至昏迷死亡。

2. 消化系统 食欲减退、恶心、呕吐是慢性肾衰竭患者最早出现的表现。

3. 心血管系统 心脑血管疾病是慢性肾脏病患者死亡的最主要原因。

4. 血液系统 主要表现为贫血和出血倾向。

5. 呼吸系统 并发代谢性酸中毒时出现呼吸深长，水潴留和心力衰竭可导致肺水肿。

6. 矿物质及骨代谢异常 血钙浓度降低、

肾性骨病（患者可有骨酸痛甚至发生自发性骨折）。

7. 神经、肌肉系统 嗜睡、抽搐、昏迷、肢体（下肢更常见）远端对称性感觉异常、"不安腿"、肌无力等。

8. 内分泌系统。

9. 代谢紊乱 蛋白质缺乏、氨基酸代谢紊乱、高脂血症、糖耐量降低。

10. 其他 慢性肾衰竭患者多有皮肤瘙痒、面色较暗且萎黄并稍有水肿感。

三、治疗原则

1. 非透析疗法的原则

（1）营养治疗：保证足够的热量摄入以避免蛋白质的过多分解。蛋白质的摄入应采用优质低量的原则。

（2）维持水、电解质平衡，纠正酸中毒：每天盐入量3g左右即可。对高钾血症患者，应积极处理。

（3）纠正钙、磷代谢紊乱和继发性甲状旁腺功能亢进：首先应通过限磷饮食和应用磷结合剂控制高血磷。

（4）纠正贫血：补充EPO以及铁剂等造血原料。

（5）控制高血压：血管紧张素转换酶抑

制剂（ACEI）或血管紧张素Ⅱ受体拮抗剂（ARB）可以降低系统性高血压和肾小球内高压，故可使用。

（6）清除体内毒性代谢产物。

2. 肾脏替代治疗 包括血液净化和肾脏移植。其适应证包括：①限制蛋白摄入等不能缓解尿毒症症状；②难以纠正的高钾血症；③难以控制的进展性代谢性酸中毒；④难以控制的水钠潴留，合并充血性心力衰竭或急性肺水肿；⑤尿毒症心包炎；⑥尿毒症脑病和进展性神经病变。

第四节 前列腺增生

一、概述

前列腺增生是良性前列腺增生的简称，是引起老年男性排尿障碍原因中最为常见的一种良性疾病。年龄增大和性激素水平失衡是已经明确的导致前列腺增生的原因。

二、临床表现

1. 尿频 尿频是前列腺增生最早出现的症状，夜间更为明显。

2. 排尿困难 进行性加重的排尿困难是前

列腺增生最典型的症状。表现为排尿迟缓、断续、尿线变细、射程变短、终末滴沥、排尿时间延长，排尿结束后常有尿不尽感。

3. 慢性尿潴留。

4. 其他 前列腺增生合并尿路感染时，可以出现尿频、尿急和尿痛的尿路刺激症状。长期尿潴留可以导致膀胱结石形成。

5. 直肠指检 直肠指检是诊断前列腺疾病重要的检查方法。前列腺增生时，可以触到前列腺增大、表面光滑、界限清晰、质韧、中央沟变浅或消失，据此即可作出初步判断。如果发生前列腺癌，直肠指检会发现前列腺形状不规则、表面不光滑、有硬结等现象。

三、治疗原则

1. 观察等待。

2. 药物治疗

（1）抑制前列腺腺体增生的药物 如非那雄胺、花粉制剂等。

（2）解除前列腺平滑肌痉挛药物 如特拉唑嗪、坦索罗辛等。

3. 手术治疗 经尿道前列腺切除术是目前最常用、最有效的手术方式，适合于绝大多数前列腺增生患者，被称为前列腺增生治疗的金标准。

4. 其他疗法 如前列腺扩张术、射频消融治疗等。

第五节 尿路结石

一、概述

尿路结石又称尿石症,按结石发生的部位可以分为上尿路结石(肾结石、输尿管结石)和下尿路结石(膀胱结石和尿道结石)。尿石症好发于25～40岁;儿童尿石症多发生于2～6岁,常与畸形、感染、营养不良有关。

二、临床表现

1. 疼痛 输尿管结石可引起肾绞痛,典型的表现为疼痛剧烈难忍、辗转不安,并沿输尿管走行放射至腰背部、下腹部和大腿内侧,常伴有恶心、呕吐等消化道症状。

2. 血尿 较大结石多在剧烈活动后出现血尿,可以是肉眼或镜下血尿,镜下血尿更常见。

3. 感染症状 结石伴感染时,可出现尿频、尿急、尿痛。继发急性肾盂肾炎或肾积脓时,可有畏寒、发热、寒战等全身症状。

4. 排尿中断和排尿困难 膀胱结石典型症

状为排尿突然中断，疼痛放射至远端尿道及阴茎头部，患儿常用手搓拉阴茎。跑跳或改变排尿体位后，可能恢复排尿。排尿困难是尿道结石的典型症状，点滴状排尿，伴会阴部剧痛，可发生急性尿潴留。

三、治疗原则

1. 肾绞痛的处理 解痉镇痛为主，可用阿托品、吲哚美辛、黄体酮、哌替啶等药物。

2. 保守治疗 适用于直径＜0.6cm、表面光滑、无远端尿路梗阻和感染的输尿管结石。主要措施包括：多饮水、做跳跃活动，必要时给予抗感染、解痉等药物。

3. 体外冲击波碎石 主要适应证是结石直径＜2.0cm的肾结石和输尿管结石。主要禁忌证包括结石远端尿路梗阻、妊娠期、出血性疾病、严重的心脑血管疾病等。

4. 结石预防 大量饮水，调节饮食结构，及时治疗引起结石的疾病。

第六节 异位妊娠

一、概述

孕卵在子宫体腔外着床称为异位妊娠，俗

称"宫外孕"。以输卵管妊娠最常见。

二、临床表现

（一）症状

1. 停经 输卵管壶腹部和峡部妊娠多有6～8周的停经史。

2. 阴道出血 常表现为短暂停经后不规则阴道流血，色暗红，量少，一般不超过月经量。

3. 腹痛 95%以上的输卵管妊娠患者以腹痛为主诉就诊。破裂时突感患侧下腹部撕裂样剧痛，持续性或阵发性，血液积聚于子宫直肠陷凹，出现肛门坠胀感。

4. 晕厥与休克 由于腹腔急性内出血及剧烈腹痛，轻者出现晕厥，严重者出现失血性休克，与阴道流血量不成正比。

（二）体征

1. 出现流产或破裂时体征 出血量不多时患侧下腹明显压痛、反跳痛，轻度肌紧张；出血多时可出现腹部膨隆，全腹压痛及反跳痛，压痛以患侧输卵管处为甚。移动性浊音阳性。

2. 盆腔体征 后穹隆饱满、触痛。宫颈举痛明显。子宫略增大变软，内出血多时子宫漂浮感。

三、诊断

根据病史、临床表现及典型体征，诊断不困难。必要时用下列检查方法协助诊断：

1. 血 β-hCG 测定 是目前早期诊断异位妊娠的重要方法。异位妊娠时一般较正常妊娠时血 hCG 低。

2. 超声诊断 B 超检查对异位妊娠的诊断尤为常用。阴道 B 超检查较腹部 B 超检查准确性更高。

3. 诊断性刮宫 在不能排除异位妊娠时，可行诊断性刮宫术。

4. 后穹隆穿刺或腹腔穿刺 后穹隆穿刺辅助诊断异位妊娠被广泛采用，适用于疑有腹腔内出血者。对于腹部明显膨隆、移动性浊音阳性者可直接行腹腔穿刺。

第七节 阴道炎

滴虫阴道炎

一、概述

滴虫阴道炎是由阴道毛滴虫引起的。滴虫阴道炎的传播途径有两种：一是经性生活直接传播，是主要的传播方式；二是间接传播，即经公共浴池、浴盆、游泳池、坐便器、污染的器械及敷料等传播。

二、诊断

典型临床表现是阴道分泌物增多及外阴瘙痒。分泌物典型特点为稀薄脓性、泡沫状、有臭味。典型病例容易诊断，阴道分泌物悬滴法检查找到滴虫即可确诊。

三、治疗原则

1. 全身用药 可选择甲硝唑2g，一次顿服；或甲硝唑400mg，口服，每日2次，连服7日。也可选择替硝唑，替硝唑较甲硝唑不良反应轻，临床上常用替硝唑2g，一次顿服。

2. 注意事项 性伴侣应同时治疗，治愈前应避免无保护性交；为避免重复感染，内裤及洗涤用的毛巾应煮沸5～10分钟以杀灭病原体。

外阴阴道假丝酵母菌病

一、概述

外阴阴道假丝酵母菌病80%～90%的病原体为白假丝酵母菌。

二、诊断

该病主要表现为外阴瘙痒、灼痛,严重时坐卧不安,异常痛苦,还可伴有尿频、尿痛、性交痛。急性期白带增多,白带特征是白色稠厚呈凝乳或豆腐渣样。在光镜下找到芽孢和假菌丝即可确诊。

三、治疗原则

1. 消除诱因 勤换内裤,用过的内裤、盆及毛巾均应用开水烫洗。

2. 单纯性外阴阴道假丝酵母菌病的治疗 以局部短疗程抗真菌药物为主。

(1)局部用药:可选用下列药物放于阴道内:咪康唑栓剂,每晚 1 粒(200mg),连用 7 日;克霉唑栓剂,每晚 1 粒(150mg),连用 7 日;制霉菌素栓剂,每晚 1 粒(10 万 U),连用 10~14 日。

(2)全身用药:氟康唑 150mg,顿服。

3. 注意事项 妊娠合并外阴阴道假丝酵母菌病以局部治疗为主,禁用口服唑类药物。

细菌性阴道病

一、概述

细菌性阴道病为阴道内正常菌群失调所致

的一种混合感染，但临床及病理特征无炎症改变。

二、诊断

下列4项条件中3项阳性者，即可临床诊断为细菌性阴道病。

1. **检出线索细胞** 线索细胞即脱落的阴道表层细胞。

2. **胺臭味试验阳性** 分泌物滴入10%氢氧化钾1～2滴，闻到有鱼腥样臭味。

3. 阴道pH＞4.5（pH多为5.0～5.5）。

4. 均质、稀薄、白色的阴道分泌物。

三、治疗原则

治疗原则为选用抗厌氧菌药。

1. 全身用药 首选甲硝唑400mg口服，每日2～3次，连服7日，或单次口服2g。甲硝唑单次口服不如连用7日效果好。其次选用克林霉素300mg，每日2次，连服7日。

2. 阴道上药 甲硝唑阴道泡腾片200mg，每晚1次，连用7日；或2%克林霉素软膏涂搽阴道，每晚1次，连用7日。

3. 注意事项 妊娠期细菌性阴道病亦需治疗，方法同上。

萎缩性阴道炎

一、概述

萎缩性阴道炎常见于绝经后的老年妇女,也可见于产后闭经、药物假绝经治疗的妇女,以及卵巢早衰患者、卵巢切除者。

二、诊断

该病主要临床表现为阴道分泌物增多及外阴瘙痒、灼热感。阴道分泌物呈黄水样,严重时呈脓性,可带有淡血性。妇科检查见阴道黏膜萎缩,有充血,红肿面常有散在点状出血,有时见浅表溃疡。取阴道分泌物检查,显微镜下见大量基底层细胞及白细胞而无滴虫及假丝酵母菌。

三、治疗原则

1. 针对病因治疗 适当补充少量雌激素,可局部给药,也可全身给药。雌三醇软膏涂于阴道内,每日 1～2 次,连用 14 日。亦可全身用药。

2. 抗生素治疗 甲硝唑 200mg 或诺氟沙星 100mg,放于阴道深部,每日 1 次,连用 7～10 日。

第八节 痛 经

一、概述

痛经指行经前后或月经期出现下腹部疼痛、坠胀,伴有腰酸或其他不适,症状严重影响生活质量。痛经分为原发性痛经和继发性痛经两类。

二、临床表现

1. 原发性痛经在青春期多见,常在初潮后 1～2 年内发病。

2. 疼痛多自月经来潮后开始,最早出现在经前 12 小时,以行经第 1 日疼痛最剧烈,持续 2～3 日后缓解。疼痛常呈痉挛性,位于下腹部耻骨上,可放射至腰骶部和大腿内侧。

3. 可伴有恶心、呕吐、腹泻、头晕、乏力等症状,严重时面色发白、出冷汗。

4. 妇科检查无异常发现。

三、诊断

根据月经期下腹坠痛,妇科检查无阳性体征,临床即可诊断。

四、治疗原则

原发性痛经以止痛、镇静为主。

1. 一般治疗。

2. 药物治疗

（1）前列腺素合成酶抑制剂：常用的药物有布洛芬、酮洛芬、甲氯芬那酸、双氯芬酸等。

（2）口服避孕药适用于要求避孕的痛经妇女，有效率达 90% 以上。

第五单元 血液、代谢、内分泌系统

第一节 缺铁性贫血

一、概述

缺铁性贫血是由于合成血红蛋白的铁缺乏所致，首先造成体内贮存铁缺乏，继而发生红细胞内缺铁，最后由于血红素合成量减少致血红蛋白降低而形成的一种小细胞低色素性贫血。

常见病因包括：①摄入不足而需要量增加；②丢失过多；③吸收不良。

二、临床表现

1. 贫血的表现 一般表现为疲乏、无力、精神萎靡，皮肤、黏膜苍白。

2. 引起缺铁性贫血的原发病表现。

3. 含铁酶和铁依赖酶活性降低引起的组织缺铁表现 包括：①黏膜损害，如口腔炎、舌炎、吞咽困难等；②外胚叶组织营养缺乏表现，如皮肤干燥、毛发无泽、反甲（匙状指）等；③精神神经系统表现，如行为异常、烦躁、易怒、异食癖等。

三、诊断

1. 诊断要点 ①有缺铁的病因和贫血的临床表现；②实验室检查有小细胞低色素性贫血，血清铁降低（< 500 μg/L 或 < 8.95 μmol/L）、铁蛋白降低（< 12 μg/L）和总铁结合力升高（> 3600 μg/L 或 > 64.44 μmol/L），转铁蛋白饱和度降低（< 15%），骨髓有核红细胞体积小，细胞外铁减低或消失，细胞内铁减低。口服铁剂治疗有效也是一种辅助诊断方法。

2. 病因诊断 确诊后必须查清引起缺铁的原因及原发病。

四、治疗原则与预防

1. 治疗原则 主要原则为补充铁剂和去除病因。

(1) 首选口服铁剂治疗：常用口服铁剂有硫酸亚铁、富马酸亚铁、琥珀酸亚铁等。待血红蛋白正常后，至少再继续服药4～6个月，以补充储存铁，待血清铁蛋白正常后停药。

(2) 注射铁剂治疗：常用右旋糖酐铁，深部肌内注射。

(3) 病因治疗：这是缺铁性贫血患者最根本的治疗。

2. 预防 重点是营养保健：青少年应纠正偏食，妇女应防治月经过多及孕期和哺乳期适当补充铁剂等；做好肿瘤性疾病和慢性出血性疾患者群的防治和筛查工作。

小儿缺铁性贫血

缺铁性贫血是由于体内铁缺乏导致血红蛋白合成减少而引起的一种贫血，临床特点为小细胞低色素性贫血、血清铁蛋白减少和铁剂治疗有效。

一、常见病因

1. 先天储铁不足。

2. **铁摄入量不足** 这是缺铁性贫血的主要原因。

3. 生长发育影响。

4. 铁的吸收障碍。

5. 铁的丢失过多。

二、临床表现

以6个月至2岁儿童最多见。发病缓慢。

1. **一般表现** 皮肤、黏膜逐渐苍白，以口唇、口腔黏膜及甲床最为明显，易疲乏无力，不爱活动，年长儿诉头晕、耳鸣。

2. **髓外造血表现** 肝、脾可轻度肿大。

3. 非造血系统症状。

二、诊断

根据病史，特别是喂养史、临床表现和血象特点，可作出初步诊断。进一步做有关铁代谢的生化检查有确诊意义。必要时可做骨髓检查。用铁剂治疗有效可证实诊断。

四、治疗原则与预防

1. 一般治疗。

2. 去除病因。

3. 铁剂治疗

（1）口服铁剂：元素铁4～6mg/（kg·d），

分3次口服,一次量不应超过1.5~2mg/kg。以两餐之间口服为宜。同时服用维生素C,可增加铁的吸收。避免与钙剂、牛奶及抗酸药等同服。

(2)注射铁剂应慎用。

(3)血红蛋白恢复正常后再继续服用铁剂6~8周。

4.输红细胞

(1)输注红细胞的适应证:①贫血严重,尤其是发生心力衰竭者;②合并感染者;③急需外科手术者。

(2)输红细胞注意事项:贫血愈严重,每次输注量应愈少。

5.预防

(1)提倡母乳喂养。

(2)及时添加含铁丰富且铁吸收率高的辅助食品。

(3)婴幼儿食品(谷类制品、牛奶制品等)应加入适量铁剂加以强化。

(4)对早产儿自2个月左右给予铁剂预防。

第二节 血小板减少性紫癜

一、概述

正常血小板计数参考值为$(100\sim300)\times10^9/L$,

若<100×10⁹/L为血小板减少,伴或不伴皮肤黏膜出血。血小板减少的常见病因包括：①生成减少；②破坏过多；③消耗过多；④血小板分布异常。

二、临床表现

血小板减少性紫癜的主要临床表现是出血倾向。在临床上当血小板>50×10⁹/L时一般出血不明显；但当血小板<50×10⁹/L时，轻度损伤即可有出血倾向，手术后可出血不止；血小板<20×10⁹/L时，可有自发出血；而血小板<10×10⁹/L时，常有明显出血，表现为全身多部位出血，甚至出现口腔颊黏膜血疱和视物模糊（眼底出血），后两者常是颅内出血的先兆。

临床上以血小板减少性紫癜为主要表现的疾病主要是特发性血小板减少性紫癜（ITP），属于免疫性血小板减少性紫癜。ITP的主要临床表现包括：①出血倾向；②乏力；③长期出血者可有与出血量平行的慢性失血性贫血（亦即缺铁性贫血）。

三、治疗原则

1. 首次诊断ITP的治疗

（1）首选糖皮质激素：首选口服醋酸泼尼

松,每天用量开始为1~1.5mg/kg,一次顿服。

(2)脾切除:是治疗本痛的有效方法之一。

(3)免疫抑制剂治疗:一般不作为首选治疗。

(4)其他药物。

2. 急症处理

(1)适用于:①血小板$< 20 \times 10^9$/L;②伴有严重、广泛出血者;③疑有或已发生颅内出血者;④近期将实施手术或分娩者。

(2)治疗措施:①血小板成分输注;②静脉滴注大剂量免疫球蛋白;③静脉注射糖皮质激素。

第三节 甲状腺功能亢进症

一、概述

甲状腺功能亢进症(简称甲亢)是由多种原因引起甲状腺激素合成和分泌过多所致的一组临床综合征。以高代谢综合征及甲状腺肿大为主要表现。

二、临床表现

1. 甲状腺毒症表现 即高代谢症状及各系统的症状和体征。

(1) 高代谢症状：多食善饥、怕热多汗、皮肤潮湿、疲乏无力、体重显著下降等。

(2) 精神神经系统：多言好动、紧张焦虑、焦躁易怒、失眠不安、思想不集中、记忆力减退、双手震颤等。

(3) 心血管系统：心悸、气短、心动过速、第一心音亢进、收缩压升高、舒张压降低、脉压增大。合并甲亢性心脏病时，出现心律失常、心脏增大和心力衰竭等表现。

(4) 消化系统：稀便，排便次数增加；重者可以有肝大、肝功能异常。

(5) 肌肉骨骼系统：主要是甲亢性周期性瘫痪，病变主要累及下肢，有低钾血症。

(6) 造血系统：周围血淋巴细胞比例增加，单核细胞增加，但是白细胞总数减低；可以伴发血小板减少性紫癜。

(7) 生殖系统：女性月经减少或闭经，男性阳痿。

2. 甲状腺肿 甲状腺呈弥漫性对称性肿大，质地中等，无压痛，上、下极可触及震颤，闻及血管杂音。

3. 眼征

(1) 单纯性突眼（干性、非浸润性、良性突眼），仅眼球轻度突出，眼裂增宽，瞬目减少。

（2）浸润性突眼（水肿性、恶性突眼），恢复较困难，眼球明显突出。

4. 胫前黏液性水肿 多发生在胫骨前下 1/3 部位，皮损大多为对称性。

三、诊断

1. 甲状腺功能亢进症（甲亢）的诊断 ①有高代谢症状和体征；②甲状腺肿大；③血清总甲状腺素（TT_4）和血清游离甲状腺素（FT_4）增高、TSH减低。具备以上三项诊断即可成立。T_3型甲亢仅血清总三碘甲腺原氨酸（TT_3）增高。

2.Graves 病的诊断 ①甲亢诊断成立；②甲状腺肿大呈弥漫性，少数患者可以无甲状腺肿大；③伴浸润性突眼；④胫前黏液性水肿；⑤TRAb、TSAb、TPOAb、TGAb 阳性。以上标准中，①②项为诊断必备条件，其他三项为诊断辅助条件。

四、治疗原则

1. 抗甲状腺药物（ATD） 是甲亢的基础治疗，也用于手术和放射碘（^{131}I）治疗前的准备阶段。常用的 ATD 分为硫脲类和咪唑类两类，硫脲类包括丙硫氧嘧啶、甲硫氧嘧啶，咪唑类包括甲巯咪唑（他巴唑）、卡比马唑，比较常用的是丙硫氧嘧啶和甲巯咪唑。

2. ^{131}I 治疗　妊娠和哺乳期妇女禁用。

3. 手术治疗　通常为甲状腺次全切除术。主要并发症是甲状旁腺损伤导致甲状旁腺功能减退和喉返神经损伤。

4. 其他治疗　①碘剂；② β 受体拮抗剂：通常用普萘洛尔。

第四节　甲状腺功能减退症

一、概述

甲状腺功能减退症（简称甲减）是由于甲状腺激素分泌及合成不足或周围组织对甲状腺激素缺乏反应所引起的临床综合征。90% 以上为甲状腺本身疾患所致原发性（甲状腺性）甲减。功能减退起始于胎儿期或新生儿期称呆小病（克汀病），神经系统及脑发育障碍突出，一般不可逆转。

二、诊断

1. 典型患者　根据黏液水肿面容（虚肿、呆滞、淡漠、苍白，语音不清、嘶哑，鼻、唇、舌肥大增厚，毛发稀疏干燥、眼眉外 1/3 脱落，皮肤干、粗、厚、脱屑）及其他临床表现，结合甲状腺功能检查即可诊断。

2. 甲状腺功能检查 包括：①TT_4、TT_3、FT_4、FT_3降低，TT_4、FT_4较TT_3、FT_3先降低，而且更明显。②血TSH增高是原发性（甲状腺性）甲减最敏感的诊断指标，亚临床期仅TSH增高；血TSH减低或正常应考虑继发性（垂体性或下丘脑性）甲减。

3. 病变部位

（1）原发性（甲状腺性）甲减的病变部位在甲状腺。

（2）继发性（垂体性或下丘脑性）甲减又称中枢性甲减。

三、治疗原则

1. 一旦甲减确诊，即应给予甲状腺制剂替代治疗。永久性甲减需要终生服药。

（1）替代治疗：①首选左甲状腺素（L-T_4），可在体内转换成T_3，T_4的半衰期为7天。②甲状腺片。

（2）对症治疗：对贫血明确者，可根据贫血类型分别或联合补充铁剂、维生素B_{12}、叶酸等。

2. 黏液性水肿性昏迷的治疗 一经确诊，立即抢救和转诊。抢救的措施包括：①补充甲状腺激素：首选T_3缓慢静脉注射。②氢化可的松200～300mg/d，持续静脉滴注。③保暖给氧，保证呼吸道通畅。④保持水、电解质平衡。⑤维持血压，控制感染，治疗原发疾病，禁用镇静、麻醉剂等。

第五节 糖尿病

一、概述

糖尿病是一组由多病因引起的以糖代谢紊乱为主要表现的临床综合征。

1999年WHO根据病因将糖尿病分为4种类型：

1. 1型糖尿病 由于胰岛β细胞破坏导致胰岛素绝对缺乏引起。青少年患者较多见，起病急。

2. 2型糖尿病 患者均有不同程度的胰岛素抵抗和胰岛素分泌缺陷，多见于成年人。

3. 其他特殊类型糖尿病。

4. 妊娠糖尿病。

二、临床表现

1. 一般症状 典型表现为多尿、多饮、多食和体重减轻（"三多一少"），常伴有软弱、乏力，许多患者有皮肤瘙痒，易生疖、痈，肢体出现麻木、疼痛，女性患者有外阴瘙痒等。

2. 糖尿病并发症

（1）急性严重代谢紊乱。

（2）感染：常见皮肤化脓性感染（疖、痈）、肺结核、肾盂肾炎、胆道感染、齿槽脓肿和真菌感染（足癣、甲癣、体癣、阴道炎）等。

（3）慢性并发症

1）大血管病变：心脑血管疾病是2型糖尿病患者最主要的死亡原因。

2）糖尿病肾病：主要表现为蛋白尿、水肿及高血压。

3）糖尿病神经病变。

4）糖尿病性视网膜病变：是导致患者失明的主要原因之一。

5）糖尿病足。

三、诊断

糖尿病的诊断由血糖水平决定，且依据静脉血浆血糖而不是毛细血管血的血糖检测结果。尿糖阳性是诊断糖尿病的重要线索，但不作为糖尿病诊断指标。

表 3-21　糖尿病诊断标准（WHO，1999）

1. 糖尿病的症状 [a] 加随机血糖 [b] ≥ 11.1mmol/L（200mg/dL）
2. 空腹血糖（FPG）≥ 7.0mmol/L（126mg/dL）[c]
3. OCTT 2 小时血糖（2h PBG）≥ 11.1mmol/L（200mg/dL）

注：[a] 糖尿病的典型症状包括多饮、多食、多尿和不明原因的体重下降；[b] 随机血糖是指任意时间的血糖，不能诊断空腹血糖受损（IFG）或糖耐量异常（IGT）；[c] 空腹血糖是指至少 8 小时未摄取能量。

另外，所有血糖均为静脉血浆葡萄糖；血糖值达诊断标准但无糖尿病症状者，需另日重复血糖测定；儿童糖尿病的诊断标准同成人。

四、治疗原则

特别强调早诊断、规范化长期综合治疗、治疗措施个体化的原则。

治疗原则包括：糖尿病教育、饮食治疗、运动治疗、合理用药及自我监测，即所谓"五驾马车"，缺一不可。

1. 对患者和家属进行教育　是糖尿病重要的基本治疗措施之一。

2. 饮食治疗　是基础治疗。

3. 运动治疗。

4. 药物治疗

（1）口服降糖药

1）双胍类药物：二甲双胍单独使用不导致低血糖。主要副作用为胃肠道反应。禁用于肝肾功能不全、严重感染、缺氧或接受大手术的患者。

2)磺脲类药物:常用药物有格列本脲、格列齐特、格列吡嗪、格列喹酮和格列美脲等,主要通过增加胰岛素的分泌来降低血糖。

3)格列奈类药物:常用药物有瑞格列奈和那格列奈,其特点为吸收快、起效快、作用时间短。

4)α-葡萄糖苷酶抑制剂:常用药物有阿卡波糖和伏格列波糖,可降低餐后高血糖,适用于以餐后高血糖为主要表现的患者。

(2)胰岛素治疗

1)适应证:①1型糖尿病;②2型糖尿病,口服降糖药效果不良;③糖尿病急性并发症;④合并重症感染;⑤大手术前后;⑥伴较重糖尿病慢性并发症;⑦糖尿病患者妊娠或妊娠期糖尿病患者;⑧全胰腺切除引起的继发性糖尿病,营养不良相关性糖尿病。

2)不良反应:胰岛素和胰岛素类似物的常见不良反应是低血糖。

3)胰岛素保存:必须贮存在2~8℃,最好放在冰箱保鲜层。

5.自我监测 主要是指血糖检测。

第六节 血脂异常

一、概述

血脂异常是指循环血液中的脂质或脂蛋白的组成成分浓度异常。通常是指血浆总胆固醇（TC）升高、低密度脂蛋白胆固醇（LDL-C）升高、甘油三酯（TG）升高和高密度脂蛋白胆固醇（HDL-C）低下。

二、治疗原则与预防

1. 治疗原则 治疗血脂异常的目的是防控急性心脑血管疾病，减低心肌梗死、缺血性脑卒中和冠心病的死亡风险。治疗的主要原则：①临床上应根据个体ASCVD危险程度，决定是否启动药物治疗。②降低LDL-C水平作为防控ASCVD危险的首要靶点。③调脂治疗需要设定目标值，极高危者LDL-C < 1.8mmol/L，高危者LDL-C < 2.6mmol/L，中危和低危者LDL-C < 3.4mmol/L。④LDL-C基线值较高不能达到目标值者，LDL-C至少降低50%；极高危者LDL-C在基线值以内者，LDL-C仍应降低30%左右。

2. 防治措施

(1) 非药物治疗：防治血脂异常首先从改变不健康的生活习惯入手。非药物治疗既是预防措施，也是所有血脂异常患者的基础治疗。

(2) 药物治疗：非药物治疗不能达标者，应考虑药物治疗。药物治疗主要以减低低密度脂蛋白胆固醇（LDL-C）为主。

1) 他汀类。

2) 贝丁酸类：严重肝肾疾病者禁用。常用药物有非诺贝特、吉非贝齐等。

3) 烟酸类：大剂量时有降脂作用，主要降低血清TG、TC、VLDL-C和LDL-C。溃疡病、痛风和肝功能不全者禁用。

第六单元 精神、神经系统

第一节 脑血管疾病

短暂性脑缺血发作

一、概述

短暂性脑缺血发作（TIA）是指脑的短暂性血液供应不足并出现脑功能障碍系列症状的急

性脑血管病。

二、临床表现

1. 发病年龄及病因 多在 50 岁以上。<u>动脉粥样硬化是最重要的原因</u>。

2. 发病形势 有局灶性神经功能缺失，发作多在 <u>24 小时内恢复，无后遗症</u>。可反复发作，间隔时间不等。

3. 局灶性神经功能缺失症状。

三、诊断（鉴别诊断）

1. 有上述典型 TIA 临床表现，但多无意识障碍和颅内压增高。

2. 脑 CT 和磁共振检查正常或可见腔隙性梗死灶。

鉴别诊断：常见的脑血管疾病的鉴别诊断，见表 3-22。

表 3-22 几种常见的脑血管疾病的鉴别诊断

鉴别要点	TIA	脑血栓形成	脑栓塞	脑出血
发病年龄	老年多见	老年多见	青、中年	中、老年

续表

鉴别要点	TIA	脑血栓形成	脑栓塞	脑出血
主要病因	动脉硬化斑块及附壁血栓的微栓子脱落、脑血管痉挛、颈椎病动脉受压	脑动脉硬化、动脉内膜炎、脑血管腔变窄,于血流减慢时形成血栓	风湿性心瓣膜病、亚急性感染性心内膜炎、大动脉硬化斑块脱落、心肌病及心房颤动左房血栓脱落	高血压及动脉硬化、血压突然升高引起动脉破裂
发病形势	突然发作,每次发作持续数分钟到数小时,24小时内完全恢复	发病稍慢,多于睡眠或安静状态下发生,症状于1~2天才达高峰	最急,发病时间不定	急骤,多在活动或情绪激动时发生
意识状态	短暂性或一过性意识丧失或跌倒发作	清醒或有轻度意识模糊	昏迷较轻,且易恢复	昏迷较深,多呈持续性
瘫痪	单肢无力或轻度偏瘫	最常见	单瘫或不完全偏瘫	最常见
脑膜刺激征	无	少见	少见	多见
抽搐	可有	少见	间有	间有
颅内压增高	无	少见	间有	多有

续表

鉴别要点	TIA	脑血栓形成	脑栓塞	脑出血
脑脊液	压力正常，清亮	压力正常或稍高，清亮	压力正常或稍高，清亮	压力高，多为血性
头颅CT	可有（或无）小的低密度区	脑实质内低密度病灶	脑实质内低密度病灶	脑实质内高密度病灶

四、治疗原则

1. 积极治疗危险因素。

2. 抗血小板药物。

3. 扩容治疗 常用药物有低分子右旋糖酐。

4. 抗凝治疗 常用药物有肝素、双香豆素、藻酸双酯钠等。

5. 扩血管治疗 可选用培他定、桂利嗪、氟桂利嗪（西比灵）等。

6. 活血化瘀中药 丹参、川芎、桃仁、红花等。

7. 脑CT检查发现有微小脑梗死病灶者按脑梗死治疗。

脑梗死

脑梗死是指各种原因所致的局部脑组织区域血液供应障碍，导致脑组织缺血、缺氧、坏死，出现相应神经功能障碍的一类疾病，包括脑血栓形成、脑栓塞和腔隙性脑梗死。

一、概述

脑血栓形成的常见原因为脑动脉粥样硬化。

脑栓塞的常见原因有：①心源性栓子：以风湿性心瓣膜病伴心房颤动附壁血栓脱落最常见；②非心源性栓子。

二、临床表现

1. 脑血栓形成　多见于50～60岁以上患有动脉硬化的老年人，常在安静或休息状态下发病。多有局灶性神经症状和体征，如对侧偏瘫、偏身感觉障碍、偏盲、眩晕、复视、眼球震颤、吞咽困难、构音障碍、共济失调、交叉性瘫痪等。在1～3天内症状达高峰。患者通常意识清晰。

2. 脑栓塞　中、青年多见，多有栓子来源的原发病史。发病急骤，症状多在数分钟或短时间内达到高峰。症状及体征与脑血栓形成相似，但症状较重。

3. 腔隙性脑梗死　多见于中、老年人，常有高血压和（或）TIA病史。突然起病，出现一过性或局灶性神经症状，也可无症状。体征少，恢复较完全，预后好。

三、诊断

1. 典型的临床表现。

2. 影像学检查　①CT检查：发病24～48小时后脑梗死病变区密度减低。②MRI检查：对脑梗死的诊断好于CT检查，且较敏感。③数字减影（DSA）检查：是脑血管病变检查的"金标准"。

3. 脑脊液检查　压力可轻度增高，生化及细胞学检查多为正常。

四、治疗原则

1. 一般治疗　特别注意调整血压，使其不可过高或过低而影响局部脑血流量。

2. 控制脑水肿　急性期或重症患者应给予脱水降颅压治疗，常用药物有20%甘露醇。

3. 改善脑血液循环　①溶栓治疗：脑梗死早期6小时以内的患者可进行溶栓治疗。②降纤治疗：脑梗死早期，特别是12小时以内者可选择降纤治疗。③抗凝治疗。④抗血小板药物。⑤扩容。

4. 脑神经营养、代谢药及脑神经保护剂。

5. 中医药治疗。

五、预防

引起脑血栓形成和腔隙性脑梗死的主要原因是动脉粥样硬化,在预防上以调血脂和抗血小板治疗为主,建议适当使用他汀类药物和小剂量肠溶阿司匹林。对于脑栓塞的预防措施主要是防治各种原发病,特别是各种心脏疾病,以消除栓子来源。

脑出血

一、概述

脑血管壁病变、血液凝固功能障碍及血流动力学改变等因素所导致的非创伤性脑实质内出血称为自发性脑出血。以高血压性脑出血最为常见。

二、临床表现

1. 一般表现 多在50～70岁发病,常有高血压病史,通常在情绪激动、酒后、体力劳动、气候变化等时发病。大多数病例无预兆,数分钟到数小时症状达到高峰。

2. 出血大多位于内囊-基底节区。①壳核出血可出现典型"三偏"综合征。②丘脑出血。③脑桥出血。④小脑出血。

三、诊断

有高血压病史的中老年患者，突发剧烈头痛、呕吐、失语、偏瘫等，均应考虑到高血压性脑出血。脑CT检查是首选检查，可见出血区呈高密度影，周围有低密度水肿带。脑血管造影有助于排除颅内动脉瘤、脑动静脉畸形及其他引起自发性脑出血的病变。

四、治疗原则

1. 保持安静和卧床休息。

2. 保持呼吸道通畅　侧卧位，便于口腔分泌物自行流出和防止舌后坠。呼吸道分泌物及痰液过多者，必要时做气管切开。

3. 保持营养和水、电解质平衡。

4. 降低颅内压　常用药物有20%甘露醇、25%山梨醇或甘油制剂。

5. 调整血压　原则上降压不宜过低、过快，维持血压在略高于发病前水平为宜。

6. 防治并发症。

7. 外科治疗　脑出血量在30mL以上，或者有偏瘫、昏迷等情况时应行手术治疗。早期手术清除血肿，有利于抢救患者生命并减少并发症及后遗症的出现。

8. 微创血肿清除术。

蛛网膜下腔出血

一、概述

蛛网膜下腔出血（SAH）是指颅内血管破裂后，血液流入蛛网膜下腔所致。引起SAH的病因主要是颅内动脉瘤和动静脉畸形，其中以动脉瘤最为常见。

二、临床表现

青壮年常见。发病前常有明显诱因，多数是突然发病，表现为剧烈全头痛、意识障碍、呕吐、脑膜刺激征及血性脑脊液。

三、诊断

诊断要点包括：①突发剧烈头痛及呕吐；②脑膜刺激征阳性，伴或不伴有意识障碍；③无局灶性定位体征；④血性脑脊液；⑤脑CT证实脑池和蛛网膜下腔有血样高密度征象。

四、治疗原则

该病患者应绝对卧床休息，避免情绪激动和用力，维持水和电解质平衡，保持生命体征稳定。控制血压在正常或稍偏低水平，控制颅内压增高可用20%甘露醇和呋塞米（速尿），止血药可用6-氨基己酸、止血芳酸、止血敏等，防止和治疗脑血管痉挛可使用尼莫地平。对于动脉瘤引起的出血可采用外科手术或介入治疗。

第二节 癫痫

一、临床表现

癫痫系由多种原因引起的脑部神经元群阵发性异常放电所致的发作性运动、感觉、意识、精神、自主神经功能异常的一种疾病。临床表现如下：

（一）全面性发作

1. 强直-阵挛性发作 又称大发作。按其发展过程可分如下三期：

（1）先兆期。

（2）痉挛期：首先为强直性发作（强直期），表现为突然尖叫一声，跌倒在地，眼球向上凝视，瞳孔散大，全身肌肉强直，上肢伸直或屈曲，手握拳，下肢伸直，头转向一侧或后仰，口吐白沫，大小便失禁等，持续1分钟左右。

（3）痉挛后期：患者进入昏睡、昏迷状态，然后逐渐清醒。

2. 失神发作 ①典型失神发作：又称小发

作，儿童期起病，青春期前停止发作。临床表现为突发突止的意识障碍，事后对发作时的情况无记忆。②非典型失神发作。

3. 强直性发作 多见于有脑部损害的儿童，表现为全身或局部肌肉强烈持续的强直性收缩，伴短暂意识丧失，头、眼和肢体固定在某一位置，以及面部发青、瞳孔散大等。

4. 阵挛性发作 主要发生于婴幼儿，表现为重复阵挛性抽动及意识丧失，持续一至几分钟。

5. 肌阵挛发作 是一种突发、短暂的闪电样肌肉收缩，不伴或伴短暂意识障碍。

6. 失张力性发作 突然出现短暂意识障碍，肌张力丧失，姿势不能维持而跌倒。发作后立即清醒和站起。

（二）部分性发作

1. 简单部分性发作 又称局限性发作。无意识障碍的运动、感觉和自主神经症状的发作。

2. 复杂部分性发作 又称精神运动性癫痫。伴有意识障碍的部分性发作。

3. 部分性发作继发泛化。

（三）癫痫持续状态

癫痫持续状态是指反复癫痫发作，发作之间意识未完全恢复，或一次发作持续30分钟以上未能自行停止。任何发作类型均可出现癫痫持续状态，在脑电图（EEG）上表现为持续性痫样放电，其中以<u>全面性强直-阵挛性发作持续状态最为常见和危险</u>，是最常见的临床急症之一。

二、诊断

1. 病史　是诊断癫痫的主要手段之一。
2. 脑电图（EEG）检查　EEG发现棘-慢波、棘波等电活动是诊断癫痫的客观指标。
3. 排除其他发作性疾患。

三、治疗原则

（一）病因治疗
（二）药物治疗

抗癫痫药物的使用原则：<u>根据类型选择药物，尽可能使用一种药物，个体化用药，规则用药，坚持长期用药，禁止突然停药</u>。

1. 发作期的治疗

（1）一般治疗：全身强直-阵挛性发作时，首先应保持呼吸道通畅，同时在上、下牙齿之间垫软物，以防唇舌咬伤。

（2）<u>迅速控制抽搐</u>：可选用地西泮、异戊巴比妥钠、10%水合氯醛等。

（3）<u>减轻脑水肿</u>：可用20%甘露醇、呋塞米20~40mg或10%甘油果糖利尿脱水，以减轻脑水肿。

（4）其他：维护呼吸道通畅，注意循环功能，纠正水、电解质及酸碱平衡紊乱，控制高热及感染等。

2. 发作间歇期的处理 ①根据发作类型继续使用抗癫痫药物，<u>大发作首选丙戊酸钠、卡马西平</u>；<u>部分发作首选卡马西平</u>；<u>失神发作首选乙琥胺、丙戊酸钠</u>。②<u>尽量单药治疗，联合用药时不超过两种</u>。③<u>坚持长期规律治疗，一般需要控制发作后再维持 1～2 年</u>。④<u>停药前先逐渐减量</u>。⑤严密观察用药期间的不良反应。

第三节 精神分裂症

临床表现

1. 感知觉障碍　最突出的是幻觉，包括幻听、幻视、幻嗅、幻味及幻触等，而<u>幻听最为常见</u>。

2. 思维障碍　主要包括思维形式障碍和思维内容障碍。<u>思维内容障碍以妄想最为常见</u>。

3. 情感障碍　<u>情感淡漠及情感反应不协调</u>是患者最常见的情感症状。

4. 意志和行为障碍。

5. 认知功能障碍。

第四节 抑郁症

一、概述

抑郁症是精神科最常见的精神障碍之一,是以情绪低落、兴趣缺乏、乐趣丧失(快感缺乏)、精力下降为核心临床表现的一组心境障碍的统称。

二、临床表现

1. 核心症状

(1) <u>情绪低落</u>:情绪的基调是低沉、灰暗的。

(2) <u>兴趣缺乏</u>。

(3) <u>乐趣丧失</u>:是指患者无法从生活中体验到乐趣。

2. 思维与认知症状 思维或注意的能力降低,自我评价和自信降低,自责、自罪观念,无望、无助、无用感。在此心境和认知基础上,常伴有自杀观念或自杀企图。

3. 生物学相关症状 性欲、食欲改变,体重下降,睡眠紊乱,精神运动性迟滞,严重者可达到木僵程度。

4. 伴随症状 焦虑是最常见的伴随症状。

第七单元 运动系统

第一节 颈椎病

一、概述

颈椎病，指因颈椎间盘退变及其继发性改变刺激或压迫邻近组织，并引起各种症状和体征者。

颈椎病的发生与颈椎的解剖特点和生理功能有直接关系。颈椎间盘退行性变化是颈椎病发生发展最基本和主要的改变。

二、分型

颈椎病临床上可分为神经根型、脊髓型、椎动脉型、交感神经型等。

（一）神经根型颈椎病

1.临床表现和诊断

（1）症状：首发症状多为颈肩痛，后放射到前臂和手指，轻者为持续性酸胀痛，重者可为剧痛。

（2）体征：颈部活动受限，颈项肌肉紧张，受累节段多可找到压痛点。臂丛神经牵拉试验阳性、压头试验阳性。

（3）影像学检查：X线检查可发现节段性不稳、颈椎生理弧度改变、钩椎关节增生、椎间孔狭窄（斜位片较明显）；CT和MRI检查可见椎间盘突出，椎管及神经根管狭窄及神经受压情况。

2. 治疗

（1）避免和消除各种诱发因素。

（2）症状较重者可用颈围保护或牵引，以平卧位小重量颌枕带牵引为宜。

（3）理疗和按摩。

（4）药物治疗。

（二）脊髓型颈椎病

1. 临床表现和诊断

（1）症状：主要症状为四肢麻木、无力、僵硬不灵活。

（2）体征：感觉减退、肌力减弱、肌张力增高、反射亢进、锥体束征阳性、胸式呼吸减弱、腹壁反射和提睾反射减弱或消失。

（3）影像学检查：X线片可显示颈椎管矢状径狭窄、椎间隙变窄、椎体边缘骨质增生、后纵韧带骨化等。磁共振检查（MRI）可显示脊髓受压的部位、程度和脊髓有无变性改变。CT扫描对颈椎管骨性改变显示较好。

2. 治疗 非手术治疗，仅适用于早期轻症患者。

(三) 椎动脉型颈椎病

1. 临床表现和诊断

(1) 症状：头颅旋转引起眩晕是本病的特点。

(2) 影像学检查：X线片可发现钩椎关节增生、椎间孔狭小、失稳征象。椎动脉造影可发现椎动脉扭曲或狭窄。椎动脉磁共振检查可显示椎动脉受压、扭曲或狭窄。

2. 治疗 非手术治疗为本病的基本疗法。

(四) 交感神经型颈椎病

临床表现和诊断

(1) 五官症状：视物模糊、眼后部胀痛、流泪、瞳孔扩大或缩小、耳鸣、耳聋等。

(2) 头颈部症状：头痛、偏头痛、三叉神经痛、枕大神经痛及头晕等。

(3) 心动过速或过缓、心前区疼痛、血压增高、四肢发冷。

第二节 粘连性肩关节囊炎

一、临床表现及诊断

本病有自限性，病程一般在6~24个月，可自愈。本病多见于中老年患者，女性多于男性，左侧多于右侧。肩关节各个方向主动活动和被动活动均有不同程度受限，以外旋、外展和内旋后伸最重。MRI见关节囊增厚，可有渗出，对鉴别诊断意义较大。

二、治疗原则

治疗的目的是缓解疼痛，恢复功能，避免肌肉萎缩。

1. 早期给予理疗、针灸、适度推拿按摩可改善症状。

2. 痛点局限时可给予痛点局部封闭，能明显缓解症状。

3. 疼痛持续、夜间难以入睡时，可短期服用非甾体抗炎药。

4. 无论病程长、短，症状轻、重，均应每日进行肩关节的主动活动，活动以不引起剧烈疼痛为限。

第三节 类风湿关节炎

类风湿关节炎是慢性全身性自身免疫性疾病，主要侵及各关节，呈多发性对称性的慢性炎症，同时其他器官或组织也可受累。多见于温带及寒带地区。

一、临床表现与诊断

1. 临床表现 多发生在 20～45 岁，女性多见。受累关节以近端指间关节、掌指关节、腕、肘、肩、膝和足趾关节最为多见。关节炎常表现为对称性、持续性肿胀和压痛，晨僵常长达 1 小时以上。最为常见的关节畸形是腕和肘关节强直、掌指关节的半脱位、手指向尺侧偏斜和呈"天鹅颈"样表现。

2. 症状和体征

（1）关节肿胀：绝大多数患者是以关节肿胀开始发病的。手指近端指间关节的梭形肿胀是类风湿患者的典型症状之一。

（2）关节疼痛与压痛：关节疼痛的轻重通常与其肿胀的程度相平行，关节肿胀愈明显，疼痛愈重，甚至剧烈疼痛。

（3）晨僵：95% 以上的患者出现晨僵，起床后经活动或温暖后症状可减轻或消失。

（4）关节摩擦音：检查关节运动时常可听到细小的捻发音或有握雪感，表明关节存在炎症。以肘、膝关节为典型。

（5）多关节受累：受累关节多为双侧性、对称性。掌指关节或近侧指间关节常见。

（6）关节活动受限或畸形：晚期关节出现不同程度畸形，如手指的鹅颈畸形，掌指关节尺偏畸形，膝关节内、外翻畸形等。

3. 实验室检查 常有贫血、血沉加快。血清类风湿因子的滴度较高。

4.X线表现 早期仅表现为关节软组织的梭形肿胀与骨端部位的骨质疏松。继而在关节囊或肌腱附着处的骨端边缘出现边界比较清楚的小圆形骨质破坏缺损，这是滑膜病变继发侵犯骨骼的结果。随着病变的进一步发展，关节软骨和骨质破坏，出现关节间隙变窄、关节畸形和关节强直。

5. 诊断 依据美国风湿病协会制定的标准，确诊类风湿关节炎最少需符合下述两个标准，如符合四个以上标准，则诊断为典型的类风湿关节炎。

（1）晨僵最少6周。

（2）三个关节以上的肿痛最少6周，手关节肿胀最少6周，关节的对称性肿胀最少6周。

（3）类风湿结节。

（4）血清类风湿因子阳性。

（5）典型的放射性检查结果。

二、治疗

1.非甾体抗炎药物 能缓解疼痛、减轻多种致炎因子对组织的损害。可长期应用，但应注意防治胃肠道黏膜损害等副作用。

2. 免疫抑制疗法。

3. 肾上腺皮质激素 对减轻症状疗效显著，但副作用大。

4. 中药治疗。

5. 康复及物理疗法。

第四节 骨关节炎

骨关节炎为关节的变性而非炎症。

一、临床表现及诊断

骨关节炎呈慢性进展，逐渐加重。受累关节疼痛、僵直、活动障碍。疼痛在活动时加重，休息后可减轻。

二、治疗原则

治疗目的是缓解或解除疾病，延缓关节退变，最大限度地保持和恢复患者的日常生活。

1. 非药物治疗 对于初次就诊且症状不重的骨关节炎患者，非药物治疗是首选的治疗方式。

2. 药物治疗

（1）局部药物治疗：首先可选择非甾体抗炎药（NSAIDs）的乳胶剂、贴剂和擦剂等局部外用药。

（2）全身镇痛药物。

（3）关节腔药物注射：①注射透明质酸钠；②糖皮质激素：<u>不主张随意选用关节腔内注射糖皮质激素，更反对多次反复使用，一般每年最多不超过 3～4 次。</u>

第八单元　小儿疾病

第一节　先天性心脏病

一、概述

先天性心脏病简称先心病，系胎儿时期心脏及大血管发育异常所致的先天畸形，是小儿最常见的心脏病。<u>各类先天性心脏病的发病情况以室间隔缺损最多。法洛四联症则是存活的发绀型先天性心脏病中最常见的。</u>

二、临床表现、诊断与鉴别诊断

几种常见先天性心脏病的临床表现、诊断与鉴别诊断，见表 3-23。

表 2-23　先天性心脏病临床表现、诊断与鉴别诊断

	房间隔缺损	室间隔缺损	动脉导管未闭	法洛四联症
分类	左向右分流型	左向右分流型	左向右分流型	右向左分流型
症状	一般发育落后，乏力，活动后心悸气短，咳嗽，出现肺动脉高压时有青紫	同左	同左	发育落后，乏力，青紫（吃奶及哭闹时重），蹲踞，可有阵发性的晕厥
心脏体征 杂音部位	左第2、3肋间近胸骨旁	第3、4肋间	第2肋间	第2、4肋间
心脏体征 杂音的性质和响度	2～3级收缩期吹风样杂音，传导范围较小	2～5级粗糙的全收缩期杂音，传导范围广	2～4级连续性机器样杂音，向颈部传导	2～4级喷射性收缩期杂音，传导范围较广
心脏体征 P₂	亢进，分裂固定	亢进	亢进	减低
心脏体征 震颤	一般无	有	有	可有
X线检查 房室增大	右心房、右心室大	左、右室大，左心房可大	左心室大，左心房可大	右心室大，心尖上翘，呈靴形
X线检查 肺动脉段	凸出	凸出	凸出	凹陷
X线检查 肺野	充血	充血	充血	清晰
X线检查 肺门舞蹈	有	有	有	无

三、转诊

1. 房间隔缺损 < 3mm 的多在 3 个月内自然闭合，> 8mm 的一般不会自然闭合。

2. 室间隔缺损的自然闭合率可达 30% 左右，闭合多发生在 7 岁以内，以 1 岁以内婴儿多见。

3. 动脉导管未闭多在生后 10~15 小时内在功能上关闭，2~3 个月解剖上关闭。

4. 法洛四联症内科治疗应鼓励经常饮水。尽量保持患儿安静。

上述需外科手术治疗或者介入治疗者应转诊至有相应条件的医疗机构。

第二节 小儿腹泻

一、概述

小儿腹泻或称腹泻病，是一组由多病原、多因素引起的以大便次数增多和大便性状改变为特点的消化道综合征，是我国婴幼儿最常见的疾病之一。6个月~2岁婴幼儿发病率高，是造成小儿营养不良、生长发育障碍甚至死亡的主要原因之一。寒冷季节的婴幼儿腹泻 80% 由病毒感染引起。轮状病毒是婴幼儿秋冬季腹泻的最常见病原。

二、临床表现

1. 临床根据病程分为

(1) 急性腹泻：连续病程在 2 周以内。

(2) 迁延性腹泻：病程 2 周～2 个月。

(3) 慢性腹泻：病程 2 个月以上。

2. 急性腹泻的共同临床表现

(1) 轻型腹泻：大便次数增多但一般不超过 10 次/日，且每次量不多，为黄色或黄绿色水样便，粪质不多伴少量黏液。患儿精神尚好，多在数日痊愈。

(2) 重型腹泻：多由肠道内感染引起。有明显的脱水、电解质紊乱和全身感染中毒症状。

(3) 脱水。

表 3-24　不同程度脱水的临床表现与判断标准

指标	轻度脱水	中度脱水	重度脱水
失水量 (%) (mL/kg)	< 5% (30～50)	5%～10% (50～100)	> 10% (100～120)
精神状态	稍差，略烦躁	萎靡，烦躁	淡漠，昏睡，昏迷
皮肤、黏膜	稍干燥，弹性好	明显干燥，弹性差	极干燥，弹性极差，花纹
前囟、眼窝	稍凹陷	明显凹陷	深度凹陷
四肢末梢循环	温暖	稍凉	厥冷
血压	正常	正常	下降
休克征	无	无	有

续表

指标	轻度脱水	中度脱水	重度脱水
眼泪	有泪	泪少	无泪
尿量	稍减少	明显减少	极少或无尿

（4）酸中毒：精神不振、唇红、呼吸深大、呼出气凉而有丙酮味。

（5）电解质紊乱。

三、诊断

可根据发病季节、病史（包括喂养史和流行病学资料）、临床表现和粪便检查作出临床诊断。必须判定有无脱水（程度及性质）、电解质紊乱和酸碱失衡。肠道内感染的病原学诊断比较困难。

四、治疗原则（液体疗法）

急性腹泻多注意维持水、电解质平衡及抗感染；迁延及慢性腹泻则应注意调整肠道菌群及饮食疗法。

1. 急性期腹泻的治疗

（1）饮食疗法：应强调继续进食以预防水、电解质、酸碱平衡紊乱和营养不良。

（2）液体疗法：脱水往往是急性腹泻的主要死因，合理的液体疗法是降低病死率的关键。

1）口服补液：口服补液盐（ORS）传统配方：张力约为 2/3 张。ORS 低渗配方：张力约为 1/2 张。

2）静脉补液。

（3）药物治疗

1）控制感染。

2）肠道微生态疗法。

3）肠黏膜保护剂。

4）避免使用止泻剂。

5）补锌治疗。

2. 对迁延性和慢性腹泻的治疗 积极寻找引起病程迁延的原因，针对病因进行治疗。切忌滥用抗生素，避免顽固的肠道菌群失调。继续喂养（进食）是必要的治疗措施，长时间禁食对机体有害。

3. 小儿液体疗法 第一天静脉补液实施方案：适用于中度以上脱水、吐泻严重或腹胀的患儿。

表 3-25　第一天静脉补液实施方案

补液阶段	补液量（mL/kg）			补液性质（液体张力）	补液速度			补液时间（h）
	轻度脱水	中度脱水	重度脱水		微量注射泵 [mL/(kg·h)]	普通一次性输液器 [gtt/(kg·min)]		
首日补液总量	90~120	120~150	150~180					24
扩容阶段	0	0	20	等张	20~40	6~12		0.5~1
快速补液阶段	总量的1/2减去扩容量			1/3~2/3张	10	3		8~10
维持补液阶段	余下的1/2总量，酌减			1/5~1/3张	5	1.5		14~16

第三节 小儿急性肾小球肾炎

一、概述

小儿急性肾小球肾炎（简称急性肾炎），指一组病因不一，临床表现为急性起病，多有前驱感染史，以血尿为主，伴不同程度的蛋白尿，可有水肿、高血压或肾功能不全等特点的肾小球疾病。以 5～14 岁多见，2 岁以下小儿罕见。

二、诊断

1. 前驱感染史　一般起病前 1～4 周有皮肤或呼吸道链球菌感染史。

2. 临床表现　急性起病，有血尿、水肿、少尿、高血压，尿常规有血尿伴不同程度蛋白尿，可见颗粒或透明管型及白细胞。

3. 血清 C_3 下降，伴或不伴 ASO 升高。

三、治疗原则

急性链球菌感染后肾炎（APSGN）为自限性疾病，无特异疗法，预后良好。

1. 休息　急性期需卧床休息 2～3 周。血沉正常可上学，但应避免重体力活动。尿检查完全正常后方可恢复体力活动。

2. 饮食 低盐饮食,严重水肿或高血压者需无盐饮食。有明显氮质血症时限蛋白并给优质动物蛋白 0.5g/(kg·d)。

3. 抗感染 有感染灶时用青霉素 10～14 天。

4. 对症治疗

(1) 利尿:水肿、少尿者可用氢氯噻嗪,无效时用呋塞米。

(2) 降血压:①硝苯地平:为首选药物;②卡托普利:与硝苯地平交替使用降压效果更佳。

5. 高血压脑病的治疗 降压:原则为选用降血压效力强而迅速的药物。首选硝普钠。

6. 严重循环充血的治疗

(1) 纠正水钠潴留,恢复正常血容量,使用呋塞米注射。

(2) 酚妥拉明,静脉滴注。

(3) 表现有肺水肿者加用硝普钠静脉滴注。

(4) 慎用洋地黄类药物:心力衰竭明显时,可小剂量应用毛花苷丙,一般 1～2 次即可,不必维持用药。

(5) 必要时行透析治疗。

7. 急性肾功能不全的治疗 严格限制水、钠摄入,保持体液平衡,控制氮质血症,无效时进行透析治疗。

第四节 营养性维生素D缺乏性佝偻病

一、概述

营养性维生素D缺乏性佝偻病是由于儿童体内维生素D不足导致钙、磷代谢紊乱,产生的一种以骨骼病变为特征的全身慢性营养性疾病。主要见于2岁以下的婴幼儿。

常见病因有:

1. 围生期维生素D不足。
2. 日光照射不足。
3. 生长速度快。
4. 维生素D摄入不足。
5. 疾病影响。

二、临床表现

本病最常见于3个月至2岁的小儿。临床上将典型的佝偻病分为4期:

1. 初期(早期) 多见于6个月以内,尤其是3个月以内的小婴儿,主要表现为神经兴奋性增高,如易激惹、烦躁、睡眠不安、夜间啼哭。此期无明显骨骼改变。

2. 活动期（激期）

（1）头部骨骼改变：①颅骨软化：主要见于3～6个月婴儿，手指轻压颞部或枕骨中央，出现乒乓球样的感觉；②方颅：多见于7～8个月患儿；③前囟增大及闭合延迟；④出牙延迟。

（2）胸部：改变多见于1岁左右小儿。①肋骨串珠；②肋膈沟；③鸡胸及漏斗胸。

（3）四肢：①腕踝畸形：多见于6个月以上小儿，腕和踝部骨骺处膨大，状似手镯或脚镯；②下肢畸形："O"形腿或"X"形腿。

（4）脊柱：脊柱后突或侧弯畸形，重症者可引起骨盆畸形，形成扁平骨盆。

（5）运动功能发育迟缓：患儿头颈软弱无力，坐、立、行等运动功能落后，腹部膨隆如蛙腹。

（6）神经、精神发育迟缓。

3. 恢复期 经适当治疗后患儿临床症状减轻或接近消失，精神活泼，肌张力恢复。

4. 后遗症期 多见于2岁以后小儿，因婴幼儿期严重佝偻病，遗留不同程度的骨骼畸形。轻、中度佝偻病治疗后很少留有骨骼改变。

三、诊断

需解决三个问题：首先，是否有佝偻病；

其次，属于哪个期；再次，是否需要治疗。正确的诊断必须依据维生素 D 缺乏的原因、临床表现、血生化及骨骼 X 线检查。血清 25-（OH）D$_3$（正常值 10～60μg/L）和 1，25-（OH）$_2$D$_3$（正常值 0.03～0.06μg/L）为可靠的早期诊断指标。血生化与骨骼 X 线检查为佝偻病诊断的"金标准"。

四、治疗原则与预防

（一）治疗目的

1. 一般治疗 坚持母乳喂养，及时添加辅食。坚持每日户外活动。

2. 补充维生素 D 制剂 治疗应以口服维生素 D 为主。

3. 补充钙剂 维生素 D 治疗期间应同时补充钙剂。主张用膳食的牛奶、配方奶、豆制品补充。

4. 恢复期和后遗症期 轻度畸形经功能锻炼可自行恢复；重度骨骼畸形者需外科手术矫治。

（二）预防

营养性维生素 D 缺乏性佝偻病是一自限性疾病。现认为确保儿童每日获得维生素 D 400IU 是预防和治疗本病的关键。

1. 胎儿期 妊娠后期适量补充维生素 D

（800IU/d）。

2. 婴幼儿期 预防的关键在于日光浴与适量维生素 D 的补充。生后 1 个月后即可让婴儿逐渐坚持户外活动，冬季也要注意保证每日 1~2 小时户外活动时间。

3. 早产儿、低出生体重儿、双胎儿 生后 1 周开始补充维生素 D 800IU/d，3 个月后改预防量；足月儿生后 2 周开始补充维生素 D 400IU/d，均补至 2 岁。

第五节 新生儿黄疸

一、概述

新生儿黄疸为新生儿期最常见的表现之一，可为生理现象，也可为多种疾病的表现。当新生儿血中胆红素超过 85μmol/L（5mg/dL），则出现肉眼可见的黄疸。部分可引起胆红素脑病（核黄疸），严重者病死率高，存活者多留有后遗症。

（一）生理性黄疸的原因

1. 胆红素生成过多。
2. 转运胆红素的能力不足。
3. 肝功能发育不成熟。
4. 胆红素肠肝循环增加。

5. 新生儿期多种因素可加重黄疸。

（二）病理性黄疸的病因

1. 胆红素生成过多。
2. 肝脏胆红素代谢障碍。
3. 胆汁排泄障碍。

二、临床表现

（一）生理性黄疸

1. 一般情况良好，不伴有其他症状。

2. 足月儿 生后2~3天出现黄疸，4~5天达高峰，5~7天开始逐渐消退，最迟不超过2周。

3. 早产儿 多于生后3~5天出现，5~7天达高峰，7~9天开始逐渐消退，最长延迟至3~4周消退。

4. 每日血清胆红素升高 < 85 μmol/L（5mg/dL），或每小时 < 0.85 μmol/L（0.5mg/dL）。

5. 血清胆红素足月儿 < 221 μmol/L（12.9mg/dL），早产儿 < 257 μmol/L（15mg/dL）。

（二）病理性黄疸

1. 黄疸出现过早 生后24小时内出现黄疸。

2. 血清胆红素程度过重 足月儿 > 221 μmol/L（12.9mg/dL）；早产儿 > 257 μmol/L（15mg/dL）或每日上升超过85 μmol/L（5mg/

dL),或每小时＞0.85μmol/L（0.5mg/dL）。

3.黄疸持续时间过长 <u>足月儿＞2周，早产儿＞4周</u>。

4.黄疸退而复现或进行性加重。

5.血清结合胆红素过高 血清结合胆红素＞34μmol/L（2mg/dL）。

第六节 小儿热性惊厥

一、概述

小儿热性惊厥，<u>首次发作年龄多于生后6个月～3岁，体温在38℃以上即突然出现惊厥。18～22个月为高峰期。绝大多数5岁后不再发作。</u>

常见病因：<u>以病毒感染最多见。70%以上与急性上呼吸道感染有关。</u>

二、临床表现

（一）单纯型热性惊厥（又称典型热性惊厥）

1.约占热性惊厥的70%。

2.多发生在6个月～5岁，5岁后少见。

3.惊厥多发生在热性疾病初期，体温骤然上升（大多在39℃）时。<u>一般一次发热性疾病</u>

病程中只发作1次，个别有2次发作。

4. 多数呈全身强直－阵挛性发作。

5. 发作时间短，持续数秒到数分钟，发作后短暂的嗜睡，意识恢复快，不伴有神经系统异常体征。

6. 发作期脑电图可轻度不对称，热退2周内脑电图恢复正常，预后良好。

7. 30%～50%的患儿有既往热性惊厥史及热性惊厥家族史。

8. 30%～50%的患儿在初次惊厥后2～3年内可有发热时再次或多次热性惊厥复发。

（二）复杂型热性惊厥

1. 约占热性惊厥的30%。

2. 小于6个月、6个月～5岁、大于5岁均可发生。

3. 一次惊厥发作持续在15分钟以上。

4. 24小时内反复发作≥2次。

5. 惊厥呈局限性或不对称性发作。

6. 可反复频繁地发作，累计发作总次数在5次以上。

三、急救措施

1. 一般措施 平放患儿，卧位，头转向侧位，确保患儿呼吸道通畅，防误吸和窒息，常规给氧，保持安静，禁止一切不必要的刺激。

2. 控制惊厥

（1）地西泮：首选。

（2）苯巴比妥：常用于热性惊厥持续状态。

3. 对症治疗 主要是降温治疗，高热者宜物理降湿，同时行药物降温，补充足够营养与液体。

第七节 常见发疹性疾病

一、概述

由病毒所致的小儿常见的急性发疹性疾病有麻疹、水痘、风疹、幼儿急疹、手足口病。

二、常见发疹性疾病

（一）麻疹

麻疹是由麻疹病毒引起的急性发疹性传染病。患者是唯一的传染源。在出疹前、后5天均有传染性。冬末春初发病多，6月龄至5岁小儿发病率最高，病后免疫力持久。其传染性很强。

1. 临床表现

（1）前驱期（出疹前期）：一般持续3～4天。麻疹黏膜斑为早期诊断的重要依据。一般在发病后2～3天，在颊黏膜第一白齿处可见麻疹黏膜斑，出疹后1~2天逐渐消失。

（2）出疹期：发热第3~4天开始出现皮疹，自耳后、发际、前额、面、颈部，自上而下蔓延至躯干、四肢，最后达手掌与足底，2~5天出齐。体温骤升，可达到40℃以上，全身中毒症状严重，重者有谵妄、抽搐（"疹出热盛"），持续3~4天。

（3）恢复期：皮疹按出疹的先后顺序逐渐消退，疹退后皮肤有糠麸样脱屑并留棕褐色色素沉着，此为后期诊断的重要依据。一般7~10天痊愈。

严重病例可并发喉炎、支气管炎、肺炎、心肌炎、脑炎、中耳炎等。肺炎是麻疹最常见的并发症。

2. 诊断 患儿发热、鼻卡他症状、眼结膜炎、口腔黏膜科氏斑，特别是出疹顺序及出疹后体温更高。

实验室检查见血白细胞总数减少，淋巴细胞相对增多。免疫荧光法查到麻疹抗原，为早期诊断依据。血清学特异性IgM增高，有早期确诊价值。

鉴别诊断，见表3-26。

表 3-26　小儿常见发疹性疾病鉴别诊断

发疹性疾病	全身症状及其他特征	皮疹特点	发热与皮疹关系
麻疹	发热、咳嗽、畏光、鼻卡他、结膜炎、Koplik 斑	红色斑丘疹,自面部—颈—躯干—四肢,退疹后有色素沉着及细小脱屑	发热 3～4 天后出疹,出诊期为发热的高峰期
风疹	全身症状轻,耳后、枕部淋巴结肿大并有触痛	面颈部—躯干—四肢,斑丘疹,疹间有正常皮肤,退疹后无色素沉着及脱屑	症状出现后 1～2 天出疹
幼儿急疹	主要见于婴幼儿,一般情况好,高热时可有惊厥,耳后、枕部淋巴结亦可肿大,常伴有轻度腹泻	红色细小密集斑丘疹,头面、颈及躯干部多见,四肢较少,一天出齐,次日即开始消退	高热 3～5 天,热退疹出
猩红热	发热、咽痛、头痛、呕吐、草莓舌、口周苍白圈	皮肤弥漫性充血,上有密集针尖大小丘疹,全身皮肤均可受累,疹退后伴脱皮	发热 1～2 天出疹,出疹时高热
水痘	全身症状轻	出现顺序:头皮—面部—躯干—腰部,高峰期红斑、丘疹、疱疹、结痂同期存在	发热 1～2 天出疹

续表

发疹性疾病	全身症状及其他特征	皮疹特点	发热与皮疹关系
手足口病	普通型仅有发热、皮疹，重症病例在发热1~5天出现神经系统、呼吸系统、循环系统障碍	口腔、手、足、臀部斑丘疹、疱疹	发热2~3天出疹

3. 治疗原则与转诊

（1）一般治疗：发热期注意补充足够的水分，给予易消化富于营养的食物。

（2）对症治疗：高热时用退热剂，尽量物理降温，切忌退热过猛。剧烈咳嗽时给予镇咳药。应给予维生素A治疗。

（3）并发症治疗。

（4）一旦高度怀疑或确诊，即应积极转至传染病医院。

（二）幼儿急疹

幼儿急疹又称婴儿玫瑰疹，是感染人疱疹病毒6型所引起的急性发疹性传染病。临床特征是持续高热3~5天，热退疹出。多发生于冬春季，多见于6~18个月小儿，3岁以后少见。

1. 临床经过

（1）潜伏期：一般7~15天，平均10天。

（2）发热期：突起高热，体温39～40℃，持续3～5天，可伴有惊厥。咽峡部充血，头颈部淋巴结轻度肿大，轻度腹泻。

（3）出疹期：高热持续3～5天，体温骤退，同时出疹。主要分布于颈部、躯干、上肢。1～3天消退，无色素沉着，也无脱皮。

2. 诊断 根据临床表现及特点，实验室检查血白细胞计数明显减少，淋巴细胞增高，最高可达90%以上，诊断不难。也可以通过检查HHV-6来进行诊断。

3. 治疗原则与转诊 无特殊治疗，主要是一般护理、物理降温等对症治疗，有并发症出现，如咳嗽、高热不退、惊厥等则应转诊。

（三）水痘

水痘是由水痘-带状疱疹病毒原发感染引起的一种传染性极强的发疹性疾病，冬春季好发，主要见于儿童。传染源为水痘患者，通过飞沫经呼吸道传播，也可通过接触患者疱疹浆液或污染的用具感染。感染后可获得持久免疫。潜伏期为12～21天，平均14天。

1. 临床表现 典型水痘的皮疹特点：①首先出现于头皮、面部、躯干、腰，继而扩展至四肢，末端稀少，呈向心性分布。②水痘发疹经历斑疹、丘疹、疱疹及结痂四个阶段。③皮疹分批发生，伴明显痒感，高峰期可见红斑、丘疹、疱疹和结痂疹等同时存在。

2. 诊断 根据临床表现诊断无困难,实验室检查血白细胞正常或降低。血清水痘病毒特异性 IgM 抗体检测,可协助早期诊断。双份血清特异性 IgG 抗体滴度 4 倍以上增高有诊断意义。

3. 治疗原则与转诊

(1) 抗病毒治疗:首选阿昔洛韦。

(2) 对症治疗:局部止痒,防抓伤。

(3) 防治继发细菌感染。

(4) 皮肤继发感染甚至导致败血症最常见。神经系统并发症有水痘后脑炎、横贯性脊髓炎、面神经瘫痪等。少见并发症有水痘肺炎、心肌炎、肝炎、肾炎、关节炎等,出现并发症,均应转诊。

(四)风疹

风疹是由风疹病毒(RV)引起的急性发疹性传染疾病,多见于 1~5 岁儿童,以城市为主,冬春季发病率高。

1. 临床表现 前驱期短,低热、皮疹和耳后、枕部淋巴结肿大为特征。

(1) 患者是风疹唯一的传染源,传染期在发病前 5~7 天和发病后 3~5 天,起病当天和前 1 天传染性最强。

(2) 先有轻微卡他症状,数小时至 1 天迅速出现皮疹，先见于面颈部，24小时遍及全身，为斑疹或斑丘疹，大小不一，可融合成片，耳后淋巴结肿大并有压痛。

2. 诊断 实验室检查血白细胞、中性粒细胞及淋巴细胞均少。

（五）猩红热

猩红热为A组β溶血性链球菌感染引起的急性发疹性传染病。其临床特征为发热、咽峡炎、全身弥漫性鲜红色皮疹和疹退后明显的脱屑。本病以冬春之季发病为多。多见于小儿，尤以5～15岁居多。

1. 临床表现

（1）前驱期：大多骤起畏寒、发热，重者体温可升到39～40℃，伴头痛、咽痛、食欲减退、全身不适、恶心呕吐。

（2）出疹期：皮疹为猩红热最重要的症状之一。多数自起病第1～2天出现。在皮肤皱褶处如腋窝、肘窝、腹股沟部可见皮疹密集呈线状，称为"帕氏线"。面部充血潮红，可有少量点疹，口鼻周围相形之下显得苍白，称"口周苍白圈"。病初起时，舌被白苔，乳头红肿，突出于白苔之上，以舌尖及边缘处为显著。2～3天后白苔开始脱落，舌面光滑呈肉红色，并可有浅表破裂，乳头仍突起，称"草莓舌"。

皮疹一般在48小时内达到高峰，2～4天

可完全消失。

(3) 恢复期: 疹退后一周内开始脱皮, 脱皮部位的先后顺序与出疹的顺序一致。躯干多为糠状脱皮, 手掌、足底皮厚处多见大片膜状脱皮, 甲端皲裂样脱皮是典型表现。脱皮持续2～4周, 不留色素沉着。血白细胞计数增加, 多数达(10～20)×10⁹/L, 中性粒细胞增加达80%以上, 核左移。

2. 诊断 有与猩红热或咽峡炎患者接触史者, 有助于诊断。典型的临床表现为骤起发热、咽峡炎、典型的皮疹、口周苍白、草莓舌、帕氏线、恢复期脱皮等。实验室检查血白细胞数增高, 中性粒细胞占80%以上。红疹毒素试验早期为阳性。咽拭子、脓液培养可获得A组β溶血性链球菌。

3. 治疗原则与转诊

(1) 抗生素疗法: 首选青霉素, 疗程7～10天。

(2) 对症治疗: 高热可用较小剂量退热剂, 或用物理降温等方法。

(3) 转诊: 若发现患者出现水肿、尿少或心慌、气短等症状应考虑转诊。

(六) 手足口病

手足口病(HFMD)是由多种肠道病毒引起的急性发疹性传染病。3岁及以下儿童发病率最高,5~7月为发病高峰期。具有流行强度大、传染性强、传播途径复杂等特点,常出现暴发或流行。患者和隐性感染者均为传染源,通常以发病后1周内传染性最强。潜伏期为2~10天,平均3~5天,病程一般为5~10天。

1. 临床表现

(1)普通病例:口腔内可见散在疱疹或溃疡,手、足和臀部出现斑丘疹和疱疹,疱疹周围可有炎性红晕。皮疹消退后不留瘢痕或色素沉着,1周内痊愈。皮疹主要位于手、足的掌侧面,不痛、不痒、不结痂、不留疤。

(2)重症病例:发病1~5天左右出现脑膜炎、脑炎、脑脊髓膜炎、肺水肿、循环障碍等,病情凶险,可致死亡或留有后遗症。

2. 诊断 诊断必须结合流行病学特点、临床表现及病原学、血清学检查。

3. 治疗原则与转诊

(1)普通病例

1)一般治疗:注意隔离,避免交叉感染。

2)对症治疗。

(2)重症病例

1)神经系统受累的治疗:控制颅内高压;酌情应用糖皮质激素、免疫球蛋白;降温、镇静、止惊等对症治疗;同时严密观察病情变化,密切监护。

2）呼吸、循环衰竭的治疗：呼吸功能障碍时及时气管插管使用正压机械通气；根据血压、循环的变化可选用米力农、多巴胺、多巴酚丁胺等药物；酌情应用利尿药物治疗；保护重要脏器功能，维持内环境的稳定；选用有效抗生素防治继发肺部感染。

（3）恢复期治疗：避免继发呼吸道感染，促进各脏器功能恢复。

（4）转诊：儿童出现发热，口腔内、手、足和臀部出现斑丘疹和疱疹症状时要及时转诊。

第九单元 传染病与性病、寄生虫病

第一节 病毒性肝炎

一、概述

病毒性肝炎是由多种嗜肝病毒引起的常见传染病，具有传染性强、传播途径复杂、流行面广、发病率高等特点。

根据有无黄疸、病情轻重和病程长短，临

床上分为急性肝炎（黄疸型和无黄疸型）、慢性肝炎（轻度、中度、重度）、重型肝炎（急性、亚急性和慢性）、淤胆型肝炎和肝炎肝硬化等。临床上常见的病毒性肝炎类型是甲型、乙型、丙型、丁型、戊型肝炎。

二、甲型肝炎

1. 临床表现

（1）典型病例：发病初期症状为乏力、厌食、厌油腻食物、恶心、呕吐。

（2）黄疸型肝炎：除上述表现外有皮肤巩膜黄染、尿色黄。可有肝大、触痛和叩痛。

（3）重型肝炎：①严重乏力；②黄疸迅速加深；③明显出血倾向；④神经系统症状，如烦躁、谵妄、嗜睡甚至昏迷；⑤尿少或无尿。

2. 诊断

（1）主要临床表现：消化系统症状、全身表现及黄疸。

（2）体征：肝大，可有触痛、叩痛。重症患者肝脏萎缩。

（3）实验室检查：①血清酶检查：血清丙氨酸氨基转移酶（ALT）和血清天冬氨酸氨基转移酶（ASL）有助于早期诊断。②胆红素测定：直接和间接胆红素均升高，尿胆红素、尿胆原可有不同程度的增加。③血清免疫学检查：抗HAV IgM有早期诊断价值，抗HAV IgG 4倍以上升高有确诊价值。④重症患者：凝血功能明显异常，胆、酶分离。

3. 治疗原则

（1）休息和饮食。

（2）药物治疗：可因地制宜选用适当的保肝药物，但用药种类不宜多，用药时间不宜太长。不主张常规使用肾上腺皮质激素。

（3）重型肝炎的治疗：应加强护理，密切观察病情变化，可采取促进肝细胞再生、预防和治疗各种并发症等综合性措施。

三、乙型肝炎

1. 临床表现

（1）以隐性感染为主，容易形成慢性感染状态，对肝脏造成持续性损伤，部分患者发展为慢性肝炎、肝硬化，甚至肝癌。

（2）可表现为乏力、食欲减退、腹胀。

（3）重型肝炎的临床表现与甲型肝炎类似。在重型肝炎患者中，乙型病毒性肝炎最为多见。

2. 诊断 需综合流行病学资料、临床表现及辅助检查，确诊有赖于免疫学检查。

（1）乙型肝炎五项：是临床常用的乙型肝

炎免疫学检查，包括：① HBsAg；② 抗 HBs；③ HBeAg；④ 抗 HBe；⑤ 抗 HBc。其临床意义：

A：第①项阳性，其余四项阴性，说明是急性病毒感染。

B：第①、③、⑤项阳性，其余两项阴性，俗称大三阳，如肝酶正常，为乙型肝炎病毒携带状态，传染性相对较强。

C：第①、④、⑤项阳性，其余两项阴性，俗称小三阳，如肝酶正常，为乙型肝炎病毒携带状态，部分患者有传染性。

D：第①、⑤项阳性，其余三项阴性，说明是急性 HBV 感染或乙型肝炎病毒携带者，传染性较弱。

E：第⑤项阳性，有几种可能性：①既往感染；②恢复期抗 HBs 尚未出现；③无症状乙型肝炎病毒携带者。

F：第②、④、⑤项阳性，其余两项阴性，说明是感染的恢复期，已有一定的免疫力。

G：第②项阳性，其余四项阴性，说明曾经注射过乙型肝炎疫苗并产生了抗体，有免疫力；或曾经有过乙型肝炎病毒的感染，现具有一定的免疫力。

（2）HBV DNA：可以反映在感染者体内 HBV 的复制水平及传染性。

(3)血清酶：主要有 ALT 和 AST，是反映肝脏损伤和肝炎活动的指标。

(4)血胆红素：在乙型病毒性肝炎活动期血清结合胆红素和非结合胆红素常有不同程度的增高。

3. 治疗原则

(1)一般治疗：同甲型肝炎。

(2)抗病毒治疗：目前国内常用的药物主要是干扰素、核苷酸和核苷类似物。抗病毒治疗常需要两年以上。开始治疗时，最好选用抗病毒效果强、耐药发生率低的药物。

四、丙型肝炎

1. 临床表现

(1)感染丙型肝炎病毒后，部分患者出现急性肝炎的表现，如乏力、食欲不振、黄疸、肝大及叩击痛。

(2)一些感染者没有任何症状，因血液中检测到丙型肝炎病毒核糖核酸而证实存在病毒感染。

(3)一部分患者转成慢性肝炎，甚至发展为肝硬化和肝癌。

2. 诊断 排除其他原因引起的肝损害，血清抗 HCV IgM 或 HCV RNA 阳性可确诊。

3. 治疗原则 治疗终点是在血液中查不到

丙型肝炎病毒。

（1）一般治疗：同甲型肝炎。

（2）抗病毒治疗：<u>推荐早期治疗，方案是干扰素和利巴韦林等两种药物联合治疗。</u>

（3）监测指标：治疗过程中需要定期检测肝功能、血常规、丙型肝炎病毒指标。

五、戊型肝炎

戊型肝炎可散发或暴发，其中 15～40 岁的人群最为常见。

1. 临床表现

（1）典型临床表现为黄疸、食欲不振、恶心、呕吐、发热及肝大和叩击痛。

（2）大多数患者没有症状，或仅有轻微症状，一般不出现黄疸，易被漏诊。

（3）罕见情况下，急性戊型肝炎迅速恶化为重型肝炎（暴发性肝炎），甚至导致死亡。<u>重型戊型肝炎在孕妇的发病率较高。</u>

2. 诊断

（1）临床表现：与其他类型急性病毒性肝炎并无区别。

（2）确诊：常依靠血液中检测到戊型肝炎病毒特有的 HEV IgM 和 HEV IgG 抗体。

3. 治疗原则 <u>戊型肝炎多有自限性，一般不需特殊治疗。</u>

六、预防

1. 管理传染源

（1）急性甲型肝炎患者应进行隔离至传染性消失。

（2）应限制慢性肝炎和无症状 HBV 或 HCV 携带者献血及从事餐饮、托幼等工作。

2. 切断传播途径

（1）预防甲、戊型肝炎的重点：防止粪-口传播，加强水源保护、粪便管理、食品卫生管理，消灭苍蝇及注意个人卫生。

（2）预防乙、丙、丁型肝炎的重点：防止病毒通过血液、体液传播，加强献血员的筛选，严格掌握输血及血制品的适应证。

3. 保护易感人群
人工免疫特别是主动免疫为预防肝炎的根本措施。

（1）主动免疫：①甲型肝炎：甲型肝炎疫苗有减毒活疫苗和灭活疫苗两种。婴幼儿、儿童为主要接种对象。②乙型肝炎：接种乙型肝炎疫苗是预防乙型肝炎最有效的措施。新生儿首次接种在出生后 24 小时内完成，以后 1 个月和 6 个月再分别接种 1 次疫苗。

（2）被动免疫：对近期与甲型肝炎患者有密切接触的易感儿童可用免疫球蛋白肌内注射。对病毒性肝炎患者要尽早发现、早诊断、早隔离、早报告、早处理,以防止流行。

第二节　流行性脑脊髓膜炎

一、概述

流行性脑脊髓膜炎(简称流脑)是由脑膜炎奈瑟菌引起的经呼吸道传播的一种化脓性脑膜炎。概述如下:

1. 病原体　为脑膜炎球菌。

2. 传染源　带菌者和患者。

3. 传播途径　由飞沫直接从空气传播,进入呼吸道引起感染。

4. 人群易感性　6个月至2岁儿童发病率最高。

5. 流行季节　以冬春季发病最为多见。

二、临床表现

潜伏期1～7日,平均2～3日。

1. 普通型　约占全部病例的90%,病程分为4期。

(1)上呼吸道感染期:鼻咽拭子培养可发现脑膜炎球菌。此期持续1～2日。

(2)败血症期:此期的特征性表现是瘀点或瘀斑,最早见于眼结膜和口腔黏膜。此期血培养多为阳性，瘀点涂片检查易找到病原菌。

（3）脑膜炎期：**此期特征性表现为脑膜刺激征阳性。婴幼儿患者除高热、呕吐、烦躁、拒食外，咳嗽、腹泻、惊厥较多见，脑膜刺激征常缺如，如囟门隆起则有助于诊断。**

（4）恢复期：体温逐渐降至正常，各种症状逐渐消失，皮疹大部分被吸收。

2. 暴发型 多见于儿童，起病急骤，病情凶险，进展迅速，如不及时抢救，可在24小时内死亡。

（1）休克型：**广泛的皮肤黏膜出血和感染性休克是本型的主要特征，易并发弥散性血管内凝血（DIC）。** 血培养多呈阳性。

（2）脑膜脑炎型：**剧烈头痛、频繁呕吐或喷射性呕吐，反复或持续惊厥，迅速进入昏迷。** 急性脑水肿患者伴有血压增高，脉搏缓慢，脑脊液压力增高。

（3）混合型：同时具有上述两种暴发型的临床表现，病情极为严重，病死率高。

3. 轻型 多见于流脑流行后期，病变轻，多表现为低热、轻微头痛、咽痛等上呼吸道症状，出血点少。咽拭子培养可发现有脑膜炎球菌生长。

4. 慢性型 发病率低，多见于成年患者，病程迁延。表现为间断发冷、发热，每次发热后常成批出现皮疹或瘀点，常伴关节痛、脾大、外周血白细胞增多，血培养可呈阳性。

三、诊断

1. 流行病学资料 多发生于冬春季；当地有流脑发生或流行。

2. 临床表现 <u>急性起病、高热、头痛、呕吐、皮肤黏膜瘀点或瘀斑、脑膜刺激征阳性等</u>。

3. 实验室检查 <u>外周血白细胞总数升高，一般在 $(15 \sim 40) \times 10^9/L$</u>，分类以中性粒细胞为主；<u>脑脊液呈化脓性改变，细胞数增高，可大于 $1000 \times 10^6/L$</u>，分类以多核细胞为主，蛋白明显增高，糖和氯化物减低。皮肤瘀点或脑脊液涂片发现革兰阴性球菌，<u>脑脊液或血培养阳性可确诊</u>。

四、转诊

流行期间做好卫生宣传工作，对疑似病例早发现、早诊断、早报告、早期就地呼吸道隔离和转诊治疗。<u>一般隔离至临床症状消失 3 日</u>。对与患者接触者，医学观察 7 日。

第三节 狂犬病

狂犬病是由狂犬病毒所致的人兽共患传染病。人主要通过病兽咬伤、抓伤而感染。犬咬伤是主要原因。

一、临床表现

潜伏期长短不一,一般为 30～60 天。

1. 前驱期 较有诊断意义的早期症状是已愈合的伤口及附近感觉异常,有麻、痒、痛及蚁走感等,持续 2～4 日。

2. 兴奋期 突出表现为极度恐惧、恐水、怕风、发作性咽肌痉挛、呼吸困难、排尿排便困难及多汗流涎等。患者多数神志清晰,本期一般 1～3 日。

3. 麻痹期 以肢体软瘫最为多见,随后进入昏迷状态,最终因呼吸和循环衰竭而死亡。本期持续时间短,常为 6～18 小时。

狂犬病的整个病程一般不超过 6 日。

二、防治原则

被狗咬伤后应尽早处理伤口和免疫治疗。

1. 伤口冲洗。

2. 免疫治疗 ①主动免疫：采用狂犬病疫苗主动免疫在伤后第0、3、7、14、28日各注射一剂，共5剂。②被动免疫：注射马抗狂犬病血清（ERA）或人源免疫球蛋白（HRIG）。

第四节 艾滋病

一、概述

艾滋病又称获得性免疫缺陷综合征（AIDS），是由人类免疫缺陷病毒（HIV）引起的免疫功能缺陷性疾病，主要通过性接触、血液和母婴传播。

二、临床表现

艾滋病潜伏期约2周至6个月，HIV进入机体后1～20年，平均2～10年发展为艾滋病患者。临床经过可分为3期。

1. 急性感染期（Ⅰ期） 通常发生在初次感染HIV后2～4周。临床表现以发热最为常见，从感染到检测出抗HIV前的一段时间，临床上称为窗口期。此期抗HIV常呈阴性，但在血液、精液、阴道分泌物等体液中已含有大量的艾滋病病毒，HIV抗原和p24阳性，有很强的传染性。

2. 无症状感染期（Ⅱ期） 临床上无任何症状，但有传染性。一般持续6～8年。

3. 艾滋病期（Ⅲ期） 主要临床表现为HIV相关症状、各种机会性感染、肿瘤及神经系统症状。

（1）HIV相关症状：主要表现为持续1个月以上的发热、盗汗、腹泻，体重减轻10%以上，持续性全身性淋巴结肿大。

（2）机会性感染：50%以上的艾滋病患者有肺部损害。以肺孢子菌肺炎最为常见，且是本病因机会性感染而死亡的主要原因，表现为间质性肺炎。

（3）恶性肿瘤：以卡波西肉瘤和恶性淋巴瘤常见。

（4）中枢神经系统症状。

三、预防

艾滋病目前尚无治愈方法，重在预防。普及艾滋病知识、预防办法、加强群众的自我保护。

第五节　性传播疾病

梅　毒

一、概述

梅毒是由梅毒螺旋体通过性交、血液、胎盘等途径感染引起的一种全身性慢性传染病。

1. 获得性梅毒

（1）早期梅毒：病程2年以内，分一期、二期。

（2）晚期梅毒：病程2年以上，为三期。

2. 胎传性梅毒

（1）早期胎传性梅毒：2岁以内发病。

（2）晚期胎传性梅毒：2岁以后发病。

二、临床表现

1. 获得性梅毒

（1）一期梅毒：潜伏期2～4周，主要表现为硬下疳（生殖器部位形成一无痛性溃疡、软骨样硬度），可在3～8周内自然消退。

（2）二期梅毒：发生于感染后7～10周，以二期梅毒疹为特征，皮疹表现为掌趾部、躯干、四肢的斑疹、丘疹、斑丘疹、脓疱及肛周扁平湿疣等。掌跖部铜红色鳞屑斑丘疹具有特征性。

（3）晚期梅毒：发生于感染后2年以上，表现为结节性梅毒疹、树胶肿等及全身各系统受累。

2. 胎传性梅毒

（1）早期胎传性梅毒：患儿多早产，发育不良，皮肤干燥，"小老人"貌等。

（2）晚期胎传性梅毒：损害与晚期获得性梅毒相似，可表现有哈钦森三联征（哈钦森齿、神经性耳聋和间质性角膜炎）。

三、诊断

根据病史、临床表现及下列辅助检查综合分析诊断。

1. 梅毒螺旋体暗视野检查。

2. 血清学检测

（1）非梅毒螺旋体血清试验：适用于人群筛查。

（2）梅毒螺旋体血清试验：也称确诊试验。

四、防治原则

常用药物：

1. 青霉素类 为首选药物。

2. 四环素类和红霉素类 作为青霉素过敏者

的替代治疗药物。妊娠期梅毒患者禁用四环素类药物。

淋病

一、概述

淋病是由淋病奈瑟菌（淋球菌）感染引起的泌尿生殖系统化脓性炎症性性传播疾病。

二、临床表现

中青年患者多见，潜伏期2～10天，平均3～5天。

男性淋病主要表现为尿道口红肿、灼热、瘙痒，可出现脓性分泌物及尿频、尿急、尿痛的尿路刺激症状，可并发前列腺炎、精囊炎、输精管炎、附睾炎等。

女性淋病主要表现为宫颈炎或尿道炎，分泌物增多，但部分患者因自觉症状较轻易成为持续传染源，常并发盆腔炎、输尿管狭窄、闭塞导致不孕等。

三、诊断

根据不洁性接触病史、临床表现及淋球菌直接涂片可诊断。

四、防治原则

总体原则同梅毒。常用药物可选用头孢曲松、大观霉素、喹诺酮类药物等。

生殖器疱疹

一、概述

生殖器疱疹是由生殖器疱疹病毒（主要是HSV-Ⅱ型）感染引起的一种常见慢性复发性疱疹性疾病。

二、临床表现

青年患者多见，潜伏期一般3～14天，平均6天。

男性包皮、龟头、冠状沟、阴茎体，女性大小阴唇、阴阜、阴蒂、宫颈等处出现成簇或散在的丘疱疹、水疱，疱破后形成糜烂或浅溃疡。自觉疼痛、瘙痒、灼热，可伴腹股沟淋巴结肿痛及全身发热、乏力等。

三、诊断

根据不洁性接触史、临床表现可诊断。

四、防治原则

全身抗病毒治疗，如选用阿昔洛韦，局部用阿昔洛韦软膏。

尖锐湿疣

一、概述

尖锐湿疣是由人乳头瘤病毒（HPV）感染引起的疣状增生性性传播疾病，主要发生在生殖器、会阴及肛门等部位。

二、临床表现

潜伏期一般1～8个月，平均3个月。

男性冠状沟、龟头、包皮、尿道口、肛门，女性大小阴唇、子宫颈、阴道、尿道等部位出现大小不等的疣状赘生物，可呈乳头状、鸡冠状、菜花状，一般无症状。

三、诊断

根据不洁性接触史、临床表现及醋酸白试验（用3%～5%醋酸液涂于患处5分钟后，病灶局部变白为阳性）可诊断。

四、防治原则

目的是根治尖锐湿疣,消除症状,防止感染。一般近期疗效佳,复发率高,多需长时间、多次治疗才可达到理想效果。

第六节 肠道寄生虫病

一、概述

肠道寄生虫病是儿童时期的常见病。其中常见的有蛔虫病、钩虫病、蛲虫病。肠道寄生虫病大多是经口传染。

二、临床表现与诊断

1. 蛔虫病 长期感染者可引起食物的消化和吸收障碍,导致体重下降、贫血等营养不良表现。严重感染的儿童,可引起营养不良、智力和发育障碍,出现不安、烦躁、磨牙、瘙痒、惊厥等。常引起并发症,如胆道蛔虫病、肠梗阻、肠穿孔和腹膜炎等,其中胆道蛔虫病是最常见的并发症。

2. 蛲虫病 患者和感染人群以儿童常见。大便中排出蛲虫或入睡后1～3小时检查肛门周围检出成虫或虫卵可以确诊。

<u>主要表现为肛周和会阴部瘙痒,以夜间为甚</u>。

三、治疗原则

1. 阿苯达唑 400mg顿服,成人与儿童剂量相同,蛲虫病2周后再服一次以防复发。

2. 甲苯达唑 蛔虫病:儿童用量每天为50~150mg,成人每次100mg,早晚各1次,连服3天;若未驱尽,3周后可再用第二疗程。蛲虫病:单剂1片(100mg),在2周或4周后分别重服1次。

3. 噻嘧啶 蛔虫病:儿童剂量为10mg/kg,成人为500mg,晚1次顿服。蛲虫病:10mg/kg,顿服,2周后复治一次。

第十单元 五官、皮肤及其他

第一节 结膜炎

一、概述

结膜炎致病原因主要分为微生物性和非微生物性两大类,最常见的是微生物感染。

根据结膜炎的发病快慢可分为急性和慢性

结膜炎，一般病程少于3周者为急性结膜炎，而超过3周者为慢性结膜炎。

二、临床表现

（一）症状

患眼出现异物感、烧灼感、痒感、畏光、流泪等症状。

（二）体征

1. 结膜充血。
2. 结膜分泌物 淋球菌和脑膜炎球菌感染最常引起脓性分泌物，其他致病菌一般引起黏液脓性分泌物，过敏性结膜炎的分泌物一般呈黏稠丝状，病毒性结膜炎的分泌物呈水样或浆液性。
3. 乳头增生 结膜炎的一种非特异性体征。
4. 滤泡形成 滤泡是结膜下淋巴细胞局限性集聚，外观光滑，是一种半透明隆起的结膜改变。
5. 球结膜水肿。
6. 耳前淋巴结肿大 病毒性结膜炎的一个重要体征，可出现压痛。

三、诊断

细菌性结膜炎涂片多形核白细胞占多数，病毒性结膜炎淋巴细胞占多数，衣原体性结膜炎涂片中性粒细胞和淋巴细胞各占一半,过敏性结膜炎活检标本中可见嗜酸性和嗜碱性粒细胞。

四、治疗原则

针对病因治疗,一般以局部给药为主。急性期禁忌包扎患眼。

1. 滴眼液滴眼 滴眼液滴眼是治疗结膜炎最基本的给药途径。

2. 眼膏涂眼 宜睡前使用,可发挥持续性的治疗作用。

3. 结膜囊冲洗 当结膜囊分泌物较多时(常见于急性细菌性结膜炎),可用一些无刺激性的冲洗液(生理盐水或3%硼酸水)冲洗结膜囊。

4. 全身治疗。

五、常见结膜炎特点(表3-27)

表3-27 4种常见结膜炎的特点

	细菌性结膜炎(红眼病)	病毒性结膜炎	衣原体结膜炎(沙眼)	免疫性(过敏性)结膜炎
病原体	细菌(肺炎双球菌、金黄色葡萄球菌和流感嗜血杆菌)	病毒(如腺病毒)	沙眼衣原体	无微生物感染

续表

	细菌性结膜炎（红眼病）	病毒性结膜炎	衣原体结膜炎（沙眼）	免疫性（过敏性）结膜炎
症状	结膜充血、水肿，眼睑红肿，流泪，异物刺痛感	发病前有急性上呼吸道感染，首先单眼结膜充血、烧灼感，异物感，耳前淋巴结肿大	通常从单眼开始，眼痒，异物感，上睑结膜滤泡、乳头增生、结膜瘢痕等，严重者可致盲	主要症状是双眼同时发痒，结膜充血、水样分泌物，流泪，烧灼感
分泌物	有脓性分泌物	有水样分泌物	有黏液性分泌物	水样、黏稠丝状分泌物
病程	起病急，两眼同时或相隔1～2天发病，病程少于3天	通常自限性，病程2～3周	持续时间长的慢性疾病	脱离过敏原后痊愈
传染性	有	有	有	无
治疗	结膜囊冲洗，抗生素滴眼剂和眼膏（妥布霉素、阿奇霉素、氧氟沙星等）	冰敷，人工泪液、去充血剂等对症治疗。角膜炎或7～10天无好转，转诊眼科	利福平眼药水，红霉素、四环素软膏；严重者口服多西环素或阿奇霉素等	避免接触过敏原，局部应用抗组胺药物，眼睑冷敷

第二节 中耳炎

一、概述

中耳炎分为分泌性中耳炎、化脓性中耳炎、中耳胆脂瘤和特殊类型中耳炎四型。

二、临床表现

1. 分泌性中耳炎 分泌性中耳炎是以传导性聋和鼓室积液为特征的中耳非化脓性炎性疾病。儿童发病率明显高于成人。症状：听力下降伴自声增强，可有耳痛，耳内闭塞感或闷胀感也是常见症状，按压耳屏后可暂时减轻。检查：鼓膜内陷，鼓室积液时，鼓膜失去正常光泽，呈淡黄、橙红或琥珀色，当积液未充满整个鼓室时，透过鼓膜可见到液平面，鼓室穿刺可抽出淡黄色液体。

2. 化脓性中耳炎

（1）急性化脓性中耳炎：临床以耳痛、鼓膜充血、鼓膜穿孔、耳流脓为主要特点。实验室检查血白细胞总数增多，多形核白细胞比例增加。

（2）慢性化脓性中耳炎：主要以耳内长期

间断或持续性流脓、鼓膜穿孔和传导性听力下降为特点。耳镜检查可见鼓膜呈不同形态和大小的穿孔。

3. 中耳胆脂瘤 伴慢性化脓性中耳炎者可有长期持续耳流脓，脓量时多时少，常伴特殊恶臭。耳镜检查可见鼓膜松弛部或紧张部后上边缘性穿孔，自穿孔处可见鼓室内有灰白色或豆渣样无定形物质，奇臭。

三、诊断

1. 分泌性中耳炎 全科医生根据病史、临床表现，结合鼓膜检查、听力学检查结果，可作出临床诊断。

2. 化脓性中耳炎 ①急性化脓性中耳炎：根据病史和检查（急性症状、鼓膜的表现、耳漏）作出初步诊断。②慢性化脓性中耳炎：根据病史、鼓膜穿孔及鼓室情况，可作出初步诊断。

3. 中耳胆脂瘤 根据症状、耳镜检查、听力学检查及颞骨高分辨CT检查作出诊断。

四、治疗原则与预防（表 3-28）

表 3-28　4 种常见中耳炎的治疗及预防

	分泌性中耳炎	急性化脓性中耳炎	慢性化脓性中耳炎	中耳胆脂瘤
治疗	保持鼻腔及咽鼓管通畅，应用抗生素、糖皮质激素，咽鼓管吹张。需手术治疗者应转专科	抗生素（青霉素、头孢菌素）10天。鼓膜穿孔前用1%酚甘油滴耳、麻黄碱和含激素的抗生素滴鼻液滴鼻；穿孔后用过氧化氢溶液清洗外耳道、氧氟沙星滴耳液等滴耳	静止期以局部用药为主，过氧化氢溶液洗耳、氧氟沙星等抗生素滴耳。慎用氨基糖苷类滴耳液活动期保持引流通畅，局部用药为主。严重者及需要手术治疗者请转诊	尽早转专科手术治疗
预防	身体锻炼，预防感冒	预防上呼吸道感染。有鼓膜穿孔者避免耳内进水	积极治疗急性化脓中耳炎，预防继发感染	

第三节　鼻炎与鼻窦炎

一、概述

<u>鼻炎、鼻窦炎是指鼻腔、鼻窦黏膜的炎症。鼻炎常见有急性鼻炎、慢性鼻炎、萎缩性鼻炎及变应性鼻炎等。鼻窦炎分为急性和慢性。</u>鼻腔及鼻窦急性炎症未彻底治愈，超过 12 周即为

慢性鼻窦炎。

二、临床表现

1. 鼻炎 ①<u>急性鼻炎</u>：潜伏期1～3天。表现为鼻痒、喷嚏、鼻塞、水样涕、嗅觉减退和闭塞性鼻音。②<u>慢性鼻炎</u>：表现为鼻塞、多涕，或伴有闭塞性鼻音、嗅觉减退、耳鸣或耳闭塞感、咽干、咽痛等。③<u>变应性鼻炎：发作时以鼻痒、阵发性喷嚏、大量清水样涕、鼻塞为主要特征</u>。④<u>萎缩性鼻炎</u>：常有鼻及鼻咽部干燥、鼻塞、嗅觉减退或失嗅、鼻腔有恶臭异味、头痛和头昏等。

2. 鼻窦炎 ①<u>急性鼻窦炎</u>：最常见的症状是头痛或鼻局部疼痛，可有发热、鼻塞、脓涕等。检查：鼻黏膜充血、肿胀，鼻腔、鼻道内可见大量脓性或黏脓性涕，额窦、筛窦及上颌窦靠近体表处可有压痛。②<u>慢性鼻窦炎</u>：表现为鼻塞、脓涕、暂时性嗅觉减退或消失。鼻腔检查：鼻黏膜呈慢性充血、肿胀、肥厚，中鼻甲肥大或息肉样变，中鼻道狭窄、黏膜水肿或息肉形成。

三、诊断

1. 鼻炎 急性鼻炎和慢性鼻炎可根据病史、临床表现及鼻腔检查作出诊断。

2. 鼻窦炎 急性鼻窦炎一般可根据急性鼻炎病史、症状、体征作出诊断。鼻分泌物变为脓性且有局部压痛伴发热提示急性细菌性鼻窦炎。慢性鼻窦炎的诊断依据：鼻窦炎症状持续12周以上、鼻腔检查结果、鼻窦CT检查及鼻窦穿刺（主要用于上颌窦病变）。

四、治疗原则与预防

1. 鼻炎 急性鼻炎以对症和支持治疗为主，急性鼻炎的预防主要是增强机体抵抗力及在流行期避免接触患者以免互相传染；慢性鼻炎的治疗原则是根除病因，恢复鼻腔通气；变应性鼻炎的治疗和预防包括避免与变应原接触、应用药物及进行免疫治疗。

2. 鼻窦炎

（1）急性鼻窦炎的治疗原则：控制感染和预防并发症。急性鼻窦炎的预防：增强体质，改善工作和生活环境，及时合理地治疗急性鼻炎及鼻腔、鼻窦、咽部和口腔的各种慢性炎症性疾病，保持鼻窦的通气和引流。

（2）慢性鼻窦炎的治疗原则：不伴鼻息肉的慢性鼻窦炎首选药物治疗；伴有鼻息肉或鼻腔解剖结构异常者首选手术治疗；围手术期仍需药物治疗。儿童鼻窦炎以药物保守治疗为主；慢性者保守治疗无效时，可考虑小范围功能性手术。

第四节 牙周炎

一、概述

牙周炎是由牙菌斑微生物引起的牙周组织慢性感染性疾病,导致牙齿支持组织的炎症,牙周袋形成、附着丧失和牙槽骨吸收,最后可导致牙齿的丧失。牙周炎是导致我国成年人牙齿丧失的首位原因。

二、临床表现

1. 慢性牙周炎 慢性牙周炎是最常见的一类牙周炎。

(1)患者可有刷牙或进食时的牙龈出血或口内异味。

(2)牙面常有大量牙石,牙龈的炎症表现为鲜红或暗红色,有不同程度的炎性肿胀甚至增生,探诊易出血,甚至溢脓。

(3)牙周袋形成。

(4)牙槽骨吸收发展到一定程度,可出现牙松动、病理性移位,甚至发生牙周脓肿等。

(5)一般同时侵犯口腔内多个牙,且有一定的对称性。

(6)晚期常可出现其他伴发病变和症状,

如：①牙齿移位；②由于牙松动、移位和龈乳头退缩，造成食物嵌塞；③造成继发性创伤；④对温度刺激敏感，甚至发生根面龋；⑤发生急性牙周脓肿；⑥引起逆行性牙髓炎；⑦引起口臭。

2. 侵袭性牙周炎 发病可始于青春期前后，牙周组织破坏程度与局部刺激物的量不成比例，患者的菌斑、牙石量很少，牙龈表面的炎症轻微，但却已有深牙周袋，快速的骨吸收和附着丧失。

三、诊断（鉴别诊断）

早期牙周炎要注意与牙龈炎的鉴别：<u>早期牙周炎与牙龈炎都有牙龈炎症、出血症状。早期牙周炎的牙周袋为真性牙周袋，能探到釉质牙骨质界，牙槽骨吸收表现为嵴顶吸收，或硬骨板消失，经治疗后炎症消退，病变静止，但已破坏的支持组织难以完全恢复正常。牙龈炎可有假性牙周袋，无附着丧失，无牙槽骨吸收，治疗结果较好，组织可恢复正常。</u>

四、治疗原则与预防

1. 治疗原则 牙周炎的治疗目标应是彻底清除菌斑、牙石等病原刺激物，消除牙龈的炎症，使牙周袋变浅和改善牙周附着水平，并争取适当的牙周组织再生。

2. 预防 牙菌斑微生物及局部的刺激因素是引起牙周组织炎症的病因,因此保持牙面清洁、清除牙面菌斑和局部刺激物、消除牙龈炎是预防牙周炎的关键。

第五节 过敏性皮肤病

接触性皮炎

一、临床表现

1. 原发刺激性接触性皮炎 指具有强刺激性或毒性物质接触皮肤后引起的接触性皮炎,任何人接触后均可发生。

2. 变态反应性接触性皮炎 临床上多见,指在第一次接触某种物质后经过4~5天致敏期,再次接触可在24~48小时内发病。典型皮疹为接触部位发生边界清楚的红斑,皮损形态与接触物有关,其上有丘疹和丘疱疹,严重者红肿明显并出现水疱、大疱,偶可出现组织坏死,自觉瘙痒、灼热。发生在组织疏松处如眼睑、包皮等可出现明显肿胀。病程有自限性,致敏物去除后1~2周可痊愈。

二、诊断

斑贴试验是诊断接触性皮炎最可靠和最简

单的方法。

三、治疗原则

寻找病因,避免再次接触,积极对症处理。

1. 外用药治疗 以消炎、止痒、预防感染为主。根据皮肤病外用药物治疗原则选用炉甘石洗剂、3%硼酸溶液、氧化锌油或糊剂、糖皮质激素霜剂或软膏等外用药。

2. 内用药治疗 一般可用抗组胺类药,严重者可选用糖皮质激素,伴发感染者加用抗生素。

湿 疹

一、概述

湿疹是由多种内、外因素引起的真皮浅层及表皮炎症。临床上急性期皮损以丘疱疹为主,有渗出倾向;慢性期以苔藓样变为主,易反复发作。

二、临床表现

1. 急性湿疹 皮疹呈多形性,红斑基础上出现丘疹、丘疱疹、小水疱、糜烂,以丘疱疹为主,境界不清,有明显渗出倾向。皮疹常对称分布,多见于面、耳、手、足、前臂、小腿等部位。自觉瘙痒剧烈。

2. 亚急性湿疹 有急性湿疹病史，表现为红肿及渗出减轻，仍可见丘疹，皮损呈暗红色，可有少许鳞屑。自觉剧烈瘙痒。

3. 慢性湿疹 病程延续数月或更久。表现为患部皮肤浸润性暗红斑上有丘疹、抓痕及鳞屑，局部皮肤肥厚，表面粗糙，有不同程度的苔藓样变、色素沉着或色素减退。

4. 特殊类型的湿疹 手部湿疹、乳房湿疹、外阴肛门湿疹、钱币状湿疹等。

三、诊断（鉴别诊断）

急性湿疹与急性接触性皮炎的鉴别，见表3-29。

表 3-29 急性湿疹与急性接触性皮炎的鉴别

鉴别要点	急性湿疹	急性接触性皮炎
病因	内外因皆有，不易查清	多属外因，有接触史
好发部位	任何部位	主要在接触部位
皮损特点	多形性，对称，无大疱及坏死，炎症较轻	单一形态，可有大疱及坏死，炎症较重
皮损境界	不清楚	清楚
自觉表现	瘙痒，一般不痛	瘙痒、灼热或疼痛

续表

鉴别要点	急性湿疹	急性接触性皮炎
病程	较长，易复发	较短，去除病因后迅速自愈，不接触不复发
斑贴试验	多阴性	多阳性

四、治疗原则

1. 一般治疗 避免各种诱发加重因素，如搔抓、热水洗等。治疗目的为抗炎、止痒。

2. 全身治疗

（1）抗组胺药：第一代 H_1 受体拮抗剂如苯海拉明、氯苯那敏等；第二代 H_1 受体拮抗剂如西替利嗪、氯雷他定等。两种可联合应用。

（2）非特异性抗过敏治疗：10% 葡萄糖酸钙、维生素 C、硫代硫酸钠等。

3. 局部治疗 详见接触性皮炎外用药治疗。

荨麻疹

一、概述

荨麻疹俗称"风疹块"，是由于皮肤、黏膜小血管扩张及渗透性增加而出现的一种限局性水肿反应。

二、临床表现

1. 急性荨麻疹 基本皮疹为风团，苍白色或红色、周围有红晕、边界清楚、大小不等、形态不一、散在或融合。风团数分钟或数小时后消退，不留痕迹，此起彼伏，反复发生。自觉瘙痒。消化道受累可出现恶心、呕吐、腹痛、腹泻，喉头及支气管受累可出现胸闷、气急、呼吸困难甚至窒息。

2. 慢性荨麻疹 病程持续6周以上，风团时多时少，反复发生，全身症状轻，自觉瘙痒。

3. 物理性荨麻疹

（1）皮肤划痕症：又称人工荨麻疹，手抓或钝器划过皮肤后，该处出现暂时性红色条纹隆起，常伴有瘙痒。

（2）寒冷性荨麻疹：表现为接触冷风、冷水或冷物后，暴露或接触部位产生风团。

（3）日光性荨麻疹：日光照射后暴露部位出现红斑和风团。

（4）压力性荨麻疹：压力刺激后产生瘙痒性、烧灼样或疼痛性水肿性斑块。

（5）热性荨麻疹：温热水接触皮肤后出现风团和红斑，伴刺痛感。

（6）震颤性荨麻疹（血管性水肿）：皮肤被震动刺激后出现局部水肿和红斑。

4. 特殊类型的荨麻疹 胆碱能荨麻疹、接触性荨麻疹、水源性荨麻疹、运动性荨麻疹。

三、治疗原则

本病的根本治疗是寻找并去除病因，避免各种诱发因素，对症处理。

1. **抗组胺药** 是治疗荨麻疹的一线药物。

2. 非特异性抗过敏治疗。

3. 有感染者可选用抗生素，腹痛明显者可选用山莨菪碱等解痉药物。

第六节 真菌性皮肤病

头 癣

一、概述

头癣是由皮肤癣菌引起的头皮和头发感染。头癣多见于儿童。

二、临床表现

1. 黄癣 俗称"癞痢头""秃疮"。典型皮疹为圆形碟状黄癣痂，中央微凹，界限明显，伴有难闻的鼠臭味。黄癣病发永久性脱落，愈后头皮遗留萎缩性瘢痕。自觉轻度瘙痒。直接镜检病发内可见菌丝，黄癣痂可见菌丝和孢子，滤过紫外线灯检查（Wood灯检查）呈暗绿色荧光。

2. 白癣 常在幼儿园、学校引起流行。皮疹为白色鳞屑斑，病发四周形成白鞘，长出头皮2～4mm折断，若无继发感染，不形成瘢痕，愈后不影响头发生长，青春期自愈。直接镜检可见病发外成堆的孢子，Wood灯检查呈亮绿色荧光。

3. 黑点癣 皮疹早期为点状鳞屑斑，逐渐扩大，病发刚长出头皮即折断，残根留在毛孔内，外观呈黑点状是本病的特点，愈后遗留点状瘢痕及永久性秃发斑。自觉不同程度瘙痒。直接镜检可见病发内链状排列的孢子，Wood灯检查无荧光。

4. 脓癣 可有脓液溢出，病发松动，易拔除，愈后遗留瘢痕及永久性秃发斑。自觉轻度疼痛。直接镜检可见病发内或病发外孢子，Wood灯检查可呈亮绿色荧光或无荧光。

三、治疗原则

采取综合治疗方案，服药、搽药、洗头、剪发、消毒5条措施联合治疗。

脓癣不宜切开。注意患者隔离，防止传播。

体癣与股癣

一、概述

体癣是指除头皮、毛发、掌趾和甲以外其他平滑皮肤部位的皮肤癣菌感染。股癣是指腹股沟、会阴部、肛周和臀部的皮肤癣菌感染。体癣、股癣的主要致病真菌为红色毛癣菌。

二、临床表现

1. 体癣 皮疹初为红色丘疹、丘疱疹或小水疱,融合成片,表面有鳞屑,不断扩展,中央趋于消退,形成环状或多环状,边缘清楚,似堤状隆起,有丘疹、丘疱疹、小水疱和鳞屑。自觉瘙痒。

2. 股癣 在单侧或双侧腹股沟、臀部等处形成半环形皮疹,其余特征同体癣。皮疹炎症明显,瘙痒较重。

体、股癣的活动性皮疹边缘鳞屑直接镜检可见菌丝。

三、治疗原则

局部外用抗真菌药(如咪康唑、酮康唑、克霉唑等软膏或霜剂)为主,若并存手足癣、甲真菌病则同时治疗。

手癣与足癣

一、概述

手癣俗称"鹅掌风",由皮肤癣菌感染手指屈侧、指间、掌部所致。足癣俗称"脚气""香港脚",由皮肤癣菌感染足趾屈侧、趾间、足侧缘、跖部所致。手、足癣主要致病真菌为红色毛癣菌。手癣患者多先患足癣,经搔抓传染到手部。

二、临床表现

1. 根据临床特点不同,手、足癣可为三种类型,但常以一型为主而兼有其他类型。

(1) 浸渍糜烂型:好发于指(趾)缝,足癣以第3与第4趾间多见,局部皮肤浸渍发白,表皮易破溃露出糜烂面,伴臭味。自觉瘙痒。易继发细菌感染,出现红肿、淋巴管炎、丹毒等。

(2) 水疱鳞屑型:多发于指(趾)间、掌心、足底、足侧部。皮损初期为水疱,水疱数天后干涸,呈领圈状脱屑。瘙痒明显。

(3) 角化过度型:病程长,多见于掌跖部及足跟,局部角质增厚、粗糙、干燥、脱屑,易出现皲裂。一般无明显瘙痒。

2.足癣发病多累及双侧，往往由一侧传播至对侧，易继发细菌感染。手癣多单侧发病。

手、足癣皮疹处鳞屑或疱壁直接镜检可见菌丝。

三、治疗原则

局部外用抗真菌药为主。足癣治疗注意根据皮疹类型选择适当外用药剂型。继发细菌感染者如足癣诱发小腿丹毒，应首先抗细菌治疗，待炎症缓解后再治疗真菌感染。

甲真菌病

一、概述

甲真菌病是指皮肤癣菌（如红色毛癣菌）、酵母菌、霉菌感染甲板或甲下组织所致，多由手、足癣传染而来。

二、临床表现

多从甲前缘或侧缘开始逐渐蔓延，使部分甲或整个甲板浑浊失去光泽，呈灰白色或污褐色，甲表面凹凸不平、肥厚、变形、变脆、与甲床分离，受累甲逐渐增多。病甲碎屑直接镜检可见菌丝或孢子。

分为四型：白色浅表型、远端侧位甲下型、

近端甲下型、全甲毁损型。

三、治疗原则

因药物不易进入甲板,治疗较为困难,关键是坚持用药。

1. 局部治疗 小刀或指甲锉刮除或锉磨病甲,然后涂以抗真菌外用药;或用40%尿素软膏封包病甲使其软化剥离,再外用抗真菌药物如阿莫罗芬甲涂剂。

2. 全身治疗 伊曲康唑间歇冲击疗法:成人,每次0.2g,2次/日,餐后口服,服1周停3周为一疗程,指甲真菌病连用2~3个疗程,趾甲真菌病连用3~4个疗程。用药前需检查肝功能。

第七节 浅表软组织急性化脓性感染

疖

一、概述

疖(furuncle)俗称疔疮,是单个毛囊及其周围组织的急性细菌性化脓性炎症。大多为金黄色葡萄球菌感染。疖常发生于毛囊与皮脂腺丰富的部位。

二、临床特点

最初,局部出现红、肿、痛的小硬结,以后逐渐肿大,呈圆锥形隆起。数日后,结节中央组织坏死而软化,出现黄白色小脓头,红、肿、痛范围扩大。再经数日后,脓栓脱落,排出脓液,炎症可逐渐消失而愈。

疖一般无明显的全身症状。面部,特别是上唇周围和鼻部"危险三角区"的疖肿如被挤压或挑刺,容易促使感染沿内眦静脉和眼静脉向颅内扩散,引起化脓性海绵状静脉窦炎,出现眼部及其周围组织的进行性红肿和硬结,伴疼痛和压痛,并有头痛、寒战、高热甚至昏迷等。

三、治疗原则

1. 局部处理 红肿阶段可选用热敷、超短波、红外线等理疗。疖顶见脓点或有波动感时,可用苯酚或碘酊涂脓点,也可用针尖或小刀头将脓栓剔出,但禁忌挤压。

2. 药物应用 若有发热、头痛、全身不适等全身症状,特别是面部疖或并发急性淋巴结炎、淋巴管炎时,可选用青霉素类或磺胺类(磺胺甲噁唑)抗菌药物,或用清热解毒中药方剂。

痈

一、概述

痈是多个相邻的毛囊及其所属皮脂腺或汗腺的急性化脓性感染,或由多个疖融合而成。致病菌为金黄色葡萄球菌。中医称为疽。项部痈俗称"对口疮",背部痈俗称"搭背"。痈多见于成年人,常发生在项、背等厚韧皮肤部。感染常从一个毛囊底部开始,可形成具有多个"脓头"的痈。糖尿病患者因白细胞功能不良,较易患痈。

二、临床特点

痈早期呈一片稍微隆起的紫红色浸润区,质地坚韧,界限不清,在中央部有多个脓栓,破溃后呈蜂窝状。以后,中央部逐渐坏死、溶解、塌陷,像"火山口",其内含有脓液和大量坏死组织。痈不仅局部病变比疖重,且易并发全身急性化脓性感染。唇痈容易引起颅内的海绵状静脉窦炎,危险性更大。

三、治疗原则

1. 药物治疗 可选用青霉素或磺胺甲噁唑。

2. 局部处理 初期仅有红肿时,可用 50% 硫酸镁湿敷,争取病变范围缩小。已出现多个脓点、表面紫褐色或已破溃流脓时，需要及时切开引流。采用在静脉麻醉下作"+"或"++"形切口切开引流，切口线应超出病变边缘皮肤，清除已化脓和尚未成脓，但已失活的组织，然后在脓腔内填塞生理盐水或凡士林纱条，外加干纱布绷带包扎。

3. 预防 注意个人卫生，保持皮肤清洁。及时治疗疖，以防感染扩散。

蜂窝织炎

一、概述

蜂窝织炎是指由金黄色葡萄球菌、溶血性链球菌或腐生性细菌引起的皮肤和皮下组织广泛性、弥漫性、化脓性炎症。

二、临床特点

患处皮肤局部剧痛，呈弥漫性红肿，境界不清，可有显著的凹陷性水肿，初为硬块，后中央变软、破溃而形成溃疡，约2周结瘢痕而愈。眼眶周围蜂窝织炎是一种严重的蜂窝织炎。

三、治疗原则

1. 全身治疗 应给患者加强营养，给予多种维生素口服，必要时加用止痛、退热药。早应用大剂量抗生素。

2. 局部治疗 早期可局部 50% 硫酸镁液湿敷，患肢应减少活动，也可用紫外线或超短波物理疗法；当脓肿形成后，需切开引流及每日换药。

3. 预防 重视皮肤日常清洁卫生，防止损伤，受伤后要及早医治。

丹 毒

一、概述

丹毒是皮肤淋巴管网受乙型溶血性链球菌侵袭感染所致的急性非化脓性炎症。好发于下肢与面部。

二、临床特点

起病急，开始即可有畏寒、发热、头痛、全身不适等。病变多见于下肢，表现为片状皮肤红疹、微隆起、色鲜红、中间稍淡、境界较清楚。局部有烧灼样疼痛，病变范围向外周扩展时，中央红肿消退而转变为棕黄。有的可起水疱，附近淋巴结常肿大、有触痛，但皮肤和淋巴结少见化脓、破溃。下肢丹毒可发展成"象皮肿"。

三、治疗原则

1. 全身治疗 首选青霉素，疗程 10～14 天。
2. 局部治疗 抬高患肢，局部可用 50% 硫酸镁液湿热敷。

脓性指头炎

一、概述

脓性指头炎是指手指末节指腹部的皮下组织化脓性感染。多因甲沟炎加重或指尖、手指末节皮肤受伤后引起。主要致病菌为金黄色葡萄球菌。

二、临床特点

局部疼痛为其主要症状。当手指两侧指动脉受压，可出现搏动性跳痛。手下垂或轻叩指端时，疼痛更加剧烈，患者常难以忍受，在夜间常因剧痛而不能入睡，如不及时处理，可形成慢性骨髓炎。脓性指头炎时多有不同程度的全身感染中毒症状。

三、治疗原则

脓性指头炎初发时，可避免手下垂以减轻疼痛。可给予青霉素等抗菌药物。若患指剧烈疼痛、肿胀明显，伴有全身症状，应当及时切开引流，以免指骨受压坏死和发生骨髓炎。

第八节 急性乳腺炎

一、概述

急性乳腺炎是指乳腺的急性化脓性感染，98%发生在哺乳期，80%以上为初产妇，发病多在产后哺乳期的3~4周内。

乳房挤压、乳汁淤积、乳头皲裂和擦伤以及乳头发育不良是主要发病原因。乳头区破损和哺乳时间过长是主要诱因。致病菌主要为金黄色葡萄球菌。

二、临床表现

急性乳腺炎的临床特点是发病距产后时间越短，临床表现越明显，炎症进展越快。

全身表现主要为畏寒、发热以及白细胞计数增高。

局部表现主要为乳房红、肿、热、痛（压痛及搏动性疼痛）和肿块，患侧乳房体积增大，可形成脓肿，可有患侧腋窝淋巴结肿大。

三、诊断（鉴别诊断）

1. 炎症表现 炎性乳癌时往往累及整个乳

房，其颜色为暗红或紫红色。急性乳腺炎时皮肤呈一般的凹陷性水肿，而炎性乳癌的皮肤水肿则呈"橘皮样"。

2. 腋窝淋巴结肿大 急性乳腺炎和炎性乳癌均可见到腋窝淋巴结肿大，但急性乳腺炎的腋窝淋巴结相对比较柔软，与周围组织无粘连，推之活动性好；而炎性乳癌的腋窝淋巴结肿大而质硬，与皮肤及周围组织粘连，用手推之不活动。

3. 全身性炎症反应 急性乳腺炎常有寒战、高热等明显的全身性炎症反应；而炎性乳癌通常无明显全身炎症反应。

4. 病程 急性乳腺炎病程短，可在短期内化脓，抗炎治疗有效，预后好；而炎性乳癌则病情凶险，预后差。

四、治疗原则与预防

治疗原则是消除感染、排空乳汁。脓肿形成时，应切开引流。

预防的关键在于避免乳汁淤积，防止乳头损伤，并保持其清洁。

第九节 腹股沟疝

腹股沟斜疝

腹股沟疝是指发生在腹股沟区的腹外疝,占全部腹外疝的75%～90%,分为斜疝和直疝两种。斜疝是最多见的腹股沟疝,发病率占全部腹股沟疝的85%～95%;多发生于男性,右侧比左侧多见。

一、诊断与鉴别诊断

1. 诊断 腹股沟斜疝的基本临床表现是腹股沟区有一突出的包块。

(1) 易复性疝:用手按包块并嘱患者咳嗽,可有膨胀性冲击感。如患者平卧休息或用手将包块向腹腔推送,包块可向腹腔回纳而消失。

(2) 难复性疝:主要特点是包块不能完全回纳。

(3) 滑动性疝:包块除了不能完全回纳外,尚有消化不良和便秘等症状。

(4) 嵌顿性疝:通常发生在斜疝,强力劳动或排便等腹内压骤增是其主要原因。临床上表现为包块突然增大,并伴有明显疼痛,用手推送不能回纳。包块紧张发硬,且有明显触痛。不但局部疼痛明显,还可伴有机械性肠梗阻的临床表现。将会发展成为绞窄性疝。

(5)绞窄性疝:临床症状多较严重。但在肠袢坏死穿孔时,疼痛可因包块压力骤降而暂时有所缓解。因此,疼痛减轻而包块仍存在者,不可认为是病情好转。严重者可发生脓毒症。

2. 鉴别诊断(表3-30)

表3-30 斜疝与直疝的鉴别

鉴别要点	斜疝	直疝
发病年龄	多见于儿童及青壮年	多见于老年
突出途径	经腹股沟管突出,可进阴囊	由直疝三角突出,不进阴囊
疝块外形	椭圆形或梨形,上部呈蒂柄状	半球形,基底较宽
指压内环	疝块不再出现	疝块仍可突出
外环指诊	外环扩大,咳嗽时有冲击感	外环大小正常,无咳嗽冲击感
术中所见	精索在疝囊内后方,疝囊颈在腹壁下动脉外侧	精索在疝囊前外方,疝囊颈在腹壁下动脉内侧
嵌顿机会	较多	较少

二、治疗原则

1. 非手术治疗 适用于1岁以内的小儿。不适宜手术的小儿或年老体弱、伴有其他严重疾患的患者，可使用疝带或疝卡。非手术治疗时应尽量减少增加腹压的动作。

2. 手术治疗 适用于大多数腹股沟疝及嵌顿疝。疝囊高位结扎术，适用于儿童；疝囊高位结扎加疝修补术，适用于成年人。

第十节 痔

痔是最常见的肛肠疾病。内痔是肛垫的支持结构、静脉丛及动静脉吻合支发生病理性改变或移位。外痔是齿状线远侧皮下静脉丛的病理性扩张或血栓形成。内痔通过丰富的静脉丛吻合支和相应部位的外痔相互融合为混合痔。

一、临床表现

1. 内痔 内痔的主要临床表现是出血和脱出。间歇性便后出鲜血是内痔的常见症状。内痔的好发部位为截石位3、7、11点。

内痔的分度：Ⅰ度：便时带血、滴血或喷射状出血，便后出血可自行停止，无痔脱出；Ⅱ度：常有便血，排便时有痔脱出，便后可自行还纳；Ⅲ度：偶有便血，排便或久站、咳嗽、劳累、负重时痔脱出，需用手还纳；Ⅳ度：偶有便血，痔脱出不能还纳或还纳后又脱出。

2. 外痔 主要临床表现是肛门不适、潮湿不洁，有时有瘙痒。结缔组织外痔（皮垂）及炎性外痔常见。

3. 混合痔 内痔和外痔的症状可同时存在。内痔发展到Ⅲ度以上时多形成混合痔。混合痔逐渐加重，呈环状脱出肛门外，脱出的痔块在肛门周呈梅花状，称为环状痔。脱出痔块若被痉挛的括约肌嵌顿，以至水肿、瘀血甚至坏死，临床上称为嵌顿性痔或绞窄性痔。

二、诊断

主要靠肛门直肠检查。对有脱垂者，最好在蹲位排便后立即观察，直肠指检对痔的诊断意义不大。

三、治疗原则

应遵循三个原则：无症状的痔无需治疗；有症状的痔重在减轻或消除症状，而非根治，以非手术治疗为主。

非手术治疗：

1. 一般治疗 适用于绝大部分的痔，包括血栓性和嵌顿性痔的初期。注意饮食，忌酒和辛辣刺激食物，增加纤维性食物摄入，改变不良的排便习惯；对于痔块脱出者，注意用手轻轻托回痔块，阻止再脱出。避免久坐久立，进行适当运动,睡前温热水(可含高锰酸钾)坐浴等。

2.局部用药治疗 药物包括栓剂、膏剂和洗剂。

3.口服药物治疗 一般采用治疗静脉曲张的药物。

4.注射疗法 对Ⅰ、Ⅱ度出血性内痔效果较好。将硬化剂注射于黏膜下层静脉丛周围,使引起炎症反应及纤维化,从而压闭曲张的静脉。1个月后可重复治疗。

5.物理疗法 激光治疗、冷冻疗法、直流电疗法和铜离子电化学疗法、微波热凝疗法。

6.胶圈套扎 适用于Ⅱ、Ⅲ度内痔,对于巨大的内痔及纤维化内痔更适合。

第十一节 破伤风

一、概述

破伤风是由破伤风杆菌经伤口感染,产生外毒素引起的以局部和全身性肌强直、痉挛和抽搐为特征的一种毒血症。

破伤风杆菌为厌氧的革兰阳性梭状芽孢杆菌。对环境有很强的抵抗力,能耐煮沸。患者病后无持久免疫力。

二、临床表现

破伤风杆菌作用于人体后会产生一种外毒素,使人体表现出来的症状主要为局部和全身性肌强直、痉挛和抽搐。

1. 潜伏期 通常为 7 日左右。

2. 前驱期 一般持续 12～24 小时,表现为乏力,头晕,头痛,咀嚼无力,反射亢进,烦躁不安,局部疼痛,肌肉牵拉、抽搐及强直,下颌紧张,张口不便等。

3. 发作期 典型症状是在肌紧张性收缩(肌强直、发硬)的基础上,阵发性强烈痉挛,通常最先受影响的肌群是咀嚼肌,随后顺序为面部表情肌,颈、背、腹、四肢肌,最后为膈肌。口角下缩,咧嘴"苦笑",形成"角弓反张"或"侧弓反张";膈肌受影响后,可出现呼吸暂停。声、光、震动、饮水、注射等可诱发阵发性痉挛,但患者神志始终清楚,感觉也无异常。强烈的肌痉挛,可使肌断裂,甚至发生骨折。膀胱括约肌痉挛可引起尿潴留。持续的呼吸肌和膈肌痉挛,可造成呼吸骤停。患者死亡原因多为窒息、心力衰竭或肺部并发症。

三、预防

1. 早期彻底清创,改善局部循环,是预防破伤风发生的关键。

2. 主动免疫 注射破伤风类毒素作为抗原。采用类毒素基础免疫通常需注射三次。首次在皮下注射 0.5mL，间隔 4～6 周再注射 0.5mL，第 2 针后 6～12 个月再注射 0.5mL，此三次注射称为基础注射。

3. 被动免疫 该方法适用于未接受或未完成全程主动免疫注射，伤口污染、清创不当以及严重的开放性损伤患者。破伤风抗毒血清（TAT）是最常用的被动免疫制剂，有抗原性，可致敏。常用剂量是 1500U，肌内注射，伤口污染重或受伤超过 12 小时者，剂量加倍，有效作用可维持 10 日左右。

第十一单元 常见肿瘤

第一节 肺 癌

肺癌大多数起源于支气管黏膜上皮，因此也称支气管肺癌。肺癌发病率目前位居恶性肿瘤首位。

一、病因

1. 吸烟 目前认为吸烟是本病最重要的高

危因素。

2. 职业和环境接触　铝制品的副产品、砷、石棉、铬化合物、焦炭炉、芥子气、含镍的杂质、氯乙烯等职业环境致癌物可增加本病的发生率。

3. 电离辐射。

4. 既往肺部慢性感染。

5. 遗传等因素。

6. 大气污染。

7. 其他。

二、临床表现

1. 呼吸系统表现　包括咳嗽、咯血，多为痰中带血，胸痛、胸闷等。40岁以上，特别是吸烟者，若咳嗽持久、加重或变为呛咳、痰中带血或咯血经久不止，尤其是首次咯血者，应高度警惕本病。

2. 转移性表现　声音嘶哑为喉返神经受侵犯；吞咽困难为食管压迫表现；上腔静脉被癌肿压迫或癌栓栓塞，则面颈、上部胸壁肿胀和静脉曲张，皮肤红紫，称上腔静脉阻塞综合征；肺尖癌肿可侵犯臂神经丛，产生上臂痛，皮肤感觉异常及上臂不能抬举；若侵犯下颈交感神经结，则产生霍纳综合征（Horner syndrome），表现为同侧上眼睑下垂、瞳孔缩小、眼球下陷和一侧面部皮肤发白、汗闭。心包和胸膜转移可引起血性心包积液和胸腔积液；骨转移可发生病理性骨折及骨痛；脑转移可有各种神经症状及体征。

3. 非转移性肺外表现 最常见的为库欣综合征、骨关节肥大、杵状指、男性乳房发育等。

三、诊断

临床表现和影像学表现可提供诊断线索，组织学或细胞学检查可确立诊断。

诊断的主要方法有：

1.X 线检查 胸部 X 线片主要用于筛查。CT 是目前肺癌诊断、分期、疗效评价及治疗后随诊中最重要和最常用的影像学手段。

2. 痰细胞学检查 找到癌细胞，可以明确诊断。

3. 支气管镜检查 对中心型肺癌诊断的阳性率较高。

四、治疗

手术治疗仍然是肺癌最重要和最有效的治疗手段。

五、预防与筛查

广泛进行防癌的宣传教育。对 40 岁以上成人,定期进行胸部 X 线普查,是肺癌早期诊断的重要方法。

第二节 食管癌

一、概述

食管癌是一种常见的上消化道恶性肿瘤。我国是食管癌高发地区之一。

二、临床表现

1. 早期症状 早期食管癌患者的主要症状为胸骨后不适,烧灼感或疼痛,食物通过时局部有异物感或摩擦感,有时吞咽食物在某部分有停滞感或轻度梗阻感,这些症状以进食干硬、粗糙或刺激性食物时明显。

2. 中晚期症状

(1)吞咽困难:是食管癌的特征性症状,起初症状较轻,呈间歇性,随着病变的发展,咽下困难呈持续和进行性加重。

(2)食物反流:常出现食物反流和呕吐症状。

(3)疼痛:表现为咽下疼痛,胸骨后或肩背等区域间歇性或持续性钝痛、灼痛甚至撕裂痛,常提示食管癌已外侵。

(4)出血:食管癌侵及血管可出现呕血和黑便。

(5)其他:肿瘤侵犯引起声音嘶哑、纵隔炎、纵隔脓肿、肺炎、肺脓肿、气管-食管瘘、心包炎等。

三、诊断

1. 食管吞钡 X 线检查 常见的有食管黏膜纹粗乱,管壁僵硬,蠕动减弱,钡流滞缓,管腔狭窄或充盈缺损等改变。

2. 胃镜超声内镜检查(EUS)及活检 早期可见小的息肉样隆起、黏膜发红变脆或浅溃疡等改变,晚期多见管壁有菜花样肿块隆起或深溃疡、管腔狭窄等肿瘤生长及浸润性改变。

四、防治原则

1. 治疗 食管癌的主要治疗手段有外科治疗、放射治疗、化学治疗和综合治疗。

2. 预防

(1)病因学预防:改良饮水、防霉去毒、改变不良生活习惯、应用化学药物(亚硝胺阻断剂)等。

(2)发病学预防:应用预防药物,积极治疗食管上皮增生,处理癌前病变,如食管炎、息肉、憩室等。

第三节 胃　癌

一、常见病因

1. 地域环境　在我国的西北与东部沿海地区胃癌发病率比南方地区明显为高。

2. 饮食生活　饮食长期食用熏烤、盐腌食品的人群中胃癌发病率高；吸烟者的胃癌发病危险较不吸烟者高50%。

3. 幽门螺杆菌（Hp）感染　是引发胃癌的主要因素之一。

4. 慢性疾病和癌前病变　胃疾病包括胃息肉、慢性萎缩性胃炎及胃部分切除后的残胃，有可能转变为癌。胃黏膜上皮的异型增生属于癌前病变。

5. 遗传和基因。

二、临床表现

患者可出现症状加重，食欲下降，乏力，消瘦，体重减轻。

贲门癌可有胸骨后疼痛和进食梗阻感；近幽门的胃癌可因幽门部分或完全性梗阻而发生呕吐，呕吐物多为隔夜宿食和胃液。

肿瘤破溃或侵犯血管后可有呕血、黑便等消化道出血症状，也可能发生急性穿孔。晚期患者可触及上腹部质硬、固定的肿块，也可出现左锁骨上淋巴结肿大、直肠膀胱陷凹扪及肿块、贫血、腹水、黄疸、营养不良的表现。

三、诊断

1. 胃镜检查及活检 是确诊本病最可靠的方法。

2. X线钡餐检查 上消化道气钡双重造影对诊断和鉴别诊断有较大价值。

3. 其他 粪隐血试验持续阳性对诊断有参考价值。

四、筛查

普查筛选是提高早期胃癌诊断率的主要手段。

第四节 结、直肠癌

一、概述

结、直肠癌常见的组织学类型包括腺癌（管状腺癌、乳头状腺癌、黏液腺癌、印戒细胞癌）、腺鳞癌、未分化癌。

结、直肠癌的转移途径包括直接浸润、淋巴转移、血行转移、种植转移。转移最常见的受累器官为肝脏,其次为肺、骨。

二、临床表现

(一)结肠癌

1. 排便习惯及粪便性状改变 常为最早出现的症状,多表现为排便次数增加,腹泻、便秘交替,黏液血便等。

2. 腹痛 早期为定位不确切的腹部隐痛,晚期出现肠梗阻时可出现严重腹痛。

3. 腹部包块 部分患者可在肿瘤发生部位触及质硬肿物。

4. 肠梗阻症状 可引起肠腔梗阻,多表现为慢性低位不全梗阻。

5. 全身症状 患者可出现贫血、消瘦、乏力、低热等症状。晚期可能出现肝大、黄疸、腹水、恶病质等症状。

右半结肠癌肿瘤常为肿块型或溃疡型,不易引起肠腔狭窄,所以主要临床表现以全身症状、贫血、腹部包块为特点;左半结肠癌以肠梗阻、便秘、腹泻、便血为特点。

(二)直肠癌

1. 直肠刺激症状 便意频繁,排便不尽感,肛门下坠感。

2. 肿瘤破溃感染症状 粪便表面带血,脓血便。

3. 肠腔狭窄症状 早期粪便变形、变细,直至出现低位肠梗阻症状。

4. 晚期症状 肿瘤可侵犯前列腺造成尿路刺激症状;侵犯骶前神经可出现持续疼痛;肝转移者可出现黄疸、腹水、贫血、消瘦等表现。

三、诊断

(一)结肠癌诊断依据

1. 病史 排便习惯或性状改变,腹痛,腹部包块,患者可有贫血、肠梗阻的表现。

2. 体格检查 直肠指检是除外直肠癌简便有效的检查。

3. 辅助检查 纤维结肠镜,可取得组织标本进行病理确诊。

(二)直肠癌诊断依据

1. 病史 患者多有便意频繁、排便不尽感、肛门下坠感、便血,肠腔狭窄后可有大便变细或变形。

2. 体格检查 直肠指检是直肠癌首选的检查方法,常用体位包括膝胸位、截石位、侧卧位,必要时也可蹲位进行检查。

3. 辅助检查 纤维结肠镜、盆腹部超声、CT、MRI检查的临床意义同结肠癌。

第五节 乳腺癌

一、临床表现

患者常见的首诊症状是乳房内触及无痛性肿块,多位于乳房外上象限。肿块多质硬、边界不清,逐渐增大可导致局部隆起,若累及Copper韧带则可在乳房表面出现"酒窝征"。如果肿瘤细胞堵塞皮下淋巴管,可导致淋巴回流障碍,出现真皮水肿,乳房皮肤呈"橘皮征"。

炎性乳癌临床表现特殊、恶性程度高、进展迅速、预后差。超过1/3的乳房皮肤出现红肿、皮温增高等炎性表现,但不伴有疼痛,整个乳房可增大质硬,部分患者可无明显肿块。

乳头湿疹样癌(Paget病)的早期表现为乳头瘙痒,可伴有脱屑,随后出现乳头、乳晕皮肤糜烂、溃疡,呈湿疹样外观,上覆黄褐色鳞屑样痂皮,病史长者乳头可糜烂脱落。

二、诊断

1. 病史 应注意询问患者有无乳腺癌家族史等高危因素。

2. 临床表现 具有前述典型的乳腺癌临床表现者有助于诊断。

3. 影像学检查

（1）乳腺超声：典型乳腺癌病灶的超声表现包括病灶边界不清、形状不规则、回声不均、后方回声衰减、内部或周边可见明显血流信号等。

（2）乳腺 X 线片（乳腺钼靶）：典型的乳腺癌钼靶表现包括伴有毛刺征的边界不规则高密度肿块影或簇状细小密集钙化灶。

4. 病理检查

（1）空芯针穿刺活检（CNB）：超声或钼靶引导下的空芯针穿刺活检是目前推荐的首选乳腺病灶组织病理检查方法。

（2）细针针吸细胞学检查（FNAC）：对乳腺原发灶的诊断准确率低于 CNB。

（3）肿物切除活检：传统的肿物切除活检术中冰冻病理诊断乳腺癌，然后即刻行乳腺癌根治性手术的方法，可行肿物切除活检，完整切除乳房肿物送检，而不宜行肿物切取活检。

三、预防

早期诊断、早期治疗对于改善乳腺癌患者预后至关重要。

第六节　子宫颈癌

子宫颈癌是全球妇女中仅次于乳腺癌的第二位常见恶性肿瘤。在发展中国家妇女中，其发病率位居恶性肿瘤首位。高危型人乳头瘤病毒（HPV）持续感染是宫颈癌的主要危险因素。宫颈癌好发于宫颈移行带区。

一、临床表现

（一）症状

1. 子宫颈上皮内瘤变及早期浸润癌　部分患者有白带增多、接触性阴道出血（性生活或妇科检查后）。

2. 宫颈浸润癌

（1）阴道流血：患者常表现为接触性阴道出血。

（2）阴道排液：多数宫颈浸润癌患者常主诉阴道分泌物增多，白色或血性，稀薄如水样，有腥臭。晚期常有大量脓性或米汤样恶臭的阴道分泌物。

（3）晚期癌的症状：可出现贫血、继发性感染、尿毒症及恶病质等。

（二）体征

外生型可见宫颈赘生物向外生长，呈息肉状、乳头状或菜花状突起，表面不规则，触之易出血。内生型则见宫颈肥大、质硬，颈管膨大如桶状。晚期可形成凹陷性溃疡，被覆坏死组织，有恶臭。

二、诊断

1. 宫颈刮片细胞学检查　目前是国内外宫颈癌普查的初筛方法。

2. HPV 检测。

3. 阴道镜检查。

4. 活体组织病理检查　CIN 和宫颈癌的确诊最终都要依据宫颈的活体组织病理检查。

三、防治原则与转诊

治疗：强调个体化。总原则为采用手术和放疗为主、化疗为辅的综合治疗。

预防：宫颈癌是可以预防的。应普及宣传宫颈癌相关科普知识；避免不洁性行为；早期治疗慢性宫颈病变及性伴侣包皮疾病；提倡屏障式避孕方法等。

第四章 合理用药

一、原则

2013年12月11日国家卫生计生委公布了合理用药十大核心信息,包括"能不用就不用、能少用就不多用、能口服不肌注、能肌注不输液"的原则。还包括处方药要严格遵医嘱,特别是抗菌药物和激素类药物,不能自行调整用量或停用。任何药物都有不良反应,孕期及哺乳期妇女用药要注意禁忌证。儿童、老人和有肝脏、肾脏等方面疾病的患者,用药应当谨慎。从事驾驶、高空作业等特殊职业者要注意药物对工作的影响。接种疫苗是预防一些传染病最有效、最经济的措施,国家免费提供一类疫苗。保健食品不能替代药品等。

1. 适应证 指某一种药物或治疗方法所能治疗的疾病范围。

超适应证用药是指临床实际使用药品的适应证不在药品说明书之内的用法。

2. 禁忌证 指不适宜使用某种药物治疗的

疾病或情况，或使用后反而有害。

3. 药物剂量 即每次用药的量。出现最佳治疗作用的剂量叫作治疗量，即"常用量"。"最大治疗量"或"极量"是指超过这一剂量就可能出现中毒反应的剂量。"中毒量"是可引起中毒的剂量。"致死量"是引起死亡的剂量。

4. 药物剂型和给药途径 不同给药途径对药物吸收速度快慢的影响如下：静脉注射＞吸入给药＞肌内注射＞皮下注射＞直肠黏膜给药＞口服给药＞皮肤给药。

5. 服药时间

每日一次，缩写 qd，应每天在同一时间服用。例如：糖皮质激素和缓控释制剂的降压药物等。

每日二次，缩写 bid，宜间隔 12 小时服用。

每日三次，缩写 tid，一般三餐前后服用。例如：降糖药物格列喹酮片、二甲双胍片、阿卡波糖片等。对于抗癫痫药物，应严格每 8 小时（平均间隔时间）服用一次。

每日四次，缩写 qid，一般为早、中、晚、睡前四次。

每周一次，缩写 qw。例如：预防和治疗骨质疏松的药物阿仑膦酸钠片；治疗类风湿关节炎的药物甲氨蝶呤片等。

二、抗菌药物、激素、解热镇痛药的合理应用

1. 抗菌药物 抗菌药物是指对细菌有抑制或杀灭作用,主要用于防治细菌感染性疾病的一类药物。

(1) β 内酰胺类

1) 青霉素类:如青霉素 G、阿莫西林、氨苄西林、哌拉西林。用青霉素类抗菌药物前必须详细询问患者有无青霉素类药物过敏史、其他药物过敏史及过敏性疾病史。须先做青霉素皮肤试验,皮试液浓度一般为 500U/mL。一旦发生过敏性休克,应立即肌内注射 0.1% 的肾上腺素 0.5～1mL,临床表现无改善者,3～5 分钟后重复 1 次。

2) 头孢菌素类:目前分为二代。第一代:头孢氨苄、头孢唑林、头孢拉定、头孢羟氨苄;第二代:头孢克洛、头孢呋辛、头孢丙烯、头孢替安等。使用前须按照药品说明书决定是否需要进行药物皮肤试验。

3) 新型 β 内酰胺类。

(2) 氨基糖苷类:阿米卡星、链霉素、卡那霉素、庆大霉素等。有明显的耳、肾毒性。

(3) 四环素类:四环素、多西环素、米诺环素等。牙齿发育期患者(胚胎期至 8 岁)使

用四环素类可产生牙齿着色及牙釉质发育不良，故妊娠期和8岁以下患者不宜使用该类药物。

（4）氯霉素类：氯霉素在国内外的应用普遍减少。

（5）大环内酯类：红霉素、阿奇霉素、克拉霉素、罗红霉素等。该类药物对革兰阳性菌、厌氧菌、支原体及衣原体等具抗菌活性。

（6）林可酰胺类：林可霉素、克林霉素。目前肺炎链球菌等细菌对其耐药性高。

（7）糖肽类：万古霉素、多黏菌素B。该类药物用于耐药革兰阳性菌所致的严重感染。

（8）磺胺类：磺胺嘧啶、复方磺胺甲噁唑。可引起脑性核黄疸，因此禁用于新生儿及2月龄以下婴儿。

（9）喹诺酮类：诺氟沙星、环丙沙星、左氧氟沙星等。18岁以下未成年患者、妊娠期及哺乳期患者避免应用本类药物。本类药物不宜用于有癫痫或其他中枢神经系统基础疾病的患者。

（10）硝基咪唑类：甲硝唑、替硝唑、奥硝唑。妊娠早期（3个月内）患者应避免应用。哺乳期患者用药期间应停止哺乳。

抗菌药物的药代动力学（PK）与药效动力学（PD）是综合反映抗菌药物、致病菌和人体之间的关系参数。可将其分为时间依赖型和浓度依赖型两类。时间依赖型药物的杀菌作用取决于血药浓度大于最低抑菌浓度（MIC）的持续时间，与峰浓度关系较小。青霉素类、头孢菌素类、氨曲南、碳青霉烯类、大环内酯类、克林霉素等属于此类。浓度依赖型药物的杀菌作用取决于药物的峰浓度，与作用持续时间关系不大。氨基糖苷类、氟喹诺酮类、甲硝唑属于此类，其药物峰浓度越高，杀菌活性就越强，且有抗生素后效应（即足量用药后即使浓度下降到有效水平以下，细菌在若干小时内依然处于被抑制状态）。

针对主要敏感菌的治疗：

1）溶血性链球菌（可引起皮肤化脓性炎症、猩红热和风湿热等）：首选青霉素或氨苄西林。

2）肺炎链球菌（可引起大叶性肺炎、支气管炎）：①青霉素敏感株：宜选青霉素；②青霉素不敏感株：宜选头孢曲松，可选氟喹诺酮类。

肺炎链球菌和脑膜炎球菌所致的化脓性脑膜炎初始经验治疗，首选头孢曲松。

3）大肠埃希菌（常引起泌尿系感染）、肺炎克雷伯杆菌：首选：①非产超广谱内酰胺酶菌株：第二、三代头孢或头孢吡肟；②产超广谱内酰胺酶菌株：哌拉西林他唑巴坦或头孢哌酮舒巴坦。

4）铜绿假单胞菌（可引起医院获得性肺炎）：首选头孢他啶或头孢吡肟。

2. 糖皮质激素 糖皮质激素是临床最常用的激素之一，其具有抗炎、免疫抑制与抗过敏、抗毒、抗休克等多种药理作用。其应用涉及临床多个专科：①超敏反应性疾病：严重支气管哮喘、过敏性休克、特异反应性皮炎。②风湿性疾病：如系统性红斑狼疮、血管炎、多发性肌炎、皮肌炎、干燥综合征等。③严重急性细菌感染：中枢神经系统感染或伴休克，如败血症、中毒性痢疾、流行性脑膜炎等。④自身免疫性疾病等。

其正确、合理应用主要取决于以下两方面：一是治疗适应证掌握是否准确；二是品种及给药方案选用是否正确、合理。

长期大剂量服用糖皮质激素类药物临床表现为满月脸、水牛背、青光眼、白内障、骨质疏松、无菌性骨坏死、糖尿病、高血压等。不良反应的发生与疗程、剂量、用药种类、用法及给药途径等有密切关系。应特别指出，患水痘的儿童禁用糖皮质激素。

注意事项：糖皮质激素慎用于妊娠及哺乳期妇女。另外，长期使用需十分慎重。

3. 解热镇痛药 解热镇痛药亦称非甾体抗炎药，是一类具有解热、镇痛作用，绝大多数还兼有抗炎和抗风湿作用的药物。

世界卫生组织（WHO）推荐的解热镇痛药物为对乙酰氨基酚。解热应用一般不超过3天，镇痛应用不超过5天。儿童一般选用对乙酰氨基酚和布洛芬，疗效确切、相对安全。妊娠妇女应慎用解热镇痛药，必须用时，宜选用对乙酰氨基酚。

三、特殊人群用药原则与禁忌

1. 妊娠期用药 美国FDA于1979年，根据动物实验和总结临床实践经验，对影响胎儿的药物分为A、B、C、D、X五类。

A级：在有对照组的研究中，在妊娠3个月的妇女未见到对胎儿危害的迹象，可能对胎儿的影响甚微。

B级：在动物繁殖性研究中，未见到对胎儿的影响。

C级：在动物的研究证明它对胎儿的不良反应，但并未在对照组的妇女中进行研究，或没有在妇女和动物中并行地进行研究。

D级：有对胎儿的危害性的明确证据，尽管有危害性，但孕妇用药后有绝对的好处或妊娠妇女的生命受到死亡的威胁时可以用药。

X级：在动物或人的研究表明它可使胎儿异常。

2. 哺乳期用药 哺乳期妇女服药后，仍须在 5 个半衰期后再哺乳。某些药物在乳汁中排泄量较大，如红霉素、地西泮、磺胺甲噁唑和巴比妥类等，母亲服用时应考虑对哺乳婴儿的危害，尽量避免使用。

3. 儿童用药 注意事项：①剂量要正确；②途径要适宜；③剂型要适宜；④品种要适宜；⑤观察要细致。

4. 老年用药 主要存在四大用药问题：①多重用药；②不适当用药；③用药不足或防护不足，最常见的问题是对使用非甾体抗炎药物（NSAIDs）的高危患者没有使用胃保护剂；④顺应性差。

老年人合理用药的原则是：①明确用药指征，合理选药；②用药剂量个体化；③选择合适的药物剂型，简化用药方法。

四、相关药物配伍禁忌

（一）注射剂的配伍原则

①有明确的能配伍答案时方可配伍。②药物配伍混合时一次只加一种药物到输液中，充分混匀后，经检查无肉眼可见变化，再加另一种药物充分混匀。③两种药物在同一输液中配伍时，应先加入浓度较高者，后加浓度较低者。④有色的注射用药物应最后加入。⑤注射用药

物配制结束后应尽快使用。⑥高浓度电解质、氨基酸、脂肪乳注射液、全胃肠外静脉营养液（TPN）、血液、右旋糖酐、中药注射剂等一般不与其他药物混合。⑦若患者需给予多种注射用药物，最好通过其他输液通路给予或者在一组药物给完后冲洗再给予另一组药物，或者通过双腔管同时给予数种药物，多种药物混合给药的方法必须谨慎采用。

（二）临床常见药物不良相互作用示例

1. 药物与药物之间的不良相互作用 ①地高辛+胺碘酮：胺碘酮可增加血清地高辛浓度，故应停用地高辛或减量50%。②美托洛尔+胺碘酮：胺碘酮可减慢美托洛尔的代谢，有心动过缓的风险。③地尔硫䓬+胺碘酮：说明书记载仅在预防具有生命威胁性室性心律失常的情况下，两者联合应用。③氟喹诺酮+胺碘酮：两者均引起Q-T间期延长，合用可发生致死性室性心律失常。⑤辛伐他汀+胺碘酮：胺碘酮可减弱辛伐他汀的代谢，使横纹肌溶解的肌病风险增加。⑥华法林+胺碘酮：胺碘酮可升高华法林的血药浓度，使出血危险增高。⑦华法林+对乙酰氨基酚：对乙酰氨基酚可增强华法林的抗凝作用。⑧辛伐他汀+伊曲康唑：伊曲康唑可减少辛伐他汀的代谢，使肌病风险增加。⑨美托洛尔+氟西汀：氟西汀可引起美托洛尔的血药浓度升高,毒性增大。⑩奥美拉唑+氯吡格雷:奥美拉唑可抑制氯吡格雷对肝脏的活化,导致血栓再形成。

2. 药物与食物之间的不良相互作用

(1)高脂肪食物可促进脂溶性药物的吸收(如灰黄霉素和其他脂溶性抗生素),也可降低某些药物的吸收(如铁剂)。

(2)高蛋白饮食可与药物竞争蛋白结合位点而导致吸收减少,如左旋多巴、甲基多巴等药物。

(3)葡萄汁、葡萄柚汁、橙汁、果汁等饮料中含有丰富的黄酮类、柑橘苷类化合物,可抑制某些药物在体内的代谢。

(4)茶中含有鞣酸、咖啡因等,可减弱助消化药的药效。鞣酸能影响药品的吸收。鞣酸可与四环素(米诺环素、多西环素)、大环内酯类抗生素(螺旋霉素、麦迪霉素、交沙霉素、罗红霉素、阿奇霉素)相结合而影响抗菌活性。

(5)酒类(乙醇)对药物的影响十分明显。在应用甲硝唑、头孢菌素类抗生素等药物期间饮酒会出现戒酒硫样不良反应;酒后服用催眠药会使呼吸和血液循环系统遭受损害,甚至发生心搏骤停;服用抗癫痫药物时,长期饮酒可减低本品的血药浓度和疗效;饮酒可增加非甾体抗炎药的胃肠道不良反应,并有致溃疡的危险。

（6）华法林是目前使用最广泛的口服抗凝药，为维生素K的竞争性拮抗剂。富含维生素K的食物如动物肝脏、菠菜等，对华法林有直接的拮抗作用而影响其抗凝效果。

（7）维生素C：服用维生素C前后2小时内不能吃虾。因为虾中含量丰富的铜，会氧化维生素C，令其失效。同时虾中的五价砷成分还会与维生素C反应，生成具有毒性的三价砷。

服用药物时，一般应嘱患者用温白开水送服，不要用茶和各种饮料服药。

五、常见的药物不良反应

我国对药品不良反应的定义为：合格药品在正常用法、用量情况下出现的与治疗目的无关的有害反应。药品不良反应包括：副作用、毒性反应、过敏反应、继发反应、后遗效应、成瘾性和致癌、致畸、致突变反应等。

1. 解热镇痛药物的主要不良反应 ①胃肠道反应：胃肠道反应是所有NSAIDs的常见不良反应。②血液系统反应：长期应用该类药物，可能出现血小板减少，增加出血的倾向。其中以阿司匹林为代表。③肝脏损害：长期大量服用阿司匹林、对乙酰氨基酚、双氯芬酸钠等均可引起肝损伤。④肾损害：此类药物可引起急性肾炎或肾乳头坏死等，故称作"镇痛药肾病"。⑤阿司匹林样变态反应：引起喉头水肿、呼吸困难、喘息，严重者可有致死的过敏反应，称为"阿司匹林哮喘"。

2. 抗菌药物的主要不良反应　①青霉素类：过敏性休克。②氨基糖苷类：耳毒性、肾毒性、神经肌肉阻断及过敏反应。③四环素类：牙齿黄染（四环素牙）、二重感染（菌群紊乱）。④左氧氟沙星：肌腱炎和肌腱断裂；中、重度光敏反应；中枢神经系统兴奋，有癫痫病史者应避免应用；血糖紊乱；大剂量应用可发生管型尿。⑤万古霉素："红人综合征"或"红颈综合征"。⑥磺胺类药：皮疹等过敏反应；肾脏损害，可发生结晶尿、管型尿及血尿。⑦氯霉素：灰婴综合征、再生障碍性贫血。⑧异烟肼：步态不稳或周围神经炎，表现为麻木、针刺感或手指疼痛。⑨利福平：肝脏损害。⑩乙胺丁醇：视神经炎。

3. 心血管药物的主要不良反应　①强心苷：视物模糊或"色视"（黄、绿色视）、心脏毒性及胃肠道反应。②β受体拮抗剂（普萘洛尔）：中枢神经不良反应（疲劳、头痛、头晕）、肢端发冷、心动过缓、心悸、胃肠道反应、支气管痉挛等。禁用于支气管哮喘、心源性休克和心脏传导阻滞。③胺碘酮：致死性肺毒性和肝毒性，心脏毒性、甲状腺征象（甲减或甲亢）、角膜微沉淀、视神经病、视力障碍。④ACEI类（卡托普利）：顽固性干咳，5%～20%的患者出现干咳，一般在开始用药后1～6个月之间发生，有时需停药，一旦停药，几天内咳嗽消失。⑤他汀类药：肌病（肌痛、肌炎、横纹肌溶解）、肝损害。⑥呋塞米：耳毒性、肾毒性，水、电解质紊乱（低钾血症）。⑦保钾性利尿剂（螺内酯、氨苯蝶啶、阿米洛利）：高血钾。⑧肝素、香豆素类：自发性出血。

4. 神经系统药物的主要不良反应 ①氯丙嗪：锥体外系反应：急性肌张力障碍、静坐不能、迟发性运动障碍等。②苯妥英钠：齿龈增生、共济失调等。③左旋多巴："开关"现象。④吗啡：耐受性和依赖性，急性中毒引起昏迷、呼吸深度抑制、瞳孔极度缩小、血压下降。

5. 抗糖尿病药物的主要不良反应 ①胰岛素：低血糖反应、胰岛素耐受性。②格列本脲：持久性低血糖反应。

第五章 急诊与急救

第一单元 急、危、重症

第一节 休 克

一、初步判断

1. 休克病因

（1）失血与失液性休克：失血性休克主要指急性大量失血引起的休克，一般15分钟内失血超过总血量的20%即可引起。失液性休克是指严重呕吐、腹泻、大量利尿、严重烧伤、高温中暑、过量使用退热剂等导致大量体液丢失，引起血容量锐减所致的休克。

（2）创伤性休克：由严重创伤（多发性骨折、挤压伤、大面积烧伤、大手术）引起的失血或合并剧痛引起的休克。

（3）感染性休克：由病原微生物如细菌、真菌、病毒、衣原体、支原体、立克次体及其毒素等产物引起的休克。

(4)心源性休克：包括：①心肌损害：如急性大面积心肌梗死、扩张性心肌病、急性心肌炎等。②严重心律失常：如心室颤动/扑动、快速心房颤动/扑动、室性心动过速/室上性心动过速等。③机械性梗阻：如二尖瓣反流、室间隔缺损、室壁瘤等。

(5)过敏性休克：特异性过敏原（药物、血制品、异种动物蛋白、虫、某些植物）等作用于过敏体质者，在短时间产生的以急性循环衰竭为主、多脏器受累的速发型全身性变态反应。

(6)烧伤性休克：大面积烧伤伴有大量血浆丢失，有效循环血量减少而引起的休克。

(7)神经源性休克：因外伤、剧痛、突然意外惊恐、脑脊髓损伤、麻醉意外等损伤或药物阻滞交感神经导致血管扩张，周围血管阻力降低，有效血容量不足。

(8)内分泌性休克：在原有某些内分泌疾病的基础上，某些诱因存在可诱发休克。

(9)溶血性休克：临床常见于输血时，分血型不合导致的血管内溶血和血液成分改变导致的血管外溶血两种。

(10)放射性休克：人体受到放射线损伤后导致的休克。常见于核爆炸、核泄漏事故等。

2.临床表现 头晕、乏力、神情淡漠或烦躁不安、低血压、心动过速、呼吸急促、脉细弱、皮肤湿冷、苍白或发绀、尿量减少、昏迷等。晚期常表现为弥散性血管内凝血和器官功能衰竭。

3. 诊断 ①基础疾病（有诱发休克的病因）。②收缩压 < 90mmHg，脉压 < 20mmHg，原有高血压者收缩压自基线降低 ≥ 30%，血浆乳酸浓度 > 2mmol/L。③主要指标：三个窗口的循环低灌注表现（其中之一）。肾：充分补液后少尿 [< 0.5mL/（kg·h）]；脑：意识改变；皮肤：湿冷、苍白、发绀、花斑、毛细血管充盈时间 > 2秒。④次要条件（其中之一）：心动过速、呼吸频率增快、心音低钝、脉细数。具备①+②+③+④即可诊断休克。

二、现场急救

1. 基础治疗。

2. 病因治疗　尽可能使患者在24小时内脱离危险。

3. 对症治疗

（1）液体复苏：原则是"先快后慢，先晶体后胶体，按需补液"。

1）液体的选择：包括：等张晶体液如葡萄糖、生理盐水、乳酸林格液；胶体液如成分血液、血清白蛋白、右旋糖酐等。

2)扩容的目标:动脉血压接近正常低水平,脉压>30mmHg,心率80~100次/分;尿量>30mL/h,中心静脉压上升到6~10cmH₂O,微循环好转(胸骨部位皮肤指压时间<2秒)。

(2)纠正酸中毒:需在补足血容量的基础上进行,根据血气分析及二氧化碳结合力补碱,使血浆二氧化碳结合力维持在18~20mmol/L。不宜一次完全纠正pH,主张宁酸勿碱。

(3)血管活性药物

1)收缩血管药

①去甲肾上腺素:常用于血容量补足后,中心静脉压(CVP)12~18cmH₂O,而平均动脉压仍低于60mmHg者。神经源性休克、过敏性休克、心源性休克以及感染性休克均可使用。

②肾上腺素:临床上常用于心搏骤停与过敏性休克的抢救。可气管内给药或皮下注射,紧急情况下可以稀释后缓慢静脉或骨髓腔内注射,或以2~30μg/(kg·min)速度缓慢静脉滴注。

③间羟胺:常用剂量为10~100mg加入250~300mL液体中静脉滴注。

④多巴胺:一般用1~8μg/(kg·min)的多巴胺,且联用α₁受体阻断药如酚妥拉明或乌拉地尔。

⑤多巴酚丁胺:常用于急性心肌梗死伴有

泵衰竭的心源性休克患者。

2）扩张血管药：适用于低排高阻型休克。

（4）正性肌力药物：常用毛花苷丙 0.2～0.4mg 稀释后静脉注射。易诱发心律失常，一般在 24 小时后才使用，不宜常规应用。

4.支持治疗　肠内营养首选。

第二节　自发性气胸

一、初步判断

自发性气胸是指因肺部疾病使肺组织和脏层胸膜破裂，或靠近肺表面的肺大疱、细小气肿疱破裂，使肺和支气管内空气逸入胸膜腔。气胸可分为闭合性（单纯性）气胸、张力性（高压性）气胸及交通性气胸。

1.临床表现

（1）原发病的表现：肺部基础病变如肺结核、慢性阻塞性肺疾病、肺癌。

（2）诱因：常因抬举重物等用力动作，或用力咳嗽、喷嚏、屏气等诱发。

（3）症状：突然一侧胸痛、气急、憋气。

（4）体征：气胸量大时，气管向健侧移位，患侧胸廓膨隆、呼吸运动减弱、叩诊呈鼓音、呼吸音和语颤减弱或消失、心浊音界减少或消失、肝浊音界下移。

(5)胸部X线表现:典型X线片表现为肺向肺门萎陷,呈圆球形阴影,气胸线以外无肺纹理。

2. 诊断

(1)通常根据气胸的临床表现即可作出初步诊断,确诊需胸部X线检查。

(2)无法行X线检查又高度怀疑气胸时,可在患侧胸腔积气体征最明确处试穿。抽气测压,若为正压且能抽出气体则说明气胸存在。

二、现场急救

1. 治疗原则 排除胸腔气体,闭合漏口,促进患肺复张,消除病因及减少复发。

(1)保守治疗:如肺压缩 < 15%,无呼吸困难,临床稳定,可密切观察,12~48小时复查胸片;如气胸无明显加重,则绝大部分胸腔内气体可自行吸收。胸膜对于气体的吸收能力约每日吸收1.25%。吸氧可提高吸收率3~4倍。

(2)胸腔穿刺抽气:肺压缩 > 15%,可行胸腔穿刺抽气。胸刺点常选在患侧胸部锁骨中线第2肋间的中间点,而局限性气胸应根据X线胸片定位选择最佳穿刺点。每次抽气不宜超过1000mL。

（3）胸腔闭式引流：最常用的治疗方法，适用于反复气胸、交通性气胸、张力性气胸和部分心肺功能差而症状较重的闭合性气胸者。插管部位通常在患侧胸部锁骨中线第2肋间或腋前线第4或第5肋间。水封瓶的玻璃管置于水面下1～2cm。如单纯负压排气无效或慢性气胸，可予持续负压引流。

2. 预防 治疗后3个月内应保持大便通畅，避免剧烈的运动、搬提重物、用力咳嗽、搭乘飞机等易引起气胸复发的因素。

第三节 气道异物

鼻腔异物

一、初步判断

1. 异物进入鼻腔史或鼻腔外伤史 鼻腔异物有内源性和外源性两大类。内源性异物如死骨、凝血块、鼻石等；外源性异物有植物性、动物性和非生物性等。

2. 临床表现 一般可出现鼻出血、脓涕、头痛、神经痛、视力障碍等表现。儿童鼻腔异物多表现为单侧鼻阻塞、流黏脓涕、鼻出血或涕中带血以及呼气有臭味等。如为活的动物性异物常有虫爬感。

3. 鼻腔检查 鼻腔内可见异物。

4. 辅助检查 对透光性差的异物,可借助 X 线检查,必要时行 CT 检查定位。

二、现场急救

1. 儿童鼻腔异物 可用头端是钩状或环状的器械,从前鼻孔轻轻进入,绕至异物后方再向前钩出。切勿用镊子夹取,尤其是圆滑的异物。

2. 动物性异物 须先用 1% 丁卡因麻醉鼻腔黏膜,再用鼻钳取出。

3. 无症状的细小金属异物 若不在危险部位,可定期观察,不必急于取出。

喉异物

一、初步判断

1. 喉异物吸入史 常见的尖锐异物包括果核、鱼骨、瓜子等;较大异物包括果冻、花生米等。多发生在 5 岁以下的幼儿。

2. 临床表现 异物进入喉腔立即引起剧烈咳嗽,伴有呼吸困难、发绀等症状。

3. 喉镜检查 可发现喉部异物。声门下异物常呈前后位,与食管内异物呈冠状位不同。

4. 辅助检查 喉前后位和侧位 X 线摄片或喉部 CT 扫描可见异物。

二、现场急救

1. 使用海姆利希（HeimLich）手法急救婴幼儿喉异物伴呼吸困难又没有必要的抢救设备时，可试行站在患儿背后，双手有规律挤压患儿腹部或胸部，利用增强腹压或胸压排出异物。

2. 间接喉镜下异物取出术 适用于声门上区异物，成人或较大儿童能配合者。

3. 直接喉镜下异物取出术 适用于儿童及成人的各类异物。

4. 纤维喉镜下异物取出术 适用于小的喉异物。

5. 异物较大、气道阻塞严重、有呼吸困难的病例，可先行气管切开术。

气管、支气管异物

一、初步判断

1. 多具有典型的异物吸入史 气管、支气管异物有内源性及外源性两类。前者为呼吸道内的假膜、干痂、血凝块等；后者为外界物质误入气管、支气管内所致。多发生于 5 岁以下的儿童。

2. 临床表现 先出现剧烈呛咳、面色青紫，随后出现阵发性咳嗽。气管异物在咳嗽或呼气末期闻及声门拍击声，听诊器可听到撞击声。

3. X线检查 金属等不透光的异物，胸片或胸透可以确定异物位置、大小和形状。

二、现场急救

1. 极少数患者自行咳出异物。

2. 经直接喉镜异物取出术适用于部分活动的气管异物。

3. 经支气管镜异物取出术适用于绝大多数气管、支气管异物，应在全身麻醉下进行。

4. 纤维支气管镜或电子支气管镜异物取出术适用于位于支气管深部小的异物。

第四节 心脏骤停

一、初步诊断

心脏骤停绝大多数发生于器质性心脏病患者。患者表现为突发意识丧失，大动脉搏动消失，血压测不出，心音消失；呼吸断续，呈叹息样，随后停止；皮肤苍白、发绀；瞳孔散大，无对光反射；可出现大小便失禁。

1. 意识判断 使患者平卧，用双手拍打患者双肩，同时在患者双耳附近呼唤患者，以判断是否有反应。

2. 呼吸的判断 如果患者没有呼吸动作或仅有濒死样喘息，则符合猝死的表现。

3. 大动脉搏动 单手示指和中指放在颈动脉搏动位置判断是否有动脉搏动。

上述三项总用时不超过 10 秒钟。

二、现场急救

现场及时并且高质量的心肺复苏是抢救成功的关键。基本生命支持的顺序为胸外按压→打开气道→人工呼吸，有条件电除颤的应尽早进行。

1. 胸外按压 患者去枕平卧，取其两乳头连线的中点或胸骨下段 1/2，一只手掌根紧贴胸骨，另一只手重叠放置在这只手的手背上，手指不能触碰患者胸壁。以髋关节为支点，肩 - 肘 - 手掌连线与患者胸壁垂直，按压时肘关节保持固定伸直状态。

按压速率为 100 ~ 120 次 / 分，按压幅度为 5 ~ 6cm，按压与人工呼吸的比例为 30：2。

操作要点：垂直向下按压；下压和放松时间相等；放松时保证胸廓充分回弹，手掌不可离开患者胸壁；最大限度避免中断胸外按压；

每 2 分钟更换胸外按压操作者。

2. 打开气道

（1）仰头举颏法：一手置于患者额部加压使其头后仰，另一手同时抬举患者下颏，尽量使其下颌角与耳根连线与地面垂直，开放气道。

（2）推举下颌法：双手放置于患者头部两侧，肘部支撑在患者仰卧的平面上，四指上提患者下颌角，拇指向前推下颌。

注意事项：对怀疑有头、颈部创伤的患者用推举下颌法更安全；开放气道后及时清除口腔及气道异物。

3. 人工呼吸

（1）开放气道后立即开始 2 次人工呼吸。

（2）口对口人工呼吸：禁用于开放性结核、艾滋病活动期患者。

（3）口对鼻人工呼吸：禁用于开放性结核、艾滋病活动期患者。

（4）球囊面罩辅助呼吸。

注意事项：胸外按压与人工呼吸比例为 30:2，避免过度通气。

4. 电除颤 如果存在室颤/无脉室速，应尽早进行电除颤。打开除颤仪，选择"非同步"状态。单相除颤仪选择除颤能量为 360J，如果为双相除颤仪则选择 200J。

注意事项：单次除颤后立即开始心肺复苏

术,5个循环的心肺复苏术(2分钟)后再判断心律是否需要再次电除颤。

5. 药物治疗

(1)肾上腺素:1次电除颤后仍为室颤/无脉室速,予1mg静脉推注,每3~5分钟可重复给药。

(2)胺碘酮:2次电除颤后仍为室颤,可予胺碘酮首剂300mg加入5%葡萄糖溶液20~30mL快速静脉推注,3~5分钟后可重复给予150mg加入5%葡萄糖溶液20~30mL快速静脉推注,维持量为1mg/(kg·min)。

6. 电机械分离。

第五节 急性心肌梗死

一、初步判断

急性心肌梗死的诊断 ①无诱因长时间的缺血性胸痛、含硝酸甘油不能缓解;②心电图2个以上相邻导联出现ST段单相曲线性抬高或多个导联出现明显缺血性ST段下移及T波倒置或新出现的完全性左束支传导阻滞;③血清心肌坏死标志物升高超过正常3倍以上并有动态改变。符合上述3条中的2条即可诊断。

二、现场急救

1. 卧床，建立静脉通道，维持血压，持续心电监护。

2. 给氧　无并发症者鼻导管中到高流量给氧；有左心衰竭、肺水肿者面罩给氧。

3. 镇静　吗啡 2～4mg 静脉注射，必要时 10～15 分钟可重复给药，剂量可增加至 2～8mg，注意观察患者的呼吸变化。

4. 硝酸盐制剂　可口含硝酸甘油，有条件者静脉持续滴注；收缩压 < 90mmHg 或心率 < 50 次 / 分者禁用。

5. 抗血小板治疗　应立即给予 300mg 肠溶阿司匹林咀嚼和 300mg 氯吡格雷咀嚼，同时给予低分子肝素钙或低分子肝素钠 1 支腹部皮下注射。

6. 随时做好心肺复苏术准备。

7. 立即联系专业救护人员转上级医院。

第六节　高血压急症

一、初步判断

对所有突然出现头痛、恶心呕吐、喘憋、胸痛、身体感觉或运动障碍的患者均应立即测量血压。如果血压是短时间内突然和显著升高超过180/120mmHg，可判断为高血压急症。如果上述症状不明显而仅仅是血压超过180/120mmHg，则诊断为高血压亚急症。

二、现场急救

1. 高血压急症

（1）监测生命体征。

（2）迅速评价靶器官受累情况。

（3）控制血压：首选使用静脉降压药物，方法见表3-31。

表3-31 高血压急症/亚急症的内科治疗静脉用药

治疗手段	剂量及用法	注意事项
硝普钠	初始计量:0.25μg/(kg·min) 常用剂量:3μg/(kg·min) 极量:10μg/(kg·min)*	需避光使用，建立静脉通道后再给药，药物滴注超过6小时应该重新配制液体；使用极量10分钟无效则应停止使用；连续使用不宜超过3天，长期使用可出现硫氰酸盐的毒性；不良反应为心动过速、恶心、呕吐、肌颤
硝酸甘油	静脉滴注:5~100ug/kg·min，根据血压调节注射速度	患者可有搏动性头痛、心悸

续表

治疗手段	剂量及用法	注意事项
乌拉地尔（压宁定）	初始静脉注射 10～50mg，继可以 6～24mg/h 静脉滴注，根据血压调节速度	
酚妥拉明	酚妥拉明 2.5～5mg 静脉推注，继以 0.5～1mg/min 静脉滴注，依据血压调整速度	
卡托普利	12.5mg 舌下含服，必要时 30 分钟后可重复一次	
硝苯的平	10mg 舌下含服（慎用或不用），现已主张不用	

注：*在无微量输液泵的情况下，硝普钠具体用法是：硝普钠每支 50mg，溶入 500mL 生理盐水中，浓度为 50mg/500mL=100μg/1mL，即 1μg=0.01mL。初始剂量为 0.0025mL/(kg·min)，常用剂量为 0.03mL/(kg·min)，极量为 0.1mL/(kg·min)。

2. 高血压亚急症　24～48 小时之内将血压缓慢降至 160/100mmHg 左右；后逐渐降至目标水平。

第七节　糖尿病酮症酸中毒

一、初步判断

1. 诱因　糖尿病患者常见病因有感染、胰岛素治疗中断或不适当减量、饮食不当、创伤、手术及妊娠分娩。

2. 临床表现 早期酸中毒代偿阶段，患者可表现为多尿、口渴、多饮、腹痛；在酸中毒失代偿期则出现食欲减退、恶心、呕吐；常伴头痛、嗜睡、烦躁、呼吸深快、呼气中有烂苹果味（酮症酸中毒表现）；病情更恶化，会严重失水，脉搏细数，血压下降，反射消失，嗜睡以至昏迷。

3. 实验室检查 尿酮体强阳性，血糖明显升高达 16.7～33.3mmol/L（300～600mg/dL），二氧化碳结合力下降，血 pH＜7.2。

二、现场急救

1. 注射普通胰岛素（RI） 为防止治疗过程中因血糖下降过快、酸中毒纠正过速，导致脑水肿甚而致死的恶果，可应用"小剂量胰岛素"。治疗中应避免胰岛素用量过大、操之过急而发生低血糖，或因血糖下降过速，导致脑水肿及低血钾。

2. 纠正失水、电解质紊乱及酸中毒。

3. 监测血糖下降情况及尿酮体是否转阴性。

第八节 低血糖症

一、初步判断

1. 糖尿病治疗过程中，可能发生药物性严重低血糖，会引发心脑血管疾病而死亡。

2. 糖尿病患者出现出汗、恶心、饥饿感、轻微颤动和焦虑，以及快速有力的心跳，为低血糖的警示症状。血糖持续下降，可能出现意识模糊、言语不清和类似醉态的动作不稳，乃至抽搐。

3. 糖尿病患者血糖≤3.9mmol/L（非糖尿病患者低血糖的标准为<2.8mmol/L），就属于低血糖范畴。

二、现场急救

1. 轻、中度低血糖 口服糖水、含糖饮料，或进食糖果、饼干、面包、馒头等即可缓解。

2. 药物性低血糖 应及时停用相关药物。

3. 重者和疑似低血糖昏迷的患者 及时给予50%葡萄糖液40～60mL静脉注射，继以5%～10%葡萄糖液静脉滴注。神志不清者，切忌喂食，以免呼吸道窒息，可插胃管给予。

第九节 癫痫持续状态

一、初步判断

癫痫持续状态是指癫痫连续发作之间意识未完全恢复又频繁再发,或发作持续30分钟以上不自行停止。以全面性强直-阵挛性发作(GTCS)持续状态最为常见和危险。

1. 病史 多有癫痫强直-阵挛性发作病史。

2. 临床表现 典型的持续全面性强直-阵挛性发作,即突然尖叫一声,跌倒在地,眼球向上凝视,瞳孔散大,全身肌肉强直,上肢伸直或屈曲,手握拳,下肢伸直,头转向一侧或后仰,口吐白沫,大小便失禁,不省人事等,抽搐停止后患者进入昏睡、昏迷状态。发作之间意识未完全恢复,或一次发作持续30分钟以上未能自行停止。

3. 脑电图表现 为特征性的持续痫样放电,如棘波、尖波、多棘波。

二、现场急救

1. 合理放置患者 把患者放到安全的地方,采取侧卧或平卧位,头偏向一侧,去除口腔分泌物及异物,保持呼吸道通畅,给予吸氧。

2. 开放静脉给药通路 以便快速给药控制发作。

3. 尽快终止癫痫发作 地西泮（安定）为终止发作的首选药物。常用剂量为 10～20mg，静脉注射，每分钟 2～4mg，单次最大剂量不超过 20mg。

4. 加强生命体征监护 严密监测呼吸、脉搏、血压、体温和意识、瞳孔变化等。

第二单元　常见损伤与骨折

第一节　颅脑损伤

头皮损伤

一、初步判断

1. 头皮擦伤 为不同深度的表皮脱落，有少量出血或血清渗出。

2. 头皮挫伤 除表面局限性擦伤外，还可见深层组织肿胀、淤血及压痛等。

3. 头皮裂伤 头皮裂伤多由锐器或钝器致伤。裂口的大小及深度不一，创缘整齐或不整齐，有时伴有皮肤挫伤或缺损。血管破裂后不易自行闭合，即使伤口小出血也较严重，甚至因此发生失血性休克。

4. 头皮撕脱伤 多因头皮受到强烈的牵扯，导致头皮部分或整块自帽状腱膜下层或白骨膜下撕脱。

5. 头皮血肿

（1）皮下血肿：此层内的血肿多较小，不易扩散，范围较局限。

（2）帽状腱膜下血肿：由该层内头皮小动脉或导血管破裂引起。帽状腱膜下层疏松，血肿易于扩散，甚至蔓延至整个帽状腱膜下层，出血量可多达数十至数百毫升。

（3）骨膜下血肿：多因颅骨发生变形或骨折引起。骨膜下血肿范围常不超过颅缝。

二、现场急救

见本节"颅脑损伤"部分。

颅脑损伤

一、初步判断

颅脑损伤发生率仅次于四肢伤而居第二位，但其死亡率却居首位。分为闭合性与开放性损伤两大类。

1. 闭合性颅脑损伤

(1) 概述:此类损伤硬脑膜保持完整,脑组织与外界不相交通。在直接着力点处,发生的脑挫裂伤为直接伤;作用力相对应的部位发生的脑挫裂伤,为对冲性颅脑损伤。

(2) 分类及临床表现

1) 原发性颅脑损伤

A. 脑震荡:脑组织无肉眼可见的病理改变,在光镜与电镜下可观察到细微的形态学改变等。

脑震荡的临床表现:①意识障碍:伤后立即昏迷,一般不超过半小时,表现为神志恍惚或意识完全丧失。②逆行性遗忘:清醒后不能回忆受伤当时乃至伤前一段时间内的情况。③伤后短时间内表现为面色苍白、出汗、血压下降、心动徐缓、呼吸浅慢、肌张力降低、各种生理反射迟钝或消失。④神经系统检查一般无阳性体征,脑脊液压力正常或偏低,其成分化验正常。

B. 脑挫裂伤:病理特点为肉眼下可见到软脑膜下出血点,脑实质有大片出血,组织断裂及毁损,随之发生脑水肿。

脑挫裂伤的临床症状包括:①意识障碍较重;②颅内压增高症状,生命体征也出现相应变化,可能并发颅内血肿。③出现脑挫裂伤相应的神经系统体征。

C.脑干损伤：表现的症状较重。脑干损伤时常见有两侧瞳孔不等大或极度缩小，两眼球位置不一，眼球分离或同向偏斜，两侧锥体束征阳性，肢体阵发性痉挛及去大脑强直等症状。

D.下丘脑损伤：主要症状有体温调节失衡及尿崩症等。

2）继发性颅脑损伤：可分为硬膜外血肿和硬膜下血肿等。

A.硬脑膜外血肿：两次昏迷之间的间隔期称为"中间清醒期"或"意识好转期"。可逐渐出现脑疝症状。一般表现为意识障碍加重，血肿侧瞳孔先缩小，后散大，光反应也随之减弱而消失，血肿对侧有明显的锥体束征及偏瘫。继之对侧瞳孔也散大，去大脑强直，可发生中枢性衰竭而死亡。

B.硬脑膜下血肿：血肿发生在硬脑膜下腔，按症状出现的时间可分为三种类型：

a.急性硬脑膜下血肿：患者伤后意识障碍严重，常无中间清醒期或只表现意识短暂好转，继而迅速恶化。意识状况一般表现为持续性昏迷或意识障碍程度进行性加重。

b.亚急性硬脑膜下血肿：临床进展相对缓慢，经常是在脑挫裂伤的基础上，逐渐出现颅内压增高症状，表现有新的神经体征或原有体征加重，甚至出现脑疝。

c.慢性硬脑膜下血肿：多数患者的年龄较大，由于出血缓慢，在伤后较长时间内才形成血肿。

（3）辅助检查

1）颅骨X线平片：颅盖骨折X线平片检查确诊率为95%～100%。应注意有发生硬脑膜外血肿的可能。必须结合临床表现而作出诊断。

2）头颅CT扫描：对颅脑损伤的诊断，是目前最理想的一项检查方法。

3）头颅MRI扫描：一般较少用于急性颅脑损伤的诊断。

（4）诊断

1）病史：需要向家属或陪送人员询问受伤原因及其经过。

2）体征：患者伤后出现明显的意识和生命体征改变、偏瘫、失语等，均属重型颅脑损伤。伤后有中间清醒期或好转期，呼吸、脉搏、血压的"两慢一高"改变，提示有颅内血肿。伤后高热是下丘脑损伤或颅内感染的表现。

体格检查：主要包括意识障碍的程度和变化，是判断病情的重要方面。头部检查：注意头皮损伤，口、耳、鼻出血及溢液情况。生命体征（呼吸、血压、脉搏和体温）要作为重点检查。瞳孔应注意对比双侧大小、形状和光反应情况。运动和反射变化。

3）辅助检查：伤情危重者，检查时需要有人陪护。已经出现呼吸困难或休克时，避免搬动患者，改善呼吸与循环后再做检查。

A.CT 和 MRI 检查：<u>可迅速得出伤情结果，故可作为辅助检查的首选。初次 CT 检查未发现颅内血肿，以后又出现颅内压增高等迟发性血肿征象者，宜再次行 CT 复查。</u>

B.头颅 X 线平片：所有颅脑损伤患者，尤其是开放性损伤，应常规进行颅骨 X 线正、侧位平片检查。

2. 开放性颅脑损伤 是指由锐器或钝器造成的头皮、颅骨、脑膜和深达脑组织的损伤。

（1）临床表现

1）意识障碍：伤后出现中间清醒期或好转期，或初期无昏迷，以后出现进行性意识障碍，再转入昏迷，多有颅内血肿形成。类似表现如出现在后期，应考虑脑脓肿的可能。

2）生命体征：重伤员早期常出现呼吸障碍，表现为呼吸深慢、紧迫或间歇性呼吸。脉搏可徐缓或细数。有时心律不齐，血压可升高或下降。

3）眼部征象：一侧幕上血肿常出现同侧瞳孔进行性散大。脑干损伤时瞳孔可缩小、扩大或多变。

4)运动、感觉与反射障碍：多取决于具体伤情。

5)颅内压增高：是常见症状。

6)脑膜刺激征：因颅内出血、感染、颅内压增高等引起，注意可能合并有颈部伤。

(2)诊断

1)检查受伤部位和性质，并查明合并伤。

2)全身检查：包括各系统及生命体征。

3)神经系统检查：判断有无颅内压增高及脑受压。

4)辅助检查：常规拍颅骨X线正、侧位片，必要时需拍颅基位片。

二、现场急救

1. 保持呼吸道通畅 应立即清除口、鼻腔的分泌物，调整头位为侧卧位或后仰，必要时就地气管内插管或气管切开，以保持呼吸道的通畅；若呼吸停止或通气不足，应连接简易呼吸器作辅助呼吸。

2. 制止活动性外出血

(1)对可见的较粗动脉的搏动性喷血可用止血钳将血管夹闭。

(2)对头皮裂伤的广泛出血可用绷带加压包扎暂时减少出血。

（3）静脉窦出血在情况许可时最好使伤员头高位或半坐位转送到医院再做进一步处理。

（4）对已暴露脑组织的开放性创面出血，可用吸收性明胶海绵贴附再以干纱布覆盖，包扎不宜过紧。

3. 维持有效的循环功能 在急性颅脑损伤时不宜补充大量液体或生理盐水。及时有效地止血、快速输血或血浆是防止休克、避免循环功能衰竭最有效的方法。

4. 局部创面的处理 在简单清除创面的异物后用生理盐水或凉开水冲洗后用无菌敷料覆盖包扎，并及早应用抗生素和破伤风抗毒素。

5. 防止和处理脑疝 患者出现昏迷及瞳孔不等大，则是颅脑损伤严重的表现，瞳孔扩大侧通常是颅内血肿侧，应静脉推注或快速静脉滴注（15~30分钟内）20%甘露醇250mL，同时用呋塞米40mg静脉推注后立即转送。

三、转诊注意事项

凡是有颅脑损伤的患者要尽快送上级医院进行抢救治疗。转运之前或同时进行止血、包扎、固定、开放气道、输液、抽血配血等处理。

第二节 腹部损伤

一、初步判断

腹部损伤根据是否有伤口直接与外界相通,分为开放性损伤和闭合性损伤。根据有无内脏损伤,分为单纯腹壁损伤和内脏损伤。内脏损伤又分为实质性脏器损伤和空腔脏器损伤。

实质性脏器损伤主要是腹腔内出血的表现。患者可出现心慌、口渴、腹部持续性疼痛、面色苍白、脉率加快、血压下降和休克的表现。空腔脏器破裂的主要临床表现是弥漫性腹膜炎的症状和体征,表现为弥漫性腹部疼痛、压痛、反跳痛和腹肌紧张。

对腹部损伤的初步诊断要尽可能明确以下问题:

1. 有无内脏损伤 有下列情况之一的,应考虑有内脏损伤:①早期出现休克征象者,尤其是失血性休克;②有持续性甚至进行性加重的腹痛,伴恶心呕吐等消化道症状者;③有明显腹膜刺激征者;④有气腹者;⑤腹部出现移动性浊音者;⑥有呕血、便血或血尿者;⑦直肠指检发现前壁有压痛或波动感,或指套染血者。

2. 是哪一类脏器损伤 ①有恶心、呕吐、便血、气腹者多为胃肠道损伤；②有排尿困难、血尿、会阴部牵涉痛者，可考虑泌尿系损伤；③有膈面腹膜刺激表现者，提示有肝、脾等上腹部脏器损伤；④有下位肋骨骨折者，要注意肝、脾破裂的可能；⑤有骨盆骨折的，提示有直肠、膀胱、尿道等损伤的可能。

3. 是否有多发性损伤 要注意发现以下几种情况：①腹内有一个以上器官损伤；②除腹部损伤外，尚有腹部以外的合并伤，尤其要及时发现颅脑损伤、胸部损伤、脊椎骨折等可能危急患者生命的复合伤；③腹部以外损伤累及腹内脏器。

对于怀疑有腹部脏器损伤，又不能确诊的患者，可以行诊断性腹腔穿刺。穿刺点多选于脐和髂前上棘连线的中、外 1/3 交界处或经脐水平线与腋前线交汇处。

二、现场急救

1. 紧急处置 有腹腔脏器损伤的患者，应及时开放静脉输液通道，及时补充生理盐水、平衡盐等液体，以扩充血容量。对于腹壁破裂导致腹腔内脏器脱出者，不能现场将脱出内脏放回腹腔，而应该用消毒碗覆盖脱出的脏器，转入医院后在手术室内消毒、检查、处置后还纳。

2. 观察和一般处置 措施包括：①每15～30分钟测定血压、脉搏和呼吸；②每30分钟检查一次腹部体征，注意腹膜刺激征程度和范围的变化；③每30～60分钟测定一次红细胞计数和血红蛋白含量；④必要时重复进行诊断性腹腔穿刺；⑤禁食补液；⑥注射广谱抗生素预防或治疗腹腔内感染；⑦疑有空腔脏器破裂或明显腹胀者，应进行胃肠减压。

三、转诊注意事项

应注意：①严密观察病情变化，随时了解患者意识状态、腹痛程度和范围的变化，定时测定血压、脉搏和呼吸等生命体征；②患者采取垫高头部、下肢屈曲的仰卧位，以减轻腹痛；③保持静脉输液通道通畅，持续补液；④有四肢骨折者，简单固定。

第三节 常见的骨折

肱骨干骨折

一、概念

肱骨外科颈远端1cm以下至肱骨髁部上方

2cm 以上为肱骨干。肱骨干骨折多见于青壮年，好发于中部。中下 1/3 骨折易合并桡神经损伤，下 1/3 骨折易发生骨不连。

二、临床表现

1. 直接暴力 常发生于交通及工伤事故，多见于中 1/3，多为粉碎或横行骨折。

2. 间接暴力 跌倒时因手掌或肘部着地所致，多见于下 1/3，骨折线为斜形或螺旋形。

3. 旋转暴力 常发生于新兵投掷训练中，好发于中下 1/3 处，骨折线为螺旋形。

三、诊断

1. 病史症状 明显外伤史，患肢疼痛，活动受限。

2. 查体 骨折局部肿胀，可有短缩、成角畸形，局部压痛剧烈，有异常活动及骨擦音，上肢活动受限。合并桡神经损伤时，出现腕下垂等症状。

3. 辅助检查 X 线片可确定骨折部位及移位情况。

四、急救处理原则

确诊后应妥善固定骨折，可使用夹板或石

膏外固定。

桡骨远端骨折

一、概念

桡骨远端骨折极为常见，约占平时骨折的1/10。骨折发生在桡骨远端 2～3cm 范围内。

二、临床表现

1. 伸直型骨折（Colles 骨折） 最常见，多为间接暴力致伤。跌倒时腕关节处于背伸及前臂旋前位、手掌着地，暴力集中于桡骨远端松质骨处而引起骨折。

2. 屈曲型骨折（Smith 骨折） 较少见，骨折发生原因与伸直型骨折相反，故又称反 Colles 骨折。跌倒时手背着地，骨折远端向掌侧及尺侧移位。

3. 巴尔通骨折（Barton 骨折） 系指桡骨远端关节面纵斜型骨折，伴有腕关节脱位者。

三、诊断

1. 病史症状 腕部外伤后剧痛，不敢活动。

2. 查体 腕部肿胀、压痛明显，手和腕部活动受限。伸直型骨折有典型的银叉状和刺刀样畸形，尺桡骨茎突在同一平面，直尺试验阳性。屈曲型骨折畸形与伸直型相反。

3. 辅助检查 X线片可清楚显示骨折及其类型。对轻微外力致伤的老年患者,应做骨密度检查,以了解骨质疏松情况。

四、处理原则

1. 无移位的骨折用石膏四头带或小夹板固定腕关节于功能位3～4周。

2. 有移位的伸直型骨折或屈曲型骨折多可手法复位成功。

3. 转诊 复位困难或复位后不易维持者(如巴尔通骨折),及时转往上级医院救治。

4. 功能锻炼 骨折固定期间要注意肩、肘及手指的活动锻炼。

5. 老年人应及时治疗及预防骨质疏松,避免跌倒。

股骨颈骨折

一、概念

股骨颈骨折常发生于老年人。其临床治疗中存在骨折不愈合和股骨头缺血坏死两个主要问题。造成老年人发生骨折有两个基本因素:一是骨强度下降;二是老年人髋周肌群退变。

二、临床表现

股骨颈骨折按骨折线部位分为3类：①股骨头下骨折；②股骨颈中部骨折；③股骨颈基底部骨折。

股骨颈骨折按骨折线的方向可分为2类：①股骨颈外展骨折；②股骨颈内收骨折。

患者外伤后感髋部疼痛，不能站立和行走。

三、诊断

1. 有外伤史。
2. 检查时可发现患肢出现外旋畸形，一般在45°～60°。
3. X线平片检查可明确骨折的部位、类型、移位情况。

四、急诊处理原则

患者常为老年人，一方面要积极明确骨折情况，另一方面要注意患者生命体征是否稳定，是否合并其他损伤。

胫骨骨折

一、概念

胫骨骨折原因有直接暴力与间接暴力。

（一）直接暴力

胫骨骨折以重物打击、踢伤、撞击伤或车轮碾轧伤等多见，暴力多来自小腿的外前侧。骨折线多呈横断型或短斜型。巨大暴力或交通事故伤多为粉碎性骨折。骨折端穿破皮肤造成开放性骨折的可能性较大，肌肉被挫伤的机会较多。

（二）间接暴力

为由高处坠下骨折。

二、临床表现与诊断

胫骨骨折后小腿肿胀、疼痛，可有畸形和异常动度。X 线片检查有助于骨折和骨折类型的诊断。应注意腘动脉和腓总神经损伤的可能。

三、急救处理原则

确诊后应妥善固定骨折，可使用长腿石膏或支具外固定。

脊柱骨折

一、概念

脊柱骨折常发生于工矿、交通事故，战时和自然灾害时可成批发生。

二、临床表现

1. 有严重外伤史。

2. 患者感受伤局部疼痛，颈部活动障碍，腰背部肌肉痉挛，不能翻身起立。

3. 常出现腹胀、腹痛等症状，有时需与腹腔脏器损伤相鉴别。

4. 合并脊髓和神经根损伤时可出现损伤平面以下的运动、感觉、反射及括约肌和自主神经功能损害，甚至出现脊髓休克。

三、诊断

1. 有外伤史。
2. 有上述临床表现。
3. 特殊检查

（1）X线检查：X线片基本可确定骨折部位及类型。

（2）CT检查：有利于判定移位骨折块侵犯椎管程度和发现突入椎管的骨块或椎间盘。

（3）MRI（磁共振）检查：对判定脊髓损伤状况极有价值。

四、急救和搬运

1. 脊柱脊髓伤有时合并严重的颅脑损伤、胸部或腹部脏器损伤、四肢血管伤，危及伤员生命安全时应首先抢救。

2. 凡疑有脊柱骨折者，应使患者脊柱保持正常生理曲线。

骨盆骨折

一、概念

骨盆骨折多由高速交通肇事、塌方挤压及高处坠落冲撞等强大的直接暴力所致。损伤后早期的主要死亡原因是大出血、休克、多脏器功能衰竭及感染等。

二、临床表现及诊断

1. 病史症状 常有交通肇事、高处坠落、塌方砸压等严重外伤史，伤后骨盆局部疼痛。

2. 查体 骨盆分离挤压试验阳性。应首先注意检查有无休克、大血管伤、神经伤及泌尿、生殖、肠管等脏器伤。

3. 辅助检查 骨盆正位 X 线片是最基本和重要的检查。

三、急救处理原则

骨盆骨折优先处理直接危及生命的外伤或并发症。通畅气道，控制出血，纠正休克，稳定生命体征，及时转往上级医院救治。

第四节 关节脱位

一、概念和分类

关节面失去正常的对合关系，称为关节脱位；部分失去正常的对合关系，称为半脱位。全身各大关节中以肩、肘关节脱位最常见，髋关节次之。

关节脱位的分类如下：

1. 按脱位发生的原因 分为外伤性脱位、先天性脱位、病理性脱位、麻痹性脱位、习惯性脱位。

2. 按脱位程度分类 分为全脱位和半脱位。

3. 按远侧骨端移位方向分类 分为前脱位、后脱位、侧方脱位和中央脱位等。

4. 按脱位发生时间分类 分为新鲜脱位（脱位未满3周）和陈旧性脱位（脱位超过3周）。

5. 按关节腔是否与外界相通分类 分为闭合脱位、开放性脱位。

二、临床表现

1. 一般症状

（1）疼痛：活动患肢时加重。

（2）肿胀：因出血、水肿使关节明显肿胀。

（3）功能障碍：关节脱位后失去正常对合关系，丧失正常活动功能。

2. 特殊表现

（1）畸形：关节脱位后，各个关节会有不同的畸形外现，正常骨性标志发生改变。

（2）弹性固定：关节脱位后，未撕裂的肌肉和韧带可使脱位的肢体保持在特殊的位置，被动活动时有抵抗并自动弹回。

（3）关节空虚：最初关节空虚较易触及，肿胀后较难触及。

颞下颌关节脱位

一、病因

1. 急性前脱位 主要有内源性与外源性两种因素。内源性因素包括打呵欠、唱歌、大笑等。外源性因素是指在开口状态下，下颌受到外力的打击；或经口腔气管插管、进行喉镜和食管内镜检查等，用力不当使下颌开口过大，髁突越过关节结节不能自行回位。

2. 复发性脱位 急性前脱位若治疗不当，可出现反复或习惯性脱位。髁突与关节结节变平，关节窝变浅，咀嚼肌功能失调。

3. 陈旧性脱位 急性前脱位未及时治疗，

长期处于下颌关节脱位状态。脱位的髁突及关节盘周围纤维结缔组织增生,关节窝内也可出现纤维结缔组织增生。

二、临床表现

1. 急性前脱位 好发于女性。患者表现为不能闭口,前牙开,下颌中线偏向健侧,后牙早接触。检查可见双侧髁突突出于关节结节前下方,喙突突出于颧骨之下。

2. 复发性脱位 反复出现急性前脱位的症状,患者不敢张大口。复位较容易,患者可自行手法复位。

3. 陈旧性脱位 临床表现与急性前脱位相似,但颞下颌关节和咀嚼肌无明显疼痛,下颌有一定的活动度,可进行开闭口运动。

三、诊断

体格检查可见下颌运动异常,呈开口状态而不能闭合,下颌前伸,颏部下移,面形相应变长,触诊时耳屏前可扪到凹陷区。单侧前脱位时,下颌微向前伸,颏部中线偏向健侧。必要时做 X 线检查。

复发性脱位有反复发作的病史。关节造影可见关节囊松弛,关节盘附着撕脱。关节 X 线片除表现为关节前脱位外,还可见髁突、关节结节变平。

陈旧性脱位病程长。关节 X 线片可见髁突位于关节结节前上方。

四、治疗

手法复位：准备复位后固定的颌间结扎弓夹板或弹性颅颌绷带。手法复位患者体位为端坐位，头紧靠在椅背上，下颌平面应低于手术者的肘关节。复位时，手术者双手拇指缠以纱布，放置在患者两侧的下颌第二磨牙颌面上，其他手指固定下颌骨下缘、下颌角切迹之前。嘱患者放松，手术者将患者下颌后部下压并抬高颏部，使髁突向下达关节结节下方，然后向后推使髁突回到关节窝内。髁突回到关节窝内时可听到弹响声，同时患者升颌肌群自动收缩，上、下牙闭合，此时易咬伤手术者的拇指，故复位后拇指应立即滑向口腔前庭。

复位后立即用头颌绷带固定，限制张口活动 2 周左右。复位前应注意消除病员紧张情绪。

肩关节脱位

一、分类

肩关节脱位可以分前脱位、后脱位、下脱位、盂上脱位四型。前脱位最为多见。

二、肩关节前脱位机制

喙突下脱位是最常见的肩关节前脱位。第一种是间接暴力,它是外展与外旋力量同时作用于肱骨头的结果;第二种是直接暴力,患者向后跌倒时,肱骨后方直接撞击于硬物上,所产生的向前暴力亦可形成前脱位。

三、临床表现与诊断

1. 病史 有外伤病史;或为倾跌等使肩部出现外展外旋;或为肩关节后方直接受到撞伤。

2. 症状 患处疼痛、肿胀,关节功能障碍,以健手托住患侧前臂,头部倾斜。

3. 方肩畸形 肱骨头脱至喙突下,肩部失去圆浑的轮廓而出现方肩畸形。触诊肩胛处有空虚。

4. Dugas 征 有脱位时,将患侧肘部紧贴胸壁时,手掌搭不到健侧肩部;或患侧手掌搭在健侧肩部时,肘部无法贴近胸壁,称为 Dugas 征阳性。

5. X 线检查 主要用来了解有无合并骨折,最常见的为肱骨大结节骨折。

四、治疗与转诊

确诊后注意脱位类型、是否合并骨折、有

无腋神经和臂丛神经损伤,及时转送上级医院救治。

肘关节脱位

发生率仅次于肩关节脱位。延迟复位会引起肘部长期肿胀和关节活动受限,还会因过度肿胀而减少前臂的血液循环而产生 Volkmann 挛缩,以及骨化性肌炎。

一、分类

按尺、桡骨近端移位的方向可分为:后脱位、外侧方脱位、内侧方脱位及前脱位。以后脱位最为常见。

后脱位机制:患者跌倒时上臂伸直,手掌着地,暴力传递至尺、桡骨近端,尺骨鹰嘴突处产生杠杆作用,使尺、桡骨近端脱向肱骨远端的后方。肘关节的前半部关节囊通常是撕裂的,肱肌也有不同程度的撕裂,一般还伴有患侧副韧带损伤。

二、临床表现及诊断

1. 肘关节受伤史及局部症状。
2. 脱位的特殊表现　肘部明显畸形,肘窝部饱满,前臂外观变短,尺骨鹰嘴后突,肘后部空虚和凹陷。肘后骨性标志关系改变。

3.X 线检查　可明确脱位情况,有无合并骨折。

三、治疗与转诊

确诊后及时转送上级医院救治。

髋关节脱位

只有强大的暴力才会引起髋关节脱位。

一、原因及类型

脱位分为前、后脱位和中心脱位三种类型,以后脱位最常见,占85%～90%。后脱位是由于髋关节在屈曲、内收位时,受到来自股骨长轴方向的暴力,使韧带撕裂,股骨头向后突破关节囊而造成后脱位,多见于交通事故。

二、临床表现与诊断

1. 有明显外伤史,通常暴力很大。
2. 有明显的疼痛,髋关节功能障碍。
3. 患肢短缩,髋关节呈屈曲、内收、内旋畸形。
4. 可在臀部摸到脱出的股骨头,大粗隆上移明显。
5. 部分病例有坐骨神经损伤表现,大都为挫伤,2～3个月后会自行恢复。

6.X 线检查可了解脱位情况以及有无骨折。

三、治疗与转诊

确诊后及时转送上级医院救治。

第三单元 意 外

第一节 急性农药中毒

有机磷杀虫药中毒

一、初步判断

1. 有机磷杀虫药接触史。
2. 临床表现

（1）毒蕈碱样症状：表现为平滑肌痉挛和腺体分泌增加，有恶心、呕吐、腹痛、腹泻、多汗、流涎、尿频、大小便失禁、心跳减慢、瞳孔缩小、呼吸困难、支气管分泌物增多，严重者出现肺水肿。

（2）烟碱样症状：骨骼肌兴奋，出现肌纤维震颤、肌肉强直性痉挛，而后发生肌力减退和瘫痪。可因呼吸肌麻痹引起周围性呼吸衰竭而死亡。

（3）中枢神经系统症状：头痛、头昏、乏力、共济失调、嗜睡、意识障碍、抽搐等，严重者可因中枢性呼吸衰竭而死亡。

（4）中间型综合征：约在急性中毒后24～96小时，出现以部分脑神经支配的肌肉、屈颈肌肉、四肢近端肌肉和呼吸肌的肌力减退或麻痹为主要表现的综合征，可发生突然死亡。

（5）内脏功能受损：可出现心、肺、肝、肾功能损害和急性胰腺炎等表现。

（6）迟发性周围神经病变：在急性症状消失后2～4周，出现进行性肢体麻木、刺痛，呈对称性手套和袜套型感觉异常，伴肢体肌肉萎缩无力。

3.实验室检查　全血胆碱酯酶活力是诊断有机磷杀虫药中毒的特异性实验指标。胆碱酯酶活力降至正常人均值的50%～70%为轻度中毒；30%～50%为中度中毒；30%以下为重度中毒。

二、现场急救

1.迅速清除毒物　立即离开现场，脱去污染的衣服，用肥皂水或清水彻底清洗污染的皮肤、毛发和指甲。口服中毒者无论时间长短、病情轻重、有无并发症或疑似服毒均应尽快洗胃。

2. 特效解毒药 胆碱酯酶复能剂与阿托品两药合用，原则是早期、足量、联合、重复用药，尽快达到阿托品化。

（1）胆碱酯酶复能剂：常用解磷定、氯解磷定或双复磷。

（2）抗胆碱药：选用阿托品或长托宁，用药至毒蕈碱样症状明显好转或出现"阿托品化"表现（出现口干、皮肤黏膜干燥、心率90～100次/分）改为维持量，以后视病情变化随时酌情调整阿托品用量。

3. 中间型综合征的治疗 重用胆碱酯酶复能剂，及时行气管插管呼吸机机械通气。

4. 对症治疗 保持呼吸道通畅，吸氧，维持水、电解质、酸碱平衡，防治脑水肿、肺水肿和呼吸衰竭，积极预防感染。

灭鼠药中毒

一、初步判断

1. 有杀鼠药接触史。
2. 临床表现

（1）抗凝血杀鼠药中毒早期出现恶心、呕吐、腹痛、头晕、乏力等症状，后可出现皮肤、黏膜、内脏广泛性出血，贫血，严重者可因颅内出血或消化道出血而死亡。

（2）磷化锌中毒有恶心、呕吐、呕血、呼吸困难、肌肉震颤、心律失常、休克、惊厥甚至昏迷。

（3）毒鼠强中毒表现为阵挛性惊厥、癫痫大发作。

（4）氟乙酰胺可导致昏迷、抽搐、心脏损害、呼吸和循环衰竭。

3. 实验室检查

（1）胃内容物检出杀鼠药，或者血和尿液检测到杀鼠药及其代谢产物。

（2）血液检查：凝血时间与凝血酶原时间延长，肝、肾功能异常。

二、现场急救

1. 彻底清除毒物

（1）立即予以催吐、彻底清水洗胃，洗胃后可注入活性炭吸附毒物，或用20%～30%硫酸镁导泻（磷化锌中毒者禁用），以减少毒物的吸收。

（2）大量补液，补充维生素C，利尿，加速毒物的排出。

2. 应用特效拮抗剂

（1）及早使用维生素K_1 10～20mg肌内注射，或以葡萄糖稀释后缓慢静脉注射，每日

2~3次（直至凝血酶原时间恢复正常）。

（2）有机氟杀鼠药中毒特效解毒剂为乙酰胺。

3. 对症支持治疗

（1）出血倾向明显、病情较重者，可输入新鲜血液或血浆，补充凝血因子、凝血酶原复合物。

（2）重症者可应用血液灌流、血液透析治疗。

（3）酌情使用糖皮质激素、葡萄糖及能量合剂，改善中毒症状。

（4）控制抽搐，防治脑水肿，保护心脏、肝脏、肾脏功能。

百草枯中毒

一、初步判断

1. 有百草枯接触史。

2. 临床表现

（1）消化系统：有口腔烧灼感，口腔、食管黏膜糜烂溃疡，恶心，呕吐，腹痛，腹泻，甚至呕血、便血，严重者并发胃穿孔、胰腺炎等；部分患者出现肝大、黄疸和肝功能异常，甚至肝功能衰竭。

（2）呼吸系统：肺损伤最为突出也最为严

重，表现为咳嗽、胸闷、气短、发绀、呼吸困难，查体可发现呼吸音减低，两肺可闻及干、湿啰音。

（3）神经系统：可有头晕、头痛，少数患者发生幻觉、恐惧、抽搐、昏迷等中枢神经系统症状。

（4）泌尿系统：<u>肾损伤最常见</u>，表现为血尿、蛋白尿、少尿，血 BUN、Cr 升高，严重者发生急性肾衰竭。

（5）局部接触中毒：表现为接触性皮炎和黏膜化学烧伤，眼结膜、角膜灼伤形成溃疡，甚至穿孔。

二、现场急救

1. 阻断毒物吸收　<u>主要措施有催吐、洗胃与吸附、导泻、清洗等</u>。

（1）催吐、洗胃与吸附：可刺激咽喉部催吐，争分夺秒洗胃（0.5～1 小时以内）。<u>洗胃液首选清水</u>。

（2）导泻：用 20% 甘露醇、硫酸钠或硫酸镁等导泻，促进肠道毒物排出，减少吸收。

（3）清洗：皮肤接触者，立即脱去被百草枯污染或呕吐物污染的衣服，用清水和肥皂水彻底清洗皮肤、毛发，不要造成皮肤损伤，防止增加毒物的吸收。

2. 促进毒物排出

(1) 补液利尿。

(2) 血液净化。

3. 药物治疗 临床应用的药物主要是防治靶器官肺的损伤，常用药物包括糖皮质激素、免疫抑制剂、抗氧化剂等。

第二节 急性一氧化碳中毒

一、初步判断

1. 病因 常因生活中使用煤气炉或燃气热水器，通风不良；或北方燃煤炉烟囱堵塞，逸出的一氧化碳含量可达30%；或者冶金工业、化学工业、建筑材料等工业使用的窑炉、煤气发生炉等。

2. 诊断及分级

(1) 轻度中毒：具有以下任何一项表现者：①出现剧烈的头痛、头昏、四肢无力、恶心、呕吐，轻度至中度意识障碍，但无昏迷者；②血液碳氧血红蛋白浓度可高于10%。

(2) 中度中毒：除有上述症状外，意识障碍表现为浅至中度昏迷，经抢救后恢复且无明显并发症者。血液碳氧血红蛋白浓度可高于30%。

（3）重度中毒：意识障碍程度达深昏迷或去大脑皮质状态。患者有意识障碍且有下列任何一项表现者：①脑水肿；②休克或严重的心肌损害；③肺水肿；④呼吸衰竭；⑤上消化道出血；⑥脑局灶损害，如锥体系或锥体外系损害体征；⑦碳氧血红蛋白浓度可高于50%。

（4）急性一氧化碳中毒迟发脑病（神经精神后发症）：急性一氧化碳中毒意识障碍恢复后，经2～60天的"假愈期"，又出现下列临床表现之一者：①精神及意识障碍呈痴呆状态、谵妄状态或去大脑皮质状态；②锥体外系神经障碍出现帕金森综合征的表现；③锥体系神经损害（如偏瘫、病理反射阳性或小便失禁等）；④大脑皮质局灶性功能障碍如失语、失明等，或出现继发性癫痫。

二、现场急救

1. 现场急救　①应尽快让患者离开中毒环境，流通空气；②充分给予最高流量氧气吸入。

2. 患者转运注意事项　①心肺复苏尽量不中断；②对于危重患者应及时建立静脉通道；③转运到就近、有高压氧治疗的医院。

3. 氧疗。

三、转诊注意事项

转运途中给予最高流量吸氧,保持呼吸道通畅。

第三节 急性酒精中毒

一、初步判断

1. 临床表现 临床上分为三期。

(1)兴奋期:血酒精浓度达到11mmol/L(50mg/dL)即感头痛、欣快、兴奋。血酒精浓度超过16mmol/L(75mg/dL)时,患者健谈、饶舌、情绪不稳定、自负、易激惹,可有粗鲁行为或攻击行动,也可能沉默、孤僻。浓度达到22mmol/L(100mg/dL)时,驾车易发生车祸。

(2)共济失调期:血酒精浓度达到33mmol/L(150mg/dL),肌肉运动不协调,行动笨拙,言语含糊不清,眼球震颤,视物模糊,复视,步态不稳,出现明显共济失调。浓度达到43mmol/L(200mg/dL),出现恶心、呕吐。

(3)昏迷期:血酒精浓度升至54mmol/L(250mg/dL),患者进入昏迷期,表现为昏睡、瞳孔散大、体温降低。血酒精浓度超过87mmol/L(400mg/dL),患者陷入深昏迷,心率快、血压下降，呼吸慢而有鼾音，可出现呼吸、循环抑制而危及生命。

2. 急性酒精中毒程度临床分级

（1）轻度：仅有情绪、语言兴奋状态的神经系统表现，但不具备攻击行为，能行走，但有轻度运动不协调，嗜睡能被唤醒，简单对答基本正确，神经反射正常存在。

（2）中度：具备下列之一者为中度酒精中毒：①处于昏睡或昏迷状态或 Glasgow 昏迷评分＞5分，≤8分；②具有经语言或心理疏导不能缓解的躁狂或攻击行为；③意识不清伴神经反射减弱的严重共济失调状态；④具有错幻觉或惊厥发作；⑤血液生化检测有以下代谢紊乱的表现之一者，如酸中毒、低血钾、低血糖；⑥在轻度中毒基础上并发脏器功能明显受损表现。

（3）重度：具备下列之一者为重度酒精中毒：①处于昏迷状态 Glasgow 评分≤5分；②出现微循环灌注不足表现，如面色苍白，皮肤湿冷，口唇微紫，心搏加快，脉搏细弱或不能触及，血压代偿性升高或下降（低于90/60mmHg 或收缩压较基础血压下降 30mmHg 以上），昏迷伴有失代偿期临床表现的休克时也称为极重度；③出现代谢紊乱的严重表现，如酸中毒（pH≤7.2）、低血钾（血清钾

≤2.5mmol/L)、低血糖(血糖≤2.5mmol/L)之一者;④出现重要脏器如心、肝、肾、肺等急性功能不全表现。

二、现场急救

1. <u>单纯急性轻度酒精中毒不需治疗,居家观察,有肥胖通气不良等基础疾病要嘱其保暖、侧卧位,防止呕吐物误吸等并发症。</u>

2. 由于酒精吸收迅速,催吐、洗胃和药用炭等措施不适用于单纯酒精中毒患者。如怀疑合并催眠镇静药物使用的患者,仍建议进行洗胃。

3. 药物治疗 ①确诊无糖尿病的急性乙醇中毒患者,有条件的先给予50%葡萄糖40~60mL,加普通胰岛素3~4U或加呋塞米20mg静脉推注。然后持续静脉输入5%或10%的葡萄糖注射液,或5%的葡萄糖氯化钠注射液,或复方乳酸林格注射液,或复方氯化钠注射液500mL后,补充维生素B_1、维生素B_6、维生素C,以利于酒精氧化代谢。②<u>纳洛酮有助于缩短昏迷时间。</u>③<u>急性酒精中毒应慎用镇静剂,烦躁不安或过度兴奋特别有攻击行为可用地西泮。</u>④H_2受体拮抗剂或质子泵抑制剂可常规应用于重度中毒,特别是消化道症状明显的患者。

第四节　镇静催眠药中毒

一、初步判断

1. 临床表现

（1）巴比妥类中毒：常用药物包括苯巴妥、戊巴比妥及硫喷妥等，一次性摄入大剂量巴比妥类可引起中枢神经系统抑制，症状严重程度与剂量有关。

1）轻度中毒：嗜睡、情绪不稳定、注意力不集中、记忆力减退、共济失调、发音含糊不清、步态不稳和眼球震颤。

2）重度中毒：进行性中枢神经系统抑制，由嗜睡到深昏迷。呼吸抑制由呼吸浅而慢到呼吸停止。可发生低血压或休克。

（2）苯二氮䓬类中毒：常见药物包括地西泮（安定）、氟西泮（氟安定）、氯氮䓬、奥沙西泮和三唑仑等，中枢神经系统抑制较轻，主要症状是嗜睡、头晕、言语含糊不清、意识模糊和共济失调。

（3）非巴比妥、非苯二氮䓬类中毒

1）水合氯醛中毒：可有心律失常和肝肾功能损害。

2）格鲁米特中毒：意识障碍有周期性波动。有抗胆碱能神经症状，如瞳孔散大等。

3）甲喹酮中毒：可有明显的呼吸抑制，出现锥体束征（如肌张力增强、腱反射亢进、震颤和抽搐等）。

4）甲丙氨酯中毒：常有血压下降。

（4）吩噻嗪类中毒：常见药物有氯丙嗪、奋乃静等，最常见的为锥体外系反应，临床表现有以下四类：①帕金森病；②静坐不能；③急性肌张力障碍反应，如斜颈、吞咽困难和牙关紧闭等；④体位性低血压、体温调节紊乱等。

2. 慢性中毒 长期滥用大量催眠药的患者可发生慢性中毒，除有轻度中毒症状外，常伴有精神症状，主要有以下三点：

（1）意识障碍和轻躁狂状态：出现一时性躁动不安或意识蒙眬状态，言语兴奋，欣快，易疲乏，伴有震颤、咬字不清和步态不稳等。

（2）智能障碍：记忆力、计算力和理解力均有明显下降，工作学习能力减退。

（3）人格变化：患者丧失进取心，对家庭和社会失去责任感。

3. 戒断综合征 长期服用大剂量镇静催眠药的患者，突然停药或迅速减少药量时，可发生戒断综合征。主要表现为自主神经兴奋性增高和轻重度神经和精神异常。

4. 诊断 根据患者服药史、现场环境调查发现药物等可以作出诊断，对血液、尿液及胃液中残留药物可通过成分分析以确认中毒药物，生化检查、血气分析等有助于评估病情。

二、现场急救

1. 急性中毒的急救

（1）<u>维持昏迷患者重要器官功能</u>：保持气道通畅，深昏迷患者应予气管插管；出现低血压多由于血管扩张所致，通过快速输液处理，如无效，可考虑给予适量多巴胺治疗；常规心电监护。

（2）<u>促进意识恢复</u>：给予葡萄糖、维生素B_1和纳洛酮。纳洛酮每次 0.4～0.8mg 静脉注射，可根据病情间隔 15 分钟重复一次。

（3）<u>清除毒物</u>：洗胃、药用炭等均可采用；碱化尿液与利尿有助于清除长效巴比妥类中毒，但对吩噻嗪类中毒无效；血液透析、血液灌流对苯巴比妥和吩噻嗪类药物中毒有效，危重患者可考虑应用，对苯二氮䓬类无效。

（4）<u>特效解毒</u>：巴比妥类中毒无特效解毒药。<u>氟马西尼（flumazenil）是苯二氮䓬类拮抗剂</u>，通常有效治疗量为 0.6～2.5mg。此药禁用于已合用可致癫痫发作的药物，特别是三环类抗抑郁药，不用于对苯二氮䓬类已有躯体性依赖和为控制癫痫而用苯二氮䓬类药物的患者，亦不用于颅内压升高者。

（5）治疗并发症：处理合并的肝功能损害、肺炎、压疮、肾衰竭、呼吸心跳骤停等。

2. 慢性中毒的治疗原则　逐步缓慢减少药量，最终停用；请精神科医师会诊，进行心理治疗。

3. 戒断综合征　用足量镇静催眠药控制戒断症状，稳定后，逐渐减少药量以至停药。

第五节　中　暑

一、初步判断

（一）中暑的概念和病因

中暑是指在高温环境下人体体温调节功能紊乱而引起的中枢神经系统和循环系统障碍为主要表现的急性疾病。

（二）中暑的临床分类

1. 先兆中暑　高温环境下出现头痛、头晕、口渴、多汗、四肢无力发酸、注意力不集中、动作不协调等症状，体温一般正常或略有升高，如及时转移到阴凉通风处，补充水和盐分，短时间内即可恢复。

2. 轻症中暑　高温环境下出现头晕、口渴、面色潮红、大量出汗、皮肤灼热等表现,或出现四肢湿冷、面色苍白、血压下降、脉搏增快等表现,体温往往在38℃以上。

3. 重症中暑 中暑中情况最严重的一种,如不及时救治将会危及生命。这类中暑又可分为四种类型。

(1)热痉挛:大量出汗及口渴,饮水多而盐分补充不足,肌肉发生阵发性痉挛、疼痛。

(2)热衰竭:多出现在老人及一时未能适应高温的人,症状为头晕、头痛、心慌、口渴、恶心、呕吐、皮肤湿冷、血压下降、晕厥或神志模糊。此时的体温正常或稍微偏高。

(3)日射病:直接受烈日长久曝晒,日光穿透头部皮肤及颅骨引起脑细胞受损,进而造成脑组织的充血、水肿。症状为剧烈头痛、恶心呕吐、烦躁不安,继而可出现昏迷及抽搐。

(4)热射病:在高温环境中从事体力劳动的时间较长,身体产热过多,而散热不足,导致体温急剧升高,昏迷伴四肢抽搐,严重者可产生脑水肿、肺水肿、心力衰竭等。

二、现场急救

对于重症高热患者,降温速度决定预后,应在1小时内使直肠温度降至37.8～38.9℃。

1. 体外降温 将患者转移到通风良好的低

温环境,脱去衣服,同时进行皮肤肌肉按摩,促进散热。

2. 体内降温 体外降温无效者,用冰盐水进行胃或直肠灌洗,也可用无菌生理盐水进行腹膜腔灌洗或血液透析,或将自体血液体外冷却后回输体内降温。

3. 药物降温 应用物理降温无效,患者出现寒战时可应用氯丙嗪25~50mg加入生理盐水500mL,静脉输注1~2小时,用药过程中应监测血压。

第六节 窒 息

一、初步判断

1. 窒息的常见原因 机械性窒息、中毒性窒息、病理性窒息。

2. 机械性窒息的临床表现 机械性窒息的患者不会有强烈的咳嗽,不能说话或是呼吸。成人和儿童双手抵住喉部,脸会短时间内变成红色或青紫色。心跳加快而微弱,患者处于昏迷或者半昏迷状态,发绀明显,呼吸逐渐变慢而微弱,继而不规则,到呼吸停止,心跳随之减慢而停止。瞳孔散大,对光反射消失。

二、现场急救

1. 常规成人和儿童的 HeimLich 急救法 施救者站在患者身后,从背后抱住其腹部,双臂围绕其腰腹部,一手握拳,拳心向内按压于患儿肚脐和肋骨之间的部位;另一手揾按在拳头之上,双手急速用力向里向上挤压,反复实施数次,直至阻塞物吐出为止。

2. 1～5 岁儿童 HeimLich 急救法(坐位法) 施救者采取坐位,让儿童背靠施救者,坐在腿上,头略低,张开嘴,施救者以双手示指和中指放在患儿的上腹部,用力向后方冲击性地挤压,可反复有节奏地进行数次。

3. 婴儿机械窒息急救法 掏出婴儿口中可见的异物,打开患儿口腔,掏出口中呕吐的奶液或其他食物残渣等。

背部拍击法:立即将患儿身体前屈倾斜60°,使其俯伏于施救者前臂,并保持患儿头与颈部的位置稳定,同时用另一手叩击婴儿左右肩胛骨之间的背部数次,以促使异物的排出。

三、转诊注意事项

1. 经上述急救后仍不能缓解者,给予高流量吸氧同时尽快转上级医院抢救。

2. 虽经上述急救后气道通畅,仍需进一步治疗病因的患者。

第七节 淹 溺

一、初步判断

1. 淹溺的概念 人浸没于水或其他液体后，液体充塞呼吸道及肺泡或反射性引起喉痉挛发生窒息和缺氧，处于临床死亡［呼吸和（或）心搏停止状态］称为淹溺。

淹溺分为：①湿性淹溺：喉部肌肉松弛，吸入大量水分（22mL/kg）充塞呼吸道和肺泡而发生窒息。②干性淹溺：喉痉挛导致窒息，呼吸道和肺泡很少或无水吸入。湿性淹溺占淹溺者的80%～90%，干性淹溺占淹溺者的10%～20%。

2. 临床表现

（1）淹溺患者多出现神志丧失、呼吸停止或大动脉搏动消失，处于临床死亡状态。

（2）近乎淹溺患者可有头痛或视觉障碍、剧烈咳嗽、胸痛、呼吸困难和咳粉红色泡沫样痰。溺入海水者，口渴感明显，最初数小时可有寒战和发热。

二、现场急救

1. 迅速进行患者评估

（1）意识检查：通过观察并大声呼唤及拍

打患者肩部的方法确认。

（2）呼吸、脉搏检查：用看、听、感觉的方法检查，如胸部无起伏，则应断定患者已经丧失呼吸，此时应该立即检查患者有无心跳；如颈动脉无搏动，则应认定患者已经发生了心脏停搏，此时应立即展开心肺复苏术。

2. 对意识清醒患者的救援 保暖措施：除了炎热的夏季，在其他季节抢救溺水患者时都应采取保暖措施。

3. 对意识丧失但有呼吸心跳患者的现场急救 除保暖外，主要是供氧，最好使用呼吸机通过面罩高流量供氧。如无呼吸机及面罩时，可采取口对口人工呼吸。

4. 有心跳无呼吸患者的现场急救 最佳的方法是气管插管。其他方法有口对口（或口鼻）人工呼吸、口对气管插管呼吸、压挤胸腔人工呼吸、抡臂人工呼吸等。

5. 无心搏患者的现场急救 应立即行心肺复苏术。

第八节 热烧伤

一、初步判断

（一）烧伤的概念

热烧伤主要是指由热力引起的皮肤及其深

部组织的损伤。

(二) 烧伤伤情的判断

1. 烧伤面积的计算

(1) 手掌法：五指并拢，手掌面积即占全身体表面积的1%。

(2) 新九分法

1) 成人：头颈部9%，发部、面部、颈部各占3%，双上肢9%×2，双手5%，双前臂6%，双上臂7%，躯干、会阴占9%×3，躯干前后部各占13%，会阴部1%；双下肢及臀部9%×5+1%，臀部5%，双足7%，双小腿13%，双大腿21%。成人女性臀大足小，各占6%。小儿头大下肢小，双上肢及躯干与成人相同。

2) 儿童：小儿的躯干和上肢所占体表面积的百分率与成人相同，头大下肢小，并随着年龄增大而改变，可按下列简化公式计算：

头、面、颈部面积 %=9+（12-年龄）
臀部及双下肢面积 %=46-（12-年龄）

2. 烧伤深度的识别（三度四分法）

(1) Ⅰ度烧伤：称红斑性烧伤，仅伤及表皮浅层，生发层健在。局部发红、微肿、灼痛、无水疱。3～5天内痊愈、脱细屑、不留瘢痕。

(2) Ⅱ度烧伤：又称水疱性烧伤。

1) 浅Ⅱ度：毁及部分生发层或真皮乳头

层。伤区红、肿、剧痛,出现水疱或表皮与真皮分离,内含血浆样黄色液体,水疱去除后创面鲜红、湿润、疼痛更剧、渗出多。如无感染,8～14天愈合。愈合后短期内可见痕迹或色素沉着,但不留瘢痕。

2)深Ⅱ度:除表皮、全部真皮乳头层烧毁外,真皮网状层部分受累,位于真皮深层的毛囊及汗腺尚有活力。水疱皮破裂或去除腐皮后,创面呈白中透红,红白相间或可见细小栓塞的血管网,创面渗出多,水肿明显,痛觉迟钝,拔毛试验微痛。一般需要18～24天愈合,可遗留瘢痕增生及挛缩畸形。

(3)Ⅲ度烧伤:又称焦痂性烧伤。皮肤表皮及真皮全层被毁,深达皮下组织,甚至肌肉、骨骼亦损伤。创面上形成的一层坏死组织称为焦痂,呈苍白色、黄白色、焦黄或焦黑色,干燥坚硬的焦痂可呈皮革样,焦痂上可见到已栓塞的皮下静脉网呈树枝状,创面痛觉消失,拔毛试验易拔出而不感疼痛。在伤后2～4周焦痂溶解脱落、形成肉芽创面,面积较大的多需植皮方可愈合,且常遗留瘢痕、挛缩畸形。

3. 烧伤分度

(1)轻度:成人Ⅱ度小于10%,小儿减半。

(2)中度:成人Ⅱ度11%～30%或Ⅲ度小于10%,小儿减半。

（3）重度：成人Ⅱ度31%～50%或Ⅲ度10%～20%，小儿减半。如烧伤面积小于30%，但合并有以下情况之一者，都属于重度：①一般情况差或有休克者；②合并严重创伤或化学中毒者；③重度呼吸道烧伤者。

（4）特重：成人Ⅱ度大于50%或Ⅲ度大于20%者，小儿减半。特大面积烧伤指Ⅱ度大于80%或者Ⅲ度大于50%者。

二、现场急救

1. 灭"火"

（1）一般火焰的灭火：保持镇静，忌奔跑，跑则风大加重燃烧。迅速脱去燃烧的衣服，或就地卧倒，缓慢打滚压灭火焰，或跳入附近水池、河沟内灭火。

（2）凝固汽油燃烧的灭火：凝固汽油弹爆炸时，即用雨衣或他物遮盖身体，待油滴落下后抛掉遮盖物，离开燃烧区。灭火时可用湿布或砂土覆盖，或跳入水中，如有浓烟，用湿布掩盖口鼻保护呼吸道。

（3）磷烧伤：处理磷烧伤的创面宜用湿布覆盖浸入水中，用1%硫酸铜溶液浸洗后移除黑色磷化铜颗粒，并用2%～3%碳酸氢钠液中和磷酸。切忌将创面暴露于空气中，并忌用油膏包扎（磷溶于油脂类，溶解后被吸收）。

（4）<u>化学烧伤的急救</u>：<u>各种强酸、强碱烧及皮肤，应立即用水反复冲洗干净，尽快缩短化学剂接触皮肤的时间</u>。沥青烧及皮肤时，亦迅速用水冲洗冷却，然后结合清创术用甘油或汽油洗去沥青。

2. 保护创面 灭火后除必要时脱去衣服（或顺衣缝剪开）外，将伤员安置于担架或适当的地方，可用各种现成的敷料作初期包扎或用清洁的衣服、被单等覆盖创面。

3. 止痛 <u>烧伤后疼痛是很剧烈的，必须及时予止痛剂</u>，如口服止痛片或注射哌替啶。<u>合并呼吸道烧伤或颅脑损伤者忌用吗啡，以免抑制呼吸</u>。

4. 补充液体 服淡盐水、淡盐茶或烧伤饮料。如病情严重，有条件时应及早静脉输液（如生理盐水、右旋糖酐、血浆等）。

5. 其他措施 口服或注射抗菌药物，注意合并伤的处理。眼烧伤时应冲洗眼睛，涂抗生素眼膏。注射破伤风抗毒素 1500 单位。天冷时注意保暖。

6. 创面的基本处理原则

（1）Ⅰ度烧伤无须特殊处理。

（2）<u>浅Ⅱ度烧伤采用包扎疗法，小水疱无须处理，大水疱可在低位剪破引流或用空针抽出疱液</u>。磺胺嘧啶银（铈、锌）霜剂、糊剂涂布包扎。

（3）深Ⅱ烧伤，取暴露疗法，外涂5%～10%磺胺嘧啶银洗必泰糊剂，每日1～2次，使坏死组织变成干痂，可最大限度地保留皮肤附件上皮，经3周左右可获痂下愈合。

（4）Ⅲ度烧伤，面积较大的需要移植自体皮片才能消灭创面。

三、转诊注意事项

对于大面积烧伤伤员，考虑转送到条件较好的医疗单位。转送伤员时，最好在伤后4小时内送达目的地。呼吸道烧伤，或面颈部深度烧伤后喉头水肿呼吸困难，应做气管切开给氧。如不能在此时间内送到，应就地抗休克治疗，先输注晶体然后胶体，待休克已基本平稳后再送。

第九节 冻 伤

一、初步判断

1.冻伤的概念和分类 低温寒冷引起机体的损伤，统称为冻伤。依损伤的性质，冻伤可分为冻结性损伤与非冻结性损伤两类。非冻结性冷伤是在10℃以下、冰点以上，加上潮湿条件所致，如冻疮、战壕足、浸渍足等。冻结性冷伤是指短时间内暴露于极低温或长时间暴露于冰点以下低温所致，又称冻伤，分局部冻伤和全身冻伤。

2. 冻伤伤情的判断　非冻结性冷伤冻疮多发生在冬季或早春气温较低较潮湿的地区，长江流域多见。

临床表现：<u>外耳、手、足或鼻尖常是好发部位。发病往往不自觉，待局部出现红肿才开始发觉。温暖时局部肿、痒、刺痛，可起水疱，水疱去皮后创面发红、有渗液，可并发感染，形成糜烂或溃疡</u>。

3. 冻结性冷伤　局部冻伤和全身冻伤（冻僵）多发生在意外事故或战争时。

临床表现：冻伤后局部麻木刺痛、皮肤苍白发凉等。冻融后按其损伤程度分为四度。

Ⅰ度冻伤：<u>伤及皮肤表层。局部轻度肿胀，红斑损害，稍有麻木痒痛。1周后脱屑愈合。</u>

Ⅱ度冻伤：<u>伤及皮肤真皮层。局部水肿，水疱损害，知觉迟钝。2～3周后，如无感染，可痂下愈合，少有瘢痕。</u>

Ⅲ度冻伤：<u>伤及皮肤全层及皮下组织。局部由苍白转为黑褐色，可出现血性水疱，知觉消失。4～6周后，坏死组织脱落形成肉芽创面，愈合缓慢，留有瘢痕。</u>

Ⅳ度冻伤：伤及肌肉、骨骼等组织，甚至肢体干性坏疽。对复温无反应，感染后变成湿性坏疽，中毒症状严重。治愈后多留有功能障碍或残疾。

二、现场急救

1. 急救　①快速复温，使用38～42℃恒温水浸泡伤肢，冻僵者全身浸泡。②如无复温条件，可利用常人腋窝、胸腹部。③快速复温后，应在22～25℃室内继续保暖，卧床休息。④不能口服者可静脉输入加温至37℃的葡萄糖液、能量合剂等，并防治休克。⑤对心跳、呼吸骤停要施行复苏术。

2. 局部创面处理　①Ⅰ度冻伤：保持创面干燥，数日可愈；②Ⅱ度冻伤：复温后水疱无菌抽液，干敷料保暖性包扎，或外涂冻伤膏后暴露；③Ⅲ度、Ⅳ度冻伤：多采用暴露疗法，保持创面干燥，一般待坏死组织分界清楚行切除后再行植皮，并发湿性坏疽常需截肢。Ⅱ度和Ⅲ度分不清时均按Ⅲ度冻伤处理。

3. 全身治疗　对Ⅱ度以上冻伤需全身治疗，包括：①应用抗生素和破伤风抗毒素血清；②冻伤常继发肢体血液循环不良，可用低分子右旋糖酐、妥拉唑林（妥拉苏林）、罂粟碱等；③给予高热量、高蛋白、高维生素饮食；④冻僵者复温后应重点防治多系统器官衰竭。

4. 预防 寒冷环境中工作人员或部队，要做到"三防"，即防寒、防湿、防静（适当活动）。在进入低温工作环境前，可进适量高热量饮食，但不宜饮酒，因饮酒可能增加散热。

三、转诊注意事项

1. 凡是Ⅲ度以上的冻伤均应转往上级医院处理。

2. 创面合并感染或合并全身症状、体征的应转往上级医院处理。

3. 对于创面出现明显瘢痕的情况，应转往上级医院处理。

4. 转运途中注意创面的保湿，不要弄破水疱；伴有休克、多系统器官衰竭者要在吸氧、补液、保持呼吸道通畅的基础上进行转诊。

第十节 坠落伤

一、初步判断

人体从高处以自由落体运动坠落，与地面或物体碰撞受到的损伤称为坠落伤。

临床表现：<u>损伤发生的部位常较广泛但内重外轻。无论人体哪一部位为着地点，一次外</u>

力往往在头、胸、腹、骨盆、脊柱及四肢同时发生损伤。体表损伤主要是大片状擦伤及挫伤，少有挫裂创面且多分布在裸露部位，而骨质和内脏损伤重，常伤及生命的重要器官，因此死亡率很高。坠落伤符合加速运动损伤的特点。既可见于人体着地部位，也可发生于远离着力点的部位。

二、现场急救

（一）快速检查伤情

发生高空坠落后，首先要立即快速检查伤情，是否有头部损伤、意识丧失，是否有呼吸、心跳停止，是否有四肢骨折、脊柱骨折及出血等。

（二）急救措施

1. 首先去除伤员身上的用具和口袋中的硬物。

2. 立即处理危及生命的问题，针对呼吸、心跳骤停及致命的外出血，给予心肺复苏术及恰当的止血方法救治。

3. 创伤局部妥善包扎，但对疑颅底骨折和脑脊液漏患者切忌作填塞，因易导致颅内感染。

4. 颌面部伤员首先应保持呼吸道畅通，撤除义齿，清除移位的组织碎片、血凝块、口腔分泌物等，同时松解伤员的颈、胸部纽扣。若舌已后坠或口腔内异物无法清除时，可用 12 号粗针穿刺环甲膜，维持呼吸，尽可能早做气管切开。

5. 复合伤要求平仰卧位，保持呼吸道畅通，解开衣领扣。

6. 周围血管伤，压迫伤部以上动脉干。直接在伤口上放置厚敷料，绷带加压包扎以不出血和不影响肢体血液循环为宜。当上述方法无效时可慎用止血带，一般以不超过 1 小时为宜，做好标记，注明上止血带时间。

7. 有条件时迅速给予静脉补液，补充血容量。

三、转诊注意事项

在搬运和转送过程中，颈部和躯干不能前屈或扭转，而应使脊柱伸直，绝对禁止一个抬肩一个抬腿的搬法，以免发生或加重截瘫。

第十一节　电击伤

一、初步判断

（一）电击伤的概念

电击伤俗称触电，是指电流通过人体时引起的组织损伤和功能障碍，重者发生心跳和呼吸骤停。220～380V 低压交流电触电最为常见，可引起触电者因心室颤动而死亡。

（二）电击伤伤情的判断

1. 全身表现

（1）轻症：出现头晕、心悸，皮肤、脸色苍白，口唇发绀，惊慌和四肢软弱，全身乏力等，并可有肌肉疼痛，甚至有短暂的抽搐和意识丧失。

（2）重症：出现持续抽搐与休克症状，或昏迷不省人事。由低电压电流引起的心室颤动患者，皮色苍白，听不到心音和触不到大动脉搏动，很快出现呼吸停止。高压电流引起呼吸中枢麻痹时，患者昏迷、呼吸停止，但心跳仍存在，患者全身青紫，可于10分钟内心脏停搏。

（3）继发性损伤：接触高压电后被弹出，可有肢体骨折和内脏损伤等表现。

2. 局部表现 电灼伤：低压电灼伤局部表现常较轻微，仅表现为白色或黄色烧焦皮肤的斑点。高压电引起的电灼伤常表现为有一个进口和多个出口，组织烧伤可深及肌肉、神经、血管，甚至骨骼等，可在1周后由于血栓形成而造成局部组织坏死、出血，但一般不伤及内脏。

二、现场急救

1. 立即切断电源，或用不导电物体使伤员尽快脱离电源。

2.当伤员脱离电源后,应立即检查伤员全身情况,特别是呼吸和心跳,发现呼吸、心跳停止时,应立即就地抢救,进行心肺复苏术。

(1)轻症:伤员就地平卧,严密观察,暂时不要站立或走动,防止继发休克或心力衰竭。

(2)呼吸停止、心跳存在者,就地平卧解松衣扣,通畅气道,立即口对口人工呼吸,有条件的可气管插管,加压氧气人工呼吸。

(3)心跳停止、呼吸存在者,应立即做胸外心脏按压。

(4)呼吸、心跳均停止者,则应在胸外心脏按压的同时施行人工呼吸,以建立循环和呼吸,恢复全身器官的氧供应。抢救一定要坚持到确诊临床死亡为止。

(5)处理电击伤时,应注意有无其他损伤。

第十二节 毒蛇咬伤

一、初步判断

(一)毒蛇与蛇毒的分类

毒蛇头部略成三角形,身上有色彩鲜明的花纹,上颌长有成对的毒牙,可与无毒蛇相区别。

毒蛇大致可分成三大类：

1. 以神经毒为主的毒蛇 有金环蛇、银环蛇及海蛇等。毒液主要作用于神经系统，引起肌肉麻痹和呼吸肌麻痹。

2. 以血液毒为主的毒蛇 有竹叶青、蝰蛇和龟壳花蛇等。毒液主要影响血液及循环系统，引起溶血、出血、凝血及心脏衰弱。

3. 兼有神经毒和血液毒的毒蛇 有蝮蛇、大眼镜蛇和眼镜蛇等。其毒液具有神经毒和血液毒的两种特性。

（二）毒蛇咬伤的临床表现

1. 神经毒致伤的表现 伤口局部出现麻木、知觉丧失，或仅有轻微痒感。伤口红肿不明显，出血不多，出现头昏、嗜睡、恶心、呕吐及乏力。重者出现吞咽困难、声嘶、失语、眼睑下垂及复视。最后可出现呼吸困难、血压下降及休克，致使机体缺氧、发绀、全身瘫痪。

2. 血液毒致伤的表现 咬伤的局部迅速肿胀，并不断向近侧发展，伤口剧痛，流血不止。伤口周围的皮肤常伴有水疱或血疱，皮下瘀斑，组织坏死。严重时全身广泛性出血，个别患者还会出现胸腔、腹腔出血及颅内出血，最后导致出血性休克。患者可伴头痛、恶心、呕吐及腹泻、关节疼痛及高热。

3. 混合毒致伤的表现 兼有神经毒及血液

毒的症状。从局部伤口看类似血液毒致伤，如局部红肿、瘀斑、血疱、组织坏死及淋巴结炎等。从全身来看，又类似神经毒致伤。此类伤员死亡原因仍以神经毒为主。

二、现场急救

（一）是否为蛇咬伤

先必须明确除外蛇咬伤的可能性，其他动物也能使人致伤，如蜈蚣咬伤、黄蜂蜇伤，毒蛇咬伤有蛇伤牙痕。

（二）是否为毒蛇咬伤

主要靠特殊的牙痕、局部伤情及全身表现来区别。毒蛇咬伤后，伤口局部常留有1对或3～4对毒牙痕迹；且伤口周围明显肿胀及疼痛或麻木感，局部有瘀斑、水疱或血疱，全身症状也较明显。无毒蛇咬伤伤后，局部可留两排锯齿形牙痕。

（三）明确为毒蛇咬伤的救治

1. 阻止毒液吸收 被咬伤后，蛇毒在3～5分钟内就迅速进入体内，如有毒牙，要先拔出毒牙。

（1）绑扎法：在伤肢近侧5～10cm处或在伤指（趾）根部予以绑扎，在护送途中应每隔20分钟松绑一次，每次1～2分钟，以防止伤肢瘀血及组织坏死。待伤口得到彻底清创处理和服用蛇药片 3～4 小时后，才能解除绑带。

（2）冰敷法：有条件时，在绑扎的同时用冰块敷于伤肢，使血管及淋巴管收缩，减慢蛇毒的吸收。但局部降温的同时要注意全身的保暖。

（3）伤肢制动：受伤后走动要缓慢，不能奔跑，以减少毒素的吸收，最好是将伤肢临时制动后放于低位，送往医疗站。

2. 促进蛇毒的排出及破坏 嘴吸吮，吸吮者口腔黏膜及唇部须无溃破之处，每吸一次后要用清水漱口，也可用吸乳器械、拔火罐等方法，吸出伤口内之蛇毒。伤口较深并有污染者，将伤口作"+"或"++"形切开，向近侧皮下刺入 1cm 后，由近心端向远心端轻轻按摩，加速蛇毒的排出。

3. 抑制蛇毒作用 主要是内服和外敷有效的中草药和蛇药片。注射同种抗蛇毒血清效果最好。

4. 全身支持疗法 快速补液，补充维生素 B 族和 C 族，输注 5% 碳酸氢钠碱化尿液，密切监测患者的生命体征，及时进行抗休克、心肺复苏术。对于凝血毒素引起的弥散性血管内凝血患者禁用肝素或低分子肝素抗凝。

三、转诊注意事项

明确为毒蛇咬伤后，在立即进行急救处理

的同时，不要过多地摇动患者；有抽搐者可肌内注射地西泮 10mg 或苯巴比妥 100mg。

第十三节 蜂蜇伤

一、初步判断

蜂蜇伤分度：蜂蜇伤一般是指黄蜂、蜜蜂、马蜂、胡蜂等蜇伤。蜂毒成分为多种酶、多肽类、非酶类蛋白质、氨基酸和生物碱（如组胺）的混合物，呈碱性。

1. 轻度蜂蜇伤 仅表现为蜇伤局部红肿、疼痛、瘙痒，少数有水疱或皮肤坏死。一般来说，数小时后症状即可消失、自愈。

2. 重度蜇伤 重者可迅速出现全身中毒症状，有发热、头痛、呕吐、腹痛、腹泻、烦躁不安，以至肌肉痉挛、昏迷，甚至休克、肺水肿及急性肾衰竭，最后可因心脏、呼吸麻痹而死亡。

3. 蜂毒过敏 部分对蜂毒过敏的患者，在蜇伤后可立即出现荨麻疹、喉头水肿、哮喘，甚至支气管痉挛，重者可因过敏性休克、窒息而死亡。

二、现场急救

1. 拔出蜂针 用镊子或其他东西轻压蜂针

附近部位，把皮肤稍微压下，使针露出较长部分，用镊子将它夹出来。取下针之后，应先挤出毒血，再用肥皂和清水冲洗伤口，必要时用尿液冲洗伤口。

2. 中和毒液 蜜蜂的毒液呈酸性，被蜜蜂蜇后，可迅速在伤处外敷弱碱液中和毒素。黄蜂的蜂毒为碱性，因此可在蜇伤部位用醋酸或食醋等酸性液体涂抹，以中和毒液。无论被何种蜂蜇伤，都可用中药马齿苋、夏枯草、野菊花中的任何一种，捣烂敷患处。

3. 创伤处理 冰块冰敷，或用毛巾冷敷可减轻红肿。但绝不能食用含酒精的食物或饮品，否则血液循环加速，毒性扩散得更快，危险性也会更高，有时还会引起心脏停搏，引发死亡。

4. 被蜂群严重蜇伤或者被蜇者对蜂毒过敏 成人立即皮下注射1∶1000肾上腺素0.3～0.5mL，还可选用氢化可的松或地塞米松静脉滴注，可酌情口服或肌内注射抗组胺药。

第六章 中医辨证施治和适宜技术应用

第一单元 中医学基本概念

一、中医学的基本特点

整体观念和辨证论治。

二、整体观念

整体观念包括三个方面的内容：人体是一个有机的整体；人与自然相统一；人与社会环境相统一。

三、辨证论治

1. 辨证论治，也称辨证施治，分辨证和论治两个阶段。

（1）辨证：就是将四诊（望、闻、问、切）所收集的资料（症状和体征），通过分析、综合，辨清疾病的原因、性质、部位，以及邪正之间的关系，概括、判断为某种性质的证候的过程。

（2）论治：又称施治，是根据辨证的结果，确定相应的治疗原则和方法的过程。辨证是论治的前提和依据，论治是辨证的目的，通过论治的效果，可以检验辨证是否正确。

2. 中医学存在辨病论治、对症治疗和辨证论治三种诊治手段。

（1）病：是指有特定病因、发病形式、病机、发展规律和转归的一种完整的过程。

（2）症：是指疾病的具体临床表现，即症状和体征。

（3）证：是指在疾病发展过程中，某一阶段的病理概括。它包括病的原因、病的部位、病的性质和邪正关系，反映了疾病发展过程中，该阶段病理变化的本质。

四、阴阳

阴阳，是中国古代哲学的一对范畴，是对自然界相互关联的某些事物或现象对立双方属性的概括。它既可以代表两个相互对立的事物，也可以代表同一事物内部所存在的相互对立的两个方面。

古代哲学家用阴阳来解释自然界两种对立和相互消长的物质势力。一般地说，凡是运动的、外向的、上升的、弥散的、温热的、明亮的、兴奋的都属于阳；相对静止的、内守的、下降的、凝聚的、寒冷的、晦暗的、抑制的都属于阴。凡见青、白、黑色其证多属阴（寒），而见黄、赤两色则其证多属阳（热）。事物或现象的阴阳属性具有普遍性、相关性、相对性、可分性等特征。

第二单元 诊 法

第一节 望 诊

一、面色

表3-32 五色主病

五色	常见病证
青色	主寒证、气滞、血瘀、疼痛、惊风
白色	主虚证（血虚、气虚、阳虚）、寒证、失血
黄色	主脾虚、湿证
红色	主热证、戴阳证
黑色	主肾虚、水饮、血瘀、寒证、剧痛

二、舌

正常舌象的主要特征简称为"淡红舌，薄白苔"。

1. 常见舌色 舌色，即舌质的颜色。

表 3-33 常见舌色的特征及临床意义

舌色	表现特征	临床意义
淡白舌	比淡红舌更浅淡，红少白多，甚至全无血色者（枯白舌）	主气血两虚、阳虚。枯白舌主脱血夺气
淡红舌	舌色淡红润泽	多见于健康人，病中见之多属病轻
红舌	舌色较淡红舌更红，呈鲜红色、正红色。可见于整个舌体，亦可只见于舌尖。	主实热、阴虚
绛舌	较红舌颜色更深，或略带暗红色	主里热亢盛或阴虚火旺
青紫舌	全舌呈现青紫色，或局部出现青紫斑点的表现	主血气瘀滞

2. 常见舌形 舌形，即舌质的形状。

表 3-34 常见舌形的特征及临床意义

舌形	表现特征	临床意义
老舌	舌体坚敛苍老，纹理粗糙或皱缩，舌色较暗	多见于实证
嫩舌	舌体浮胖娇嫩，纹理细腻，舌色浅淡	主虚证
胖舌	舌体比正常舌体大而厚，伸舌满口，称为胖大舌；舌体肿大，盈口满嘴，甚者不能闭口，不能缩回者，称为肿胀舌	多主水湿内停、痰湿热毒上泛
瘦舌	舌体比正常舌瘦小而薄	多主气血津液不足

续表

舌形	表现特征	临床意义
点刺舌	点是指鼓起于舌面的红色或紫红色星点。刺是指舌乳头突起如刺,摸之棘手的红色或黄黑色点刺,称为芒刺舌	主脏腑热极或血分热盛。舌尖点刺属心火亢盛;舌边点刺属肝胆火盛;舌中点刺属胃肠热盛
裂纹舌	舌面上出现各种形状的裂纹、裂沟,深浅不一	阴血亏损,不能荣润舌面
齿痕舌	舌体边缘见牙齿压迫的痕迹	多主脾虚、水湿内停证,常与胖大舌同见

附:望舌下络脉

舌下络脉短而细,周围小络脉不明显,舌色偏淡者,<u>多属气血不足</u>,脉络不充;舌下络脉粗胀,或呈青紫、绛、绛紫、紫黑色,或舌下细小络脉呈暗红色或紫色网络,或舌下络脉曲张如紫色珠子状大小不等的结节等改变,<u>皆为血瘀的征象</u>。

3. 望舌苔 通过对舌苔颜色、质地进行观察,以了解疾病变化情况。

(1)望苔色

表 3-35　不同苔色的临床意义

苔色	临床意义
白苔	主表证、寒证、湿证。但在特殊情况下,白苔也主热证

黄苔	黄苔一般主里证、热证。淡黄热轻,深黄热甚,焦黄为热极
灰黑苔	灰黑苔多由白苔或黄苔转化而成,多在疾病持续一定时日、发展到相当程度后才出现。灰黑苔主阴寒内盛,或里热炽盛,无论寒热皆属重证。黑色越深病情越重

（2）望苔质

表 3-36　苔质的特征及临床意义

苔质	表现特征	临床意义
厚薄	透过舌苔能隐隐见到舌体的为"薄苔",又称见底苔;不能见到舌体则为"厚苔",又称不见底苔	主要反映邪正的盛衰和邪气之深浅
润燥	①润苔:舌苔干湿适中,不滑不燥。②滑苔:舌面水分过多,伸舌欲滴,扪之湿而滑。③燥苔:舌苔干燥,扪之无津,甚则舌苔干裂	主要反映体内津液的盈亏和输布情况
腻苔	腻苔指苔质颗粒细腻致密,揩之不去,刮之不脱,如涂有油腻之状,中间厚边周薄者	主痰浊、食积
腐苔	腐苔指苔质颗粒疏松,粗大而厚,形如豆腐渣堆积舌面,揩之可去者。若舌上黏厚一层,有如疮脓,则称"脓腐苔"	腐苔,主痰浊、食积;脓腐苔主内痈
剥落苔	舌面本有苔,疾病过程中苔全部或部分脱落,脱落处光滑无苔。分为前剥苔、中剥苔、根剥苔、花剥苔、类剥苔、镜面舌、地图舌	主胃气不足、胃阴枯竭或气血两虚
真假苔	判断舌苔之真假,以有根、无根作为标准:①真苔指舌苔紧贴舌面,似从舌里生出,乃胃气所生,又称有根苔。②假苔指舌苔浮涂舌上,不像从舌上长出来者,又称无根苔	舌苔之真假,对于辨别疾病的轻重与预后有重要意义

第二节 闻 诊

一、听声音

1. 咳嗽 咳声重浊沉闷，多属外感寒湿；咳声轻清低微，多属肺气虚损。咳声不扬，痰稠色黄，多属肺热；咳有痰声，痰多易咳，多属痰湿。干咳无痰或少痰，多属燥邪犯肺，或阴虚肺燥所致。咳声短促，呈阵发性、痉挛性，连续不断，咳后有鸡鸣样回声，并反复发作者，称为顿咳（百日咳）。多因风邪与痰热搏结所致，常见于小儿。咳声如犬吠，伴有声音嘶哑，是疫毒攻喉所致，多见于白喉。

2. 喘 指呼吸困难、急迫，张口抬肩，甚至鼻翼扇动，难以平卧。息粗声高，唯以呼出为快者，为实喘。息微声低，唯以深吸为快，动则喘甚者，为虚喘。

3. 哮 指呼吸急促似喘，喉间有哮鸣音的症状。多因痰饮内伏，复感外邪诱发，或因久居寒湿之地，或过食酸咸生冷所诱发。喘不兼哮，但哮必兼喘。喘以气息急迫、呼吸困难为主，哮以喉间哮鸣音为特征。临床上哮与喘常同时出现，所以常并称哮喘。

4. 呕吐 吐势徐缓，声音微弱，属虚寒证；吐势较猛，声音壮厉，属实热证。呕吐呈喷射状者，多为热扰神明，或因外伤瘀血，或有肿瘤。呕吐酸腐味的食糜，多因食滞胃脘，胃气上逆所致。朝食暮吐、暮食朝吐者，为胃反，多属脾胃阳虚。口干欲饮，饮后则吐者，称为水逆，因饮邪停胃，胃气上逆所致。

5. 嗳气 嗳气酸腐，兼脘腹胀满者，多因宿食内停。嗳气发作因情志变化而增减者，多为肝气犯胃。嗳气频作，兼脘腹冷痛，得温症减者，多为寒邪犯胃，或为胃阳亏虚。嗳声低沉断续，兼纳呆食少，属脾胃虚弱，多见于老年人或体虚之人。

二、嗅气味

1. 口气 口气酸臭，并伴食欲不振、脘腹胀满者，多属食积胃肠。口气臭秽者，多属胃热。口气腐臭，或兼咳吐脓血者，多是内有溃腐脓疡。口气臭秽难闻、牙龈腐烂者，为牙疳。

2. 二便 大便酸臭难闻者，多为肠中郁热。大便溏泄而腥者，多为脾胃虚寒。大便泄泻臭如败卵，或夹未消化食物，矢气酸臭者，多为伤食。小便臊臭，黄赤浑浊者，多属膀胱湿热。尿甜并散发烂苹果气味者，为消渴病。

3. 经带 带下臭秽而黄稠者，多属湿热。

带下腥而清稀者，多属寒湿。带下奇臭，并见异常颜色，常见于癌病。

第三节 问 诊

一、问寒热的临床意义

1. 恶寒发热 指恶寒与发热同时出现，是表证的特征证候。

（1）恶寒重发热轻：是风寒表证的特征。

（2）发热轻而恶风：是伤风表证的特征。

（3）发热重恶寒轻：是风热表证的特征。

2. 但寒不热 指只感寒冷而不发热的症状，是寒证的特征证候。

（1）新病恶寒：主要见于里实寒证。

（2）久病畏寒：主要见于里虚寒证。

3. 但热不寒 只发热而无怕冷的症状，是里热证的特征证候。

（1）壮热：属里实热证。

（2）潮热：按时发热，或按时热势加重，如潮汐之有定时的症状。

日晡潮热：下午3～5时（即申时）热势较高者，常见于阳明腑实证。

骨蒸潮热：午后和夜间有低热者，多属阴虚火旺所致。

湿温潮热：午后热甚，身热不扬（肌肤初扪之不甚热，但扪之稍久即感灼手），兼见头身困重、胸脘满闷、舌苔黄腻等症，见于湿温病。

（3）微热：发热不高，一般不超过38℃，或体温正常仅自觉发热。

长期微热，劳累则甚，兼疲乏、少气、自汗等症者，多属气虚发热。

时有低热，兼面白、头晕、舌淡、脉细等症者，多属血虚发热。

长期低热，兼颧红、五心烦热等症者，多属阴虚发热。

每因情志不舒而时有微热，兼胸闷、急躁易怒等症者，多属气郁发热。

小儿于夏季气候炎热时长期发热，兼有烦渴、多尿、无汗等症，至秋凉自愈者，多属气阴两虚发热。

4. 寒热往来 指自觉恶寒与发热交替发作的症状，是正邪相争，互为进退的病理反映，为半表半里证寒热的特征。临床常见以下两种类型：

（1）寒热往来无定时：多见于少阳病，为半表半里证。

（2）寒热往来有定时：常见于疟疾。

二、问汗的临床意义

1. 特殊汗出

（1）自汗：多见于气虚证和阳虚证。

（2）盗汗：睡则汗出，醒则汗止的症状。多见于阴虚证。

（3）绝汗：在病情危重时大汗不止的症状。常是亡阴或亡阳的表现。

（4）战汗：先恶寒战栗而后汗出的症状。常见于温病或伤寒邪正剧烈斗争的阶段，是病变发展的转折点。

2. 局部汗出

（1）头汗：又称但头汗出。可因上焦热盛；中焦湿热蕴结；元气将脱，虚阳上越；进食辛辣、热汤、饮酒，热蒸于头等导致。

（2）半身汗：汗出常见于健侧，无汗的半身常是病变的部位。多见于痿病、中风及截瘫患者。

（3）手足心汗：手足心汗出量多。可因阴经郁热熏蒸；阳明燥热内结，热蒸迫津外泄；脾虚运化失常，津液旁达四肢而引起。

三、问疼痛的临床意义

1. 疼痛的性质

（1）胀痛：是气滞作痛的特点。但头目胀

痛,属肝火上炎或肝阳上亢。

(2)刺痛:是瘀血致痛的特点。

(3)冷痛:多为寒邪阻滞经络或阳气亏虚,脏腑经脉失于温煦。

(4)灼痛:多为火邪窜络或阴虚火旺。

(5)重痛:多因湿邪困阻气机。

(6)酸痛:多因湿邪侵袭肌肉关节或肾虚骨髓失养引起。

(7)绞痛:多因有形实邪阻闭气机,或寒邪凝滞气机。

(8)空痛:多因气血亏虚,阴精不足,脏腑经脉失养。

(9)隐痛:多因阳气精血亏虚,脏腑经脉失养。

(10)走窜痛:若胸胁脘腹疼痛而走窜不定,称之为窜痛,多属气滞;四肢关节疼痛而游走不定,多见于痹病,属风邪偏胜。

(11)掣痛:多因筋脉失养,或筋脉阻滞不通。

2. 疼痛的部位

(1)头痛:前额连眉棱骨痛,病在阳明经;后头连项痛,病在太阳经;头两侧痛,病在少阳经;巅顶痛,病在厥阴经等。

(2)胸痛:胸痛多与心肺病变有关。左胸心前区憋闷作痛,时痛时止者,见于胸痹等病。

胸痛剧烈，面色青灰，手足青冷者，见于厥心痛（真心痛）等病。胸痛，颧赤盗汗，午后潮热者，见于肺痨等病。胸痛，咳喘气粗，壮热面赤者，见于肺热病等病。胸痛，壮热，咳吐脓血腥臭痰者，见于肺痈等病。

（3）胁痛：胁痛多与肝胆病变有关。

（4）胃脘痛：因寒、热、气滞、瘀血和食积所致者，多在进食后疼痛加剧。因胃阴虚或胃阳不足，胃失所养引起者，多在进食后疼痛缓解。胃脘剧痛暴作，出现压痛及反跳痛者，多因胃脘穿孔所致。胃脘疼痛无规律，痛无休止而明显消瘦者，应考虑胃癌的可能。

（5）腹痛：腹部持续性疼痛，阵发性加剧，伴腹胀、呕吐、便闭者，多见于肠痹或肠结，乃气机闭塞不通所致。脐外侧及下腹部突然剧烈绞痛，向大腿内侧及会阴部放射，尿血者，多系结石。妇女小腹及少腹部疼痛，常见于痛经、异位妊娠破裂等病。

（6）腰痛：腰部经常酸软而痛，多因肾虚所致。冷痛沉重，阴雨天加重，多因寒湿所致。腰部刺痛，或痛连下肢者，多因瘀血阻络或腰椎病变。腰痛连腹，绕如带状，多因带脉损伤所致。

四、问头身的临床意义

1. 头晕 头晕胀痛,口苦,易怒,脉弦数者,多因肝火上炎、肝阳上亢。头晕面白,神疲乏力,舌淡脉弱者,多因气血亏虚,脑失充养。头晕而重,如物缠裹,痰多苔腻者,多因痰湿内阻,清阳不升。头晕耳鸣,腰酸遗精者,多因肾虚精亏,髓海失养。外伤后头晕刺痛者,多因瘀血阻滞脑络。

2. 身重 身重,脘闷苔腻者,多因湿困脾阳,阻滞经络。身重,浮肿,系水湿泛溢肌肤所致。身重,嗜卧,疲乏者,多因脾气虚,不能运化精微。热病后期见身重乏力,多系邪热耗伤气阴,形体失养。

3. 麻木 可因气血亏虚,风寒入络,肝风内动,风痰阻络,痰湿或瘀血阻络,肌肤、筋脉失养所致。

五、问耳目的临床意义

1. 问耳

(1) 耳鸣:耳鸣声大,按之更甚,多因肝胆火盛所致;耳鸣声小,按之可减,多因肝肾阴亏所致。

(2) 耳聋:暴病耳聋多因肝胆火盛;久病或老年耳聋多为肾精亏虚。

（3）**重听**：是指听力减退、听音不清、声音重复的症状。日久渐发之重听与肾精亏虚有关；骤发之重听多是痰浊上蒙，或风邪上扰所致。

2. 问目

（1）目昏：视物昏暗，模糊不清的症状。多为肝肾亏虚，精血不足。

（2）目眩：实证多因肝阳上亢、肝火上炎、肝阳化风及痰湿上蒙清窍所致。虚证多由气虚、血亏、阴精不足，目失所养引发。

（3）目痒：两目痒甚如虫行，伴有畏光流泪、灼热者，多因肝火上炎或风热上袭等。目微痒而势缓，多因血虚，目失濡养。

（4）目痛：目剧痛难忍，面红目赤者，多因肝火上炎。目赤肿痛，羞明多眵者，多因风热上袭。目微痛微赤，时痛时止而干涩者，多因阴虚火旺。

（5）**雀盲**：白昼视力正常，每至黄昏以后视力减退、视物不清的症状。多因肝肾亏虚，精血不足，目失所养引起。常见于年老、体弱或久病之人。

六、问睡眠的临床意义

1. 失眠 虚证为营血亏虚；或阴虚火旺，心神失养；或心胆气虚，心神不安所致。实证为火邪、痰热内扰心神，心神不安，或食积胃脘所致。

2. 嗜睡 困倦嗜睡，头目昏沉，胸闷脘痞，肢体困重者，多是痰湿困脾。饭后困倦嗜睡，纳呆腹胀，少气懒言者，多属脾失健运，清阳不升。精神极度疲惫，神识蒙眬，困倦易睡，肢冷脉微者，多属心肾阳虚。大病之后，神疲嗜睡，乃正气未复的表现。

嗜睡伴轻度意识障碍，叫醒后不能正确回答问题者，多因邪闭心神。嗜睡与昏睡、昏迷不同，后者难以呼醒，强行唤醒而仍神志模糊，甚至呼之不醒。

七、问饮食与口味的临床意义

1. 饮食 饮食主要指食欲与食量。

（1）食欲减退：久病食欲减退，兼面色萎黄，食后腹胀，疲倦者，多为脾胃虚弱，腐熟运化无力。纳呆少食，脘闷腹胀，头身困重，苔腻脉濡者，多因湿邪困脾，运化机能障碍。纳呆少食，脘腹胀闷，嗳腐食臭者，多为食滞胃脘，腐熟不及引起。

（2）厌食：厌食，兼脘腹胀痛，嗳腐食臭，舌苔厚腻者，为食滞胃脘。厌食油腻，脘闷呕恶，便溏不爽，肢体困重者，为湿热蕴脾。厌食油腻，胁肋灼热胀痛，口苦泛恶者，为肝胆湿热。孕妇厌食，伴有严重恶心呕吐者，谓之妊娠恶阻。

（3）消谷善饥：食欲过于旺盛，进食量多，但食后不久即感饥饿的症状，亦称多食易饥。消谷善饥，兼多饮多尿、形体消瘦者，多见于消渴病，属胃火炽盛。消谷善饥，兼大便溏泄者，属胃强脾弱。

（4）饥不欲食：饥不欲食，兼脘痞、干呕呃逆者，多属胃阴虚证。

（5）偏嗜食物或异物：嗜食生米、泥土等，多为虫积。孕妇偏食酸辣等食物，为生理现象。

2. 口味

（1）口淡：多见于脾胃虚弱、寒湿中阻及寒邪犯胃。

（2）口甜：多因湿热蕴结于脾。口甜而少食、神疲乏力多属脾气虚。

（3）口黏腻：常见于痰热内盛、湿热中阻及寒湿困脾。

（4）口酸：多见于伤食、肝胃郁热等。

（5）口苦：多见于心火上炎或肝胆火热之证。

（6）口涩：自觉口有涩味，如食生柿子的症状。多与舌燥同时出现。为燥热伤津，或脏腑热盛，气火上逆所致。

（7）口咸：多认为是肾病及寒水上泛之故。

八、问口渴与饮水的临床意义

1. 口不渴饮 提示津液未伤,多见于寒证、湿证。

2. 口渴欲饮 口渴咽干,鼻干唇燥,发于秋季者,多因燥邪伤津。口干微渴,发热,脉浮数者,多见于温热病初期,邪热伤津不甚。大渴喜冷饮,壮热,大汗出者,为里热炽盛,津液大伤的表现。口渴咽干,夜间尤甚,颧赤盗汗,五心烦热者,属阴虚火旺。口渴而多饮,小便量多,形体消瘦者,属消渴病。小儿夏季见之,且无汗或少汗、发热者,为夏季热。渴不多饮,兼身热不扬,心中烦闷,苔黄腻者,属湿热证。渴不多饮,兼身热夜甚,心烦不寐,舌红绛者,属温病营分证。渴喜热饮而量不多,或水入即吐者,多因痰饮内停。口干,但欲漱水不欲咽,兼面色黧黑,或肌肤甲错者,属瘀血证。

九、问二便的临床意义

1. 大便

(1)便次异常

1)便秘:属胃肠积热,或阳虚寒凝,或气血阴津亏损,或腹内癥块阻结。

2)泄泻:属外感风寒湿热疫毒之邪,或饮

食所伤，食物中毒，痨虫或寄生虫积于肠道，或情志失调，肝气郁滞，或久病脾肾阳气亏虚。

（2）便质异常

1）完谷不化：大便中含有较多未消化食物的症状。病久体弱者见之，多为脾肾阳虚；新起者多为食滞胃肠。

2）溏结不调：时干时稀属肝郁脾虚，先干后稀属脾胃气虚。

3）脓血便：多见于痢疾或肠癌。

4）便血：若血色暗红或紫黑，或大便色黑如柏油状者，谓之远血，多见于胃脘等部位出血。若便血鲜红，血附在大便表面或于排便前后滴出者，谓之近血，多见于内痔、肛裂、息肉痔及锁肛痔（直肠癌）等肛门病变。

（3）排便感异常

1）肛门灼热：多因大肠湿热，或热结旁流，热迫直肠。

2）里急后重：常见于湿热痢疾。

3）排便不爽：泻下如黄糜而黏滞不爽者，多因湿热蕴结大肠；腹痛欲便而排出不爽，抑郁易怒者，多因肝郁脾虚；腹泻不爽，大便酸腐臭秽者，多因食积化腐，肠道气机不畅。

4）大便失禁：多见于脊柱外伤、久泻、休息痢、脱肛、肛门及肠道癌瘤、高年体衰及久病虚损等病。

5）肛门气坠：常于劳累或排便后加重，多因脾虚中气下陷，常见于久泻久痢或体弱患者。

2. 小便

（1）尿次异常

1）小便频数：新病尿频、尿急、尿痛，小便短赤者，多为湿热蕴结膀胱；<u>久病尿频</u>，色清量多，<u>夜间明显者</u>，多为<u>肾阳虚或肾气不固</u>。

2）癃闭：点滴而出为癃；点滴不出为闭。实证多属瘀血、结石或湿热、败精阻滞，以及阴部手术等。虚证多因久病或年老气虚、阳虚。

（2）尿量异常

1）尿量增多：小便清长、量多者，属虚寒证。多饮、多尿而形体消瘦者，属消渴病。

2）尿量减少：多由津伤、阴液亏损，小便化源不足；或心阳衰竭及脾、肺、肾功能失常，气化不利，水液内停；或湿热蕴结，或尿路损伤、阻塞等，水道不利所致。

（3）排尿感异常

1）<u>尿道涩痛</u>：可因<u>湿热内蕴</u>、热灼津伤、结石或瘀血阻塞、肝郁气滞、阴虚火旺等所致。

2）余溺不尽：小便之后仍有余溺点滴不净的症状。多因病久体弱、<u>肾阳亏虚</u>、<u>肾气不固</u>，或湿热邪气留着于尿路等所致。

3）<u>小便失禁</u>：多因肾气亏虚，下元不固；或脾虚气陷及膀胱虚寒，不能约摄尿液；亦可见于<u>尿路损伤，或湿热瘀血阻滞</u>。若神昏而小便失禁，多为邪闭心包，心神失去主宰作用所致。

4) <u>遗尿</u>：成人或3岁以上小儿于睡眠中经常不自主地排尿的症状。多因肾气亏虚、脾虚气陷或膀胱虚寒所致；亦可因肝经湿热，下迫膀胱引起。

十、问情志的临床意义

1. 七情与七情内伤的概念 喜、怒、忧、思、悲、恐、惊七种情志活动，正常情况下不会使人致病。只有外界刺激超出人体承受能力；或正气虚弱，脏腑精气虚衰，人体对情志刺激的适应和调节能力低下，引发或诱发疾病时，则七情成为病因而称之为"七情内伤"。

2. 七情内伤的致病特点

（1）直接伤及内脏：①七情损伤相应之脏：<u>怒伤肝，喜伤心，悲忧伤肺，思伤脾，惊恐伤肾</u>。②七情过激伤人发病，首先影响心神，产生异常的心理反应和精神状态。③数情交织，多伤心、肝、脾。情志所伤，以心、肝、脾三脏气血失调为多见。④易损伤潜病之脏腑。

（2）影响脏腑气机：<u>怒则气上，喜则气缓，悲（忧）则气消，恐则气下，惊则气乱，思则气结</u>。

（3）多发为情志病证：①因情志刺激而发病，如郁证、癫、狂等；②因情志刺激而诱发，如胸痹、真心痛、眩晕等身心疾病；③其他原因所致，但具有情志异常表现的病证，如消渴、恶性肿瘤、慢性肝胆疾病等。

（4）七情变化影响病情：一是有利于疾病康复；二是诱发或加重病情。

十一、问经带的临床意义

1. 月经

（1）经期异常

1）月经先期：连续2个月经周期出现月经提前7天以上的症状。多因脾肾气虚，冲任不固；或阳盛血热、肝郁化热、阴虚火旺，热扰冲任。

2）月经后期：连续2个月经周期出现月经延后7天以上的症状。多因营血亏损，肾精不足；或因阳气虚衰，无以化血；亦可因气滞血瘀、寒凝血瘀、痰湿阻滞，冲任不畅。

3）月经先后无定期：月经周期时而提前，时而延后达7天以上的症状，亦称经期错乱。多因肝气郁滞，气机逆乱；或脾肾虚损，冲任失调。

（2）经量异常

1）月经过多：多因血热内扰，迫血妄行；或因气虚，冲任不固，经血失约；或因瘀血阻滞冲任，血不归经。

2）月经过少：多因营血不足，或肾气亏虚，精血不足，血海不盈；或因寒凝、血瘀、痰湿阻滞，血行不畅。

3）崩漏：<u>来势迅猛，出血量多者，谓之崩（中）；势缓而量少，淋漓不断者，谓之漏（下），合称崩漏。</u>热伤冲任，迫血妄行；瘀血阻滞，血不循经；脾气亏虚，血失统摄；肾阳虚衰，冲任不固；肾阴不足，阴虚火旺，虚火迫血妄行所致。

4）闭经：女子年逾18周岁，月经尚未来潮；或已行经，未受孕、不在哺乳期，而停经3个月以上的症状。肝肾不足，气血亏虚，阴虚血燥，血海空虚；或痨虫侵及胞宫；或气滞血瘀、阳虚寒凝、痰湿阻滞胞脉，冲任不通所致。

(3) 经色、经质异常：经色淡红质稀，为血少不荣。经色深红质稠，乃血热内炽。经色紫暗，夹有血块，兼小腹冷痛，属寒凝血瘀。

(4) 痛经：若经前或经期小腹胀痛或刺痛拒按，多属气滞或血瘀。小腹灼痛拒按，平素带下黄稠臭秽，多属湿热蕴结。小腹冷痛，得温痛减者，多属寒凝或阳虚。月经后期或行经后小腹隐痛、空痛，多属气血两虚，或肾精不足，胞脉失养。

2. 带下

（1）白带：带下色白量多，质稀如涕。多属脾肾阳虚，寒湿下注。

（2）黄带：带下色黄，质黏臭秽。多属湿热下注或湿毒蕴结。

（3）赤白带：白带中混有血液，赤白杂见。多因肝经郁热，或湿毒蕴结。若绝经后仍见赤白带淋漓不断者，可能由癌瘤引起。

第四节 切 诊

常见脉象及其临床意义见表 3-37。

表 3-37 常见脉象及其临床意义

脉名	脉象	临床意义
浮	举之有余，按之不足	表证，亦见于虚阳浮越证
沉	轻取不应，重按始得。举之不足，按之有余	里证，有力为里实，无力为里虚；亦见于正常人
迟	一息不足四至（<60次/分）	寒证，迟而有力为实寒，迟而无力是虚寒；亦见于邪热结聚之实热证
数	一息五至以上，不足七至（90～120次/分）	热证；亦主里虚证
虚	三部举按无力，应指松软	虚证，多为气血两虚
细	脉细如线，应指明显	气血俱虚，湿证
实	三部脉充实有力，来去势盛	实证；亦见于平人

续表

脉名	脉象	临床意义
滑	往来流利，应指圆滑，如盘走珠	痰湿、食积、实热等病证；亦见于青壮年、孕妇
弦	端直以长，如按琴弦	肝胆病、疼痛、痰饮等，或为胃气衰败者；亦可见于老年健康者

第三单元　八纲辨证

第一节　表里辨证

一、临床表现

1. 表证　新起恶风寒，或恶寒发热，头身疼痛，喷嚏，鼻塞，流涕，咽喉痒痛，微有咳嗽、气喘，舌淡红，苔薄，脉浮。

表证见于外感病初期，具有起病急、病位浅、病程短的特点。表证是正气抗邪于外的表现，故不能简单地将表证理解为皮肤等浅表部位的病变，也不能机械地以为皮毛的病变就一定是表证。

2. 里证　凡非表证（及半表半里证）的特定证候，一般都属里证的范畴，即所谓"非表即里"。其证候特征是无新起恶寒发热并见，以脏腑症状为主要表现。

里证可见于外感疾病的中、后期，或为内伤疾病。不同的里证，可表现为不同的证候，故很难用几个症状全面概括，但其基本特征是：一般病情较重，病位较深，病程较长。

3. 半表半里证 寒热往来，胸胁苦满，心烦喜呕，默默不欲饮食，口苦，咽干，目眩，脉弦。舌苔变化不明显。

二、鉴别要点（表3-38）

表3-38 表证与里证的鉴别

鉴别要点	表证	里证
热型	发热恶寒并见	但热不寒或但寒不热
常见症状	头身疼痛、喷嚏、鼻塞流涕，内脏症状不明显	以内脏证候为主，如咳喘、心悸、腹痛、呕吐。鼻塞、头身疼痛少见
舌象	舌苔变化不明显	多有变化
脉象	多见浮脉	多见沉脉或其他多种脉象

第二节 寒热辨证

鉴别要点（表 3-39）

表 3-39 寒证与热证的鉴别

鉴别要点	寒证	热证
寒热喜恶	恶寒喜温	恶热喜凉
口渴	不渴	渴喜冷饮
面色	白	红
四肢	冷	热
大便	稀溏	秘结
小便	清长	短赤
舌象	舌淡苔白润	舌红苔黄
脉象	迟或紧	数

第三节 虚实辨证

鉴别要点（表 3-40）

表 3-40 虚证与实证的鉴别

鉴别要点	虚证	实证
病程	长（久病）	短（新病）
体质	多虚弱	多壮实
精神	萎靡	兴奋
声息	声低息微	声高气粗
疼痛	喜按	拒按

续表

鉴别要点	虚证	实证
胸腹胀满	按之不痛,胀满时减	按之疼痛,胀满不减
发热	五心烦热,午后微热	蒸蒸壮热
恶寒	畏寒,得衣近火则减	恶寒,添衣加被不减
舌象	质嫩,苔少或无苔	质老,苔厚腻
脉象	无力	有力

第四节 阴阳辨证

鉴别要点（表3-41）

表3-41 阴证与阳证的鉴别

鉴别要点	阴证	阳证
问	恶寒畏冷,喜温,食少乏味,不渴或喜热饮,小便清长或短小,大便溏泄气腥	身热,恶热,喜凉,恶食,心烦,口干渴引饮,小便短赤涩痛,大便干硬,或秘结不通,或有奇臭
望	面色苍白或暗淡,身重蜷卧,倦怠无力,精神萎靡,舌淡胖嫩,舌苔润滑	面色潮红或通红,狂躁不安,口唇爆裂,舌红绛,苔黄燥或黑而生芒刺
闻	语声低微,静而少言,呼吸怯弱,气短	语声壮厉,烦而多言,呼吸气粗,喘促痰鸣
切	腹痛喜按,肢凉,脉沉、细、迟、无力等	腹痛拒按,肌肤灼热,脉浮、洪、数、大、滑、有力等

第四单元　脏腑辨证

第一节　肝与胆病辨证

1. 肝血虚、肝阴虚（肝虚热证）的鉴别要点　两者均属肝的虚证，均有头晕等表现，但前者为血虚，无热象，常见眩晕、视物模糊、经少、肢麻手颤等症；后者为阴虚，虚热表现明显，常见眼干涩、潮热、颧红、手足蠕动等症。

2. 肝郁气滞证（肝气郁结证）　情志抑郁、胸胁或少腹胀痛。

3. 肝火炽盛、肝阳上亢证的鉴别要点　两证的共同表现：头晕胀痛，面红目赤，口苦口干，急躁易怒，耳鸣，失眠。但前者属火热过盛的实证，以目赤头痛、胁肋灼痛、口苦口渴、便秘尿黄等火热症状为主，阴虚证候不突出，病程较短，病势较急。后者属上实下虚，虚实夹杂，系肝肾阴虚阳亢所致，以眩晕、头目胀痛、头重脚轻等上亢症状为主，且见腰膝酸软、耳鸣等下虚症状，病程较长。

4. 肝风内动证　包括肝阳化风证、热极生风证、阴虚动风证以及血虚生风证。肝风内动四证的鉴别要点,见表3-42。

表3-42 肝风内动四证的鉴别

证候	性质	主症	兼症	舌象	脉象
肝阳化风证	上实下虚证	眩晕欲仆,头摇肢颤,言语謇涩或舌强不语	手足麻木,步履不正	舌红,苔白或腻	弦而有力
热极生风证	实热证	手足抽搐,颈项强直,两目上视,牙关紧闭,角弓反张	高热神昏,燥热如狂	舌质红绛	弦数
阴虚动风证	虚证	手足蠕动	午后潮热,五心烦热,口咽干燥,形体消瘦	舌红少津	弦细数
血虚生风证	虚证	手足震颤,肌肉瞤动,关节拘急不利,肢体麻木	眩晕耳鸣,面白无华	舌淡,苔白	细

5. 寒滞肝脉证(肝经实寒证) 少腹、前阴、颠顶等肝经经脉循行部位冷痛+实寒症状。

6. 肝胆湿热证 身目发黄、胁肋胀痛、阴痒、带下黄臭+湿热症状(苔黄腻、脉弦滑数)。

7. 胆郁痰扰证 胆怯、惊悸、烦躁、失眠、眩晕、呕恶、苔腻或滑。

第二节 心与小肠病辨证

1. 心气虚证与心阳虚证的鉴别要点 心气虚证与心阳虚证均可见心悸、胸闷、气短等症状,但心阳虚证有畏冷肢凉等表现,心气虚证无寒象,而疲乏等症表现明显。

2. 心血虚证与心阴虚证的鉴别要点 见表3-43。

表3-43 心血虚证与心阴虚证的鉴别

证候	相同	不同症状
心血虚证	心失所养 心悸失眠多梦	有血虚表现——面色淡白或萎黄,唇舌色淡,脉细无力(色白)
心阴虚证	心神不安 心悸失眠多梦	有阴虚表现——口燥咽干,形体消瘦,五心烦热,潮热盗汗,两颧潮红,舌红少苔乏津,脉细数(色赤)

3. 心脉痹阻证(心血瘀阻证) 根据诱因的不同,临床可分为瘀阻心脉、痰阻心脉、寒凝心脉、气滞心脉。四证鉴别见表3-44。

表 3-44 心脉痹阻证的鉴别

主症	证型	辩证求因
心悸怔忡，心胸憋闷作痛，痛引肩背内臂，时作时止	瘀阻心脉	心胸刺痛，舌暗或有青紫斑点，脉细涩或结代
	痰阻心脉	心胸闷痛，体胖痰多，身重困倦，苔白腻，脉沉滑或沉涩
	寒凝心脉	心胸剧痛，遇寒加重，得温痛减，形寒肢冷，舌淡苔白，脉沉迟或沉紧
	气滞心脉	心胸胀痛，胁胀善太息，舌淡红，脉弦

4. 痰蒙心神证与痰火扰神证的鉴别要点

痰蒙心神证与痰火扰神证均有神志异常的表现，均可或见神昏，但痰蒙心神证为痰浊，其症以抑郁、痴呆、错乱为主，有痰无火，无热证表现；痰火扰神证则为痰热，其症以神志狂躁、神昏谵语为主，痰与热共见。

5. 心火亢盛证 以发热、心烦、吐衄、舌赤生疮、尿赤涩灼痛为主症。

以口舌生疮、赤烂疼痛为主者，称为心火上炎证。

兼小便赤、涩、灼、痛者，称为心火下移证，又名心移热于小肠。

吐血、衄血表现突出者，称为心火迫血妄行证。

以狂躁谵语、神识不清为主症者，称为热扰心神证或热闭心神证。

6. 瘀阻脑络证 头痛、头晕+瘀血症状（舌紫）。

7. 小肠实热证 小便赤涩灼痛+心火亢盛症状（同心火下移小肠）。

第三节 脾与胃病辨证

1. 脾气虚证 食少、腹胀、便溏+气虚症状。

2. 脾阳虚证（脾虚寒证） 食少、腹胀腹痛、便溏+虚寒表现。

3. 脾虚气陷证（中气下陷证） 脘腹重坠、内脏下垂+气虚症状。

4. 脾不统血证（气不摄血证） 各种慢性出血+脾气虚症状。

5. 脾气虚、脾阳虚、脾虚气陷、脾不统血证的鉴别要点 四证均以脾气虚为病理基础，但因各证的病机不尽相同，故临床表现各有特点，见表3-45。

表 3-45 脾气虚证与脾阳虚证、中气下陷证、脾不统血证的鉴别

证候	病机	相同症状	不同症状	舌象	脉象
脾气虚证	脾气亏虚，运化失职	纳呆腹胀，食后尤甚，便溏肢倦，食少懒言，神疲乏力，面色萎黄	或浮肿，或消瘦	舌质淡或胖嫩有齿痕，苔白润	脉缓弱或沉细弱或虚大
脾阳虚证	脾阳虚衰，失于温运，阴寒内生		腹痛喜温喜按，肢冷尿少等	舌质淡胖或边有齿痕，苔白滑	脉沉迟无力
中气下陷证	脾气亏虚，升举无力而反下陷		脘腹坠胀，或便意频数，肛门重坠，甚则脱肛，或子宫下垂等脏器脱垂表现	舌质淡，苔薄	脉缓弱
脾不统血证	脾气虚弱，不能统摄血液		便血，尿血，鼻衄，或妇女月经过多，崩漏等各种出血证	舌淡苔白	脉细弱

6. 湿热蕴脾、寒湿困脾证的鉴别要点（表 3-46） 均因湿邪困脾，脾胃纳运失职所致。可见<u>脘腹痞闷、纳呆呕恶、便溏、肢体困重、面目发黄、苔腻、脉濡</u>等。区别在于兼热、兼寒之不同。

表 3-46　湿热蕴脾证与寒湿困脾证的鉴别

证候	相同症状	不同症状	舌象	脉象
湿热蕴脾证	脘腹痞闷，纳呆，恶心呕吐，便溏，肢体困重	身热起伏，汗出热不解，肌肤发黄，色泽鲜明，皮肤发痒，小便短赤	舌红苔黄腻	濡数
寒湿困脾证		口淡不渴，肢体浮肿，小便不利	舌淡苔白腻	濡缓

7. 胃气虚、胃阳虚、胃阴虚证的鉴别要点（表 3-47）

表 3-47　胃气虚证与胃阳虚证、胃阴虚证的鉴别

证候	病机	相同症状	不同症状	舌象	脉象
胃气虚证	胃气亏虚，胃失和降	胃痛痞胀	胃部按之觉舒，气短懒言，神疲乏力	舌质淡，苔薄白	脉弱
胃阳虚证	胃阳不足，胃失温煦		胃脘冷痛，喜温喜按，畏寒肢冷	舌淡胖嫩	脉沉迟无力
胃阴虚证	胃阴亏虚，胃失濡润		胃脘嘈杂，饥不择食，或痞胀不舒，隐隐灼痛，干呕，呃逆，口燥咽干	舌红少苔乏津	脉细数

8. 胃热炽盛、寒饮停胃证的鉴别要点（表 3-48）

表 3-48　胃热炽盛证与寒饮停胃证的鉴别

证候	病机	相同症状	不同症状	舌象	脉象
胃热炽盛证	火热壅滞于胃，胃失和降	胃痛痞胀	胃部灼痛，渴喜冷饮，口臭，牙龈肿痛溃烂	舌红苔黄	脉滑数
寒饮停胃证	寒饮停积于胃，胃失和降		胃脘痞胀，呕吐清水痰涎，口淡不渴	舌苔白滑	脉沉弦

9. 寒滞肠胃、食滞胃肠证的鉴别要点（表3-49）

表 3-49　寒滞肠胃证与食滞胃肠证的鉴别

证候	病机	相同症状	不同症状	舌象	脉象
寒滞肠胃证	寒邪侵犯肠胃，阻滞气机	胃脘疼痛痞胀	胃脘部冷痛，痛势剧烈，得温则减	舌苔白润	脉弦紧或沉紧
食滞胃肠证	饮食阻滞肠胃，气机受阻		脘腹痞胀疼痛，呕泻酸馊腐臭	舌苔厚腻	脉滑或沉实

第四节　肺与大肠病辨证

1. 肺气虚、肺阴虚证的鉴别要点（表3-50）

表 3-50　肺气虚证与肺阴虚证的鉴别

证候	相同症状	不同症状
肺气虚证	咳嗽	有气虚表现——咳嗽无力，气短而喘，伴有气虚症状

续表

证候	相同症状	不同症状
肺阴虚证	咳嗽	有阴虚表现——干咳少痰，伴有虚热内扰、潮热盗汗等阴虚症状

2. 风寒犯肺、寒痰阻肺、饮停胸胁证的鉴别要点（表3-51）

表3-51 风寒犯肺证与寒痰阻肺证、饮停胸胁证的鉴别

证候	相同症状	不同症状
风寒犯肺证	咳嗽，咳痰，痰色白	多为风寒侵袭，伴有风寒表证，舌苔薄白，脉浮紧
寒痰阻肺证		寒饮或痰浊停聚于肺，伴有寒象，舌质淡，苔白腻或白滑，脉弦或滑
饮停胸胁证		水饮停于胸胁，伴有胸廓饱满、胸胁胀闷或痛，舌苔白滑，脉沉弦

3. 风热犯肺、肺热炽盛、痰热壅肺、燥邪犯肺证的鉴别要点（表3-52）

表3-52 风热犯肺证与肺热炽盛证、痰热壅肺证、燥邪犯肺证的鉴别

证候	病机	辨证要点	临床表现
风热犯肺证	风热犯肺，肺卫失宣	咳嗽，痰黄稠及风热表证	咳嗽痰稠色黄，恶寒轻发热重，鼻塞流黄浊涕，身热恶风，口干咽痛，舌尖红苔薄黄，脉浮数

续表

证候	病机	辨证要点	临床表现
肺热炽盛证	火热炽盛，壅积于肺	咳喘气粗，鼻翼扇动与实热症状	发热，口渴，咳嗽，气粗而喘，甚至鼻翼扇动，鼻息灼热，咽喉红肿，小便短黄，舌红苔黄，脉洪数
痰热壅肺证	痰热交结，壅滞于肺	发热，咳喘，痰多黄稠	咳嗽，咳痰黄稠而量多，胸闷，气喘息粗，发热口渴，烦躁不安，舌红苔黄腻，脉滑数
燥邪犯肺证	燥邪犯肺，肺卫失宣	干咳，痰少质黏及燥邪犯表证	干咳痰少质黏，口舌咽喉干燥，恶寒发热，无汗或少汗，舌苔薄而干燥，舌苔薄白，脉浮偏数

4. 肠道湿热、肠热腑实、肠燥津亏证的鉴别要点（表3-53）

表3-53 肠道湿热证与肠热腑实证、肠燥津亏证的鉴别

证候	病机	辨证要点	临床表现
肠道湿热证	湿热内蕴，阻滞肠道	腹痛，暴泻如水，下痢脓血，大便黄稠秽臭	身热口渴，下痢脓血，里急后重，或暴泻如水，或腹泻不爽，粪质黄稠秽臭，肛门灼热，小便短黄，舌质红，苔黄腻，脉滑数

续表

证候	病机	辨证要点	临床表现
肠热腑实证	里热炽盛，腑气不通	发热，大便干结，腹满硬痛	高热，或日晡潮热，汗多，口渴，脐腹胀满硬痛、拒按，大便秘结，或热结旁流，大便恶臭，小便短黄，甚则神昏谵语、狂乱，舌质红，苔黄厚而燥，或焦黑起刺，脉沉数或迟有力
肠燥津亏证	津液亏损，肠失濡润	大便干结，排便困难与津亏症状	大便干结如羊屎，艰涩难下，数日一行，腹胀作痛，或可于左少腹触及包块，口干，或口臭，或头晕，舌红少津，苔黄燥，脉细涩

第五节 肾与膀胱病辨证

1. 肾气不固证 腰膝酸软，小便、精液、经带、胎气不固 + 气虚症状。

2. 肾阳虚与肾虚水泛证的鉴别要点（表3-54） 两者均以肾阳亏虚为病理基础，<u>都有畏寒肢冷、腰膝酸冷、面白神疲等虚寒之象</u>。但前者以温煦失职，生殖机能减退为主；后者以气化无权，水湿泛滥之水肿、尿少为主要表现。

表 3-54 肾阳虚证与肾虚水泛证的鉴别

证型	病机	辨证要点	临床表现	舌象	脉象
肾阳虚证	命门火衰,温煦失职,火不暖土,气化不行	腰膝酸冷,性欲减退,夜尿频多等与虚寒症状共见	头晕目眩,面色㿠白或黧黑,腰膝酸冷疼痛,畏寒肢冷,下肢尤甚,精神萎靡,性欲减退,男子阳痿早泄、滑精精冷,女子宫寒不孕;或久泻不止,完谷不化,五更泄泻;或小便频数清长,夜尿频多	舌淡苔白	沉细无力,尺部尤甚
肾虚水泛证	肾阳虚弱,气化无权,水液泛滥	水肿下肢为甚,尿少与畏凉肢冷共见	腰膝酸软,耳鸣,身体浮肿,腰以下为甚,按之没指,小便短少	舌质淡胖苔白滑	沉迟无力

3. 肾阴虚与肾精不足证的鉴别要点（表 3-55） 两者皆属肾的虚证,<u>均可见腰膝酸软、头晕耳鸣、齿松发脱等症</u>。但前者有<u>阴虚内热</u>的表现,性欲偏亢,梦遗,经少;后者主要为生长发育迟缓,早衰,生育机能低下,<u>无虚热表现。</u>

表 3-55 肾阴虚证与肾精不足证的鉴别

证候	相同症状	不同症状	舌苔	脉象
肾阴虚证	腰膝酸软	失眠多梦,阳强易举,遗精早泄,潮热盗汗,咽干颧红,溲黄便干	舌红少津	细数
肾精不足证		成人精少,经闭,发脱齿摇,健忘耳聋,动作迟缓,足痿无力,精神呆钝	舌淡红苔白	沉细

4. 膀胱湿热证 小便频急、灼涩疼痛+湿热症状（苔黄腻）。

第五单元 经络腧穴、刺灸法总论

第一节 经络腧穴总论

一、十二经脉在四肢部的分布规律

上下肢外侧面前、中、后分别是阳明、少阳、太阳。

上肢内侧面前、中、后分别是太阴、厥阴、少阴。

下肢内侧，内踝尖上八寸以下为厥阴在前，太阴在中，少阴在后。

下肢内侧，内踝尖上八寸以上为太阴在前，厥阴在中，少阴在后。

二、腧穴的主治特点

1. 近治作用 为一切腧穴主治作用所具有的共同的和最基本的特点，是"腧穴所在，主治所在"规律的体现。如眼区周围的睛明、承泣、攒竹、瞳子髎等均能治疗眼疾；胃脘部周围的中脘、建里、梁门等均能治疗胃痛；膝关节周围的鹤顶、膝眼等均能治疗膝关节疼痛；阿是穴可治疗所在部位的病痛等。

2. 远治作用 十四经穴，尤其是十二经脉中位于四肢肘膝关节以下的经穴，远治作用尤为突出。如合谷穴不仅能治疗手部的局部病证，还能治疗本经循行所过的颈部和头面部的病证，这是"经脉所过，主治所及"规律的反映。

3. 特殊作用 双向的良性调整作用，是指同一腧穴对机体不同的病理状态，可以起到两种相反而有效的治疗作用。如腹泻时针天枢穴可止泻，便秘时针天枢穴可以通便；内关可治疗心动过缓，又可治疗心动过速。

相对的特异治疗作用，是指某些腧穴的治疗作用具有相对特异性。如大椎穴退热，至阴穴矫正胎位，阑尾穴治疗阑尾炎等。

三、骨度分寸定位法

常用的骨度分寸见表3-56。

表 3-56 常用骨度分寸表

部位	起止部位	骨度（寸）	度量法
头面部	前发际正中至后发际正中	12	直寸
	眉间（印堂）至前发际正中	3	直寸
	第 7 颈椎棘突下（大椎）至后发际正中	3	直寸
	眉间（印堂）至后发际正中第 7 颈椎棘突下（大椎）	18	直寸
	前额两发角（头维）之间	9	横寸
	耳后两乳突（完骨）之间	9	横寸
胸腹胁部	胸骨上窝（天突）至胸剑联合中点（歧骨）	9	直寸
	胸剑联合中点（歧骨）至脐中	8	直寸
	脐中至耻骨联合上缘（曲骨）	5	直寸
	两乳头之间	8	横寸
	腋窝顶点至第 11 肋游离端（章门）	12	直寸
背腰部	肩胛骨内缘（近脊柱侧点）至后正中线	3	横寸
	尖峰缘至后正中线	8	横寸
上肢部	腋前、后纹头至肘横纹（平肘尖）	9	直寸
	肘横纹（平肘尖）至腕掌（背）侧横纹	12	直寸
下肢部	耻骨联合上缘至股骨内上髁上缘	18	直寸
	胫骨内侧髁下方至内踝尖	13	直寸
	股骨大转子至腘横纹	19	直寸
	腘横纹至外踝尖	16	直寸

第二节 刺法灸法总论

一、刺法的种类、适应范围及注意事项

（一）刺法的种类

刺法根据不同针具和操作技术的运用分为毫针刺法、三棱针法、火针法、皮肤针法、皮内针法、电针法、头针法、耳针法、穴位注射法、穴位埋线法等。其中<u>毫针刺法是最主要的针刺技术</u>。

（二）刺法的适应范围

毫针是古今针灸临床最常用的一种针具。毫针刺法是各种针法的基础，适用于临床大多数病症。

<u>三棱针法具有通经活络、开窍泄热、调和气血、消肿止痛等作用</u>。临床上多用于实证、热证、瘀血、疼痛等。

<u>皮肤针法对疼痛、麻木、皮肤病、目疾、胃肠病有较好疗效，对畏针者及小儿更为适合</u>。

火针法具有温经散寒、活血化瘀、软坚散结、祛腐生肌、止痛缓急、清热解毒等作用。<u>主要用于治疗疼痛类疾病以及皮外科疾病</u>。

<u>皮内针法适用于经常发作的疼痛性疾病</u>以及慢性顽固性疾病。

(三)毫针刺法的注意事项

1. 患者在过于饥饿、疲劳、精神过度紧张时,不宜立即进行针刺。对身体瘦弱、气虚血亏的患者,进行针刺时手法不宜过强,并选卧位。

2. 妇女怀孕3个月以内者,不宜针刺小腹部的腧穴。若怀孕3个月以上者,腹部、腰骶部腧穴也不宜针刺。三阴交、合谷、昆仑、至阴等通经活血的腧穴,在怀孕期间应禁刺。如妇女行经时,除调经外,亦慎用针刺。

3. 小儿囟门未合时,头顶部的腧穴不宜针刺。

4. 常有自发性出血或损伤后出血不止的患者,不宜针刺。

5. 皮肤有感染、溃疡、瘢痕或肿瘤的部位,不宜针刺。

6. 对胸、胁、腰、背脏腑所居之处的腧穴,不宜直刺、深刺。肝肿大、脾肿大、心脏扩大、肺气肿患者更应注意。

7. 针刺眼区和项部的风府、哑门等穴以及脊椎部的腧穴,不宜大幅度的提插、捻转和长时间的留针,以免伤及重要组织器官。

8. 对于尿潴留等患者,在针刺小腹部的腧穴时,也应掌握适当的针刺方向、角度、深度等,以免误伤膀胱等器官出现意外事故。

二、灸法种类、艾灸法的作用及注意事项

（一）常用灸法的种类

灸法的种类很多，<u>常用灸法</u>，见图 3-1。

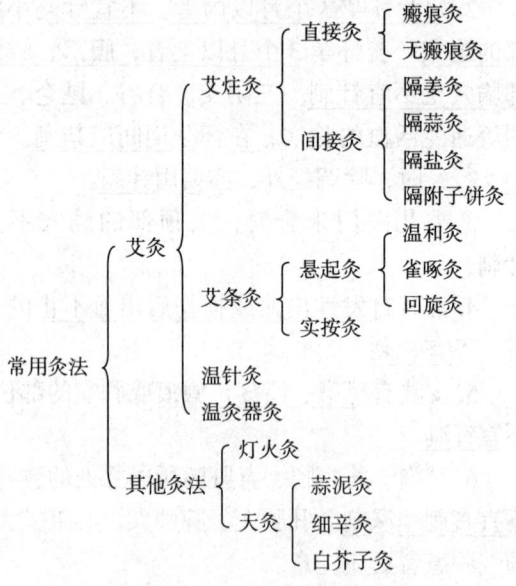

图 3-1 常用灸法种类

（二）艾灸法的作用

<u>温经散寒、扶阳固脱、消瘀散结、引热外行、防病保健</u>。

（三）艾灸法的注意事项

1. 施灸的先后顺序 施灸应<u>先灸阳经，</u>后

灸阴经；先灸上部，再灸下部；先灸少而后灸多。但临床上需结合病情，灵活应用，不能拘执不变。

2. 施灸的禁忌

（1）面部穴位、乳头、大血管等处均不宜使用直接灸。关节活动部位不适宜用化脓灸，以免化脓溃破，不易愈合，甚至影响功能活动。

（2）一般空腹、过饱、极度疲劳和对灸法恐惧者，应慎施灸。对于体弱患者，灸治时艾炷不宜过大，刺激量不可过强，以防晕灸。

（3）孕妇的腹部和腰骶部不宜施灸。

（4）施灸过程要防止燃烧的艾绒脱落烧伤皮肤和衣物。施灸应注意在通风环境中进行。

3. 灸后的处理 局部若出现小疱，只要不擦破，可任其自然吸收；如水疱较大，可用消毒毫针刺破水疱，放出水液，再涂以烫伤油或消炎药膏等。瘢痕灸者，在灸疮化脓期间，疮面局部注意防止感染；若灸疮脓液呈黄绿色或有渗血现象，可以用消炎药膏和玉红膏涂敷。

第六单元 常见病、多发病

第一节 感冒

一、辨证论治（表3-57）

表3-57 感冒的辨证论治

常见证型	主要症状	治法	常用中成药
风寒感冒	恶寒发热，无汗，头痛身痛，鼻塞流清涕。舌淡，苔薄白，脉浮紧	辛温解表，宣肺散寒	感冒清热颗粒正柴胡饮颗粒
风热感冒	发热，恶风，头胀痛，鼻塞流浊涕，眼红肿痛，咳嗽。舌边尖红，苔白或微黄，脉浮数	辛凉解表，宣肺清热	银翘解毒丸双黄连合剂
暑湿感冒	发汗，汗出不解，鼻塞流浊涕，头昏胀痛，身重倦怠，心烦口渴，胸闷欲呕。苔黄腻，脉濡数	清暑祛湿解表	藿香正气水/丸/胶囊保济丸

二、适宜治疗技术

拔罐法 取大椎、大杼、肺俞。行留罐操作或用闪罐法。

第二节 咳 嗽

一、辨证论治（表 3-58）

表 3-58 咳嗽的辨证论治

常见证型	主要症状	治法	常用中成药
风寒咳嗽	咳嗽痰稀薄色白，咽痒，常伴鼻塞，恶寒，发热。苔薄白，脉浮紧	疏风散寒，宣肺止咳	通宣理肺丸 桂龙咳喘宁胶囊
风热咳嗽	咳嗽痰黏稠色白或黄，常伴咽痛，涕黄，发热。苔薄白或薄黄，脉浮数	疏风清热，肃肺化痰	急支糖浆 连花清瘟胶囊
痰湿咳嗽	反复咳嗽，痰多色白，胸脘作闷，食少便溏。苔白腻，脉滑	燥湿化痰，理气止咳	橘红痰咳液 半夏糖浆
痰热咳嗽	咳嗽气粗，痰黄黏稠，胸闷口干，大便秘结。苔黄腻，脉滑数	清热肃肺，豁痰止咳	橘红丸 金荞麦片
阴虚咳嗽	干咳，咳声短促，痰少黏白，或痰中带血丝，或声音逐渐嘶哑，口干咽燥，或午后潮热，颧红，盗汗，日渐消瘦，神疲。舌质红少苔，脉细数	滋阴润肺，化痰止咳	养阴清肺丸 强力枇杷露

二、适宜治疗技术

推拿法 按揉肺俞、风门、大椎、合谷各

2分钟，以酸胀为度。

第三节 胸 痹

一、概述

胸痹是指以胸部闷痛，甚则胸痛彻背，喘息不得卧为主症的一种疾病。轻者仅感胸闷如窒，呼吸欠畅；重者有胸痛，严重者心痛彻背，背痛彻心。

二、辨证论治（表3-59）

表3-59 胸痹的辨证论治

常见证型	主要症状	治法	常用中成药
气滞胸痹	心胸满闷，隐痛阵发，痛无定处，时欲太息，或兼有脘腹胀闷。苔薄或薄腻，脉细弦	疏肝理气，活血通络	柴胡疏肝丸复方丹参滴丸
血瘀胸痹	胸痛部位固定不移，入夜尤甚，伴胸闷心悸、面色晦暗。舌紫暗，或有瘀斑，舌下络脉青紫，脉沉涩结代	活血化瘀，通脉止痛	通心络胶囊血府逐瘀丸/胶囊/口服液
痰浊胸痹	心胸窒闷，气短喘促，形体肥胖，肢体沉重，脘痞，痰多口黏。苔浊腻，脉滑	通阳泄浊，豁痰宣痹	丹蒌片苏合香丸

三、适宜治疗技术

推拿法 按压膻中、内关、足三里等穴,以较强的膨胀感为度。

四、急性发作时处理

舌下含服 麝香保心丸,每次 1～2 粒。或速效救心丸,每次 10～15 粒。

第四节 不 寐

一、辨证论治(表 3-60)

表 3-60 不寐的辨证论治

常见证型	主要症状	治法	常用中成药
肝火扰心	不寐多梦,甚则彻夜不眠,急躁易怒,伴头晕头胀,目赤耳鸣,便秘溲赤。舌红苔黄,脉弦数	疏肝泻火,镇心安神	龙胆泻肝丸
心脾两虚	多梦易醒,心悸健忘,头晕目眩,神疲食少,面色少华。舌淡红,苔薄白,脉细	补益心脾,养血安神	归脾丸 柏子养心丸
心肾不交	心烦不寐,头晕目眩,耳鸣,腰酸梦遗,五心烦热。舌红,少苔,脉细数	滋阴降火,交通心肾	天王补心丹 乌灵胶囊

续表

常见证型	主要症状	治法	常用中成药
心胆气虚	虚烦不寐，触事易惊，胆怯心悸，伴气短自汗，倦怠乏力。舌淡，脉弦细	益气镇惊，安神定志	复方枣仁胶囊

二、适宜治疗技术

推拿法 按揉印堂、安眠、照海、申脉、四神聪各 2～3 分钟。

第五节 中 风

一、概述

中风是以猝然昏仆，不省人事，半身不遂，口眼㖞斜，语言不利为主症的病证。病轻者可无昏仆而仅见半身不遂及口眼㖞斜等症状。病因主要有正气虚弱、内伤积损、情志过极、饮食不节、劳欲过度等，强调"内风"致病。

二、辨证论治（表3-61）

表3-61 中风的辨证论治

常见证型	主要症状	治法	常用中成药
气虚血瘀	肢体偏枯不用，肢软无力，面色萎黄，舌质淡紫或有瘀斑。苔薄白，脉细涩或细弱	益气养血，化瘀通络	华佗再造丸 脑安胶囊
阴虚瘀阻	半身不遂，患肢僵硬，拘挛变形，舌强不语，或偏瘫，肢体肌肉萎缩。舌红脉细，或舌淡红，脉沉细	滋养肝肾，化瘀通络	通塞脉片 杞菊地黄丸合血府逐瘀胶囊

三、适宜治疗技术

拔罐法 治疗中风恢复期，取肩髃、曲池、合谷、环跳、伏兔、阳陵泉、足三里。口眼㖞斜配地仓、颊车。病程日久者，上肢配肩髎、肩外俞；下肢配腰阳关、白环俞；肘部拘挛配曲泽；膝部拘挛配曲泉；语言謇涩配廉泉。

第六节 头 痛

一、辨证论治（表3-62）

表3-62 头痛的辨证论治

常见证型	主要症状	治法	常用中成药
风寒头痛	头痛连及项背，常有拘急收紧感，或伴恶风畏寒，遇风尤甚。舌淡红，苔薄，脉浮紧	疏风散寒止痛	川芎茶调丸
肝阳头痛	头昏胀痛，两侧为重，心烦易怒，夜寐不宁，口苦面红，或兼胁痛。舌红苔黄，脉弦数	平肝潜阳息风	天麻钩藤颗粒

二、适宜治疗技术

1. 推拿法 按揉百会、合谷、太阳、太冲、风池各2~3分钟。

2. 耳针法 取额、枕、神门、皮质下、枕小神经。

第七节 眩 晕

一、辨证论治（表3-63）

表3-63 眩晕的辨证论治

常见证型	主要症状	治法	常用中成药
肝阳上亢	眩晕欲仆，耳鸣，头痛且胀，每因烦劳或恼怒头晕加剧，面红，急躁易怒。舌红苔薄，脉弦	平肝潜阳，清火息风	天麻钩藤颗粒 养血清脑颗粒
气血亏虚	眩晕绵绵，动则加剧，劳累则发，面色少华，神疲懒言。舌淡，边有齿印，脉细	补益气血，调养心脾	归脾丸

二、适宜治疗技术

穴位贴敷法 取涌泉法：将吴茱萸20g、肉桂2g共研细末，米醋调匀，捏成饼状，于睡前贴敷于双侧涌泉，次晨取下，连续贴敷3～5天。或取吴茱萸适量，研为细末，用米醋或凡士林适量调为膏糊状外敷双侧涌泉，每日更换1次，连续治疗10～15天。适用于眩晕耳鸣、烦躁多梦、颜面潮红者。

第八节 胁 痛

一、概述

胁痛是指以一侧或两侧胁肋部疼痛为主要表现的病证，是临床上比较多见的一种自觉症状。胁，指侧胸部，为腋以下至第十二肋骨部的总称。

二、辨证论治（表3-64）

表3-64 胁痛的辨证论治

常见证型	主要症状	治法	常用中成药
肝郁气滞	胁肋胀痛，走窜不定，疼痛每因情志变化而增减。苔薄白，脉弦	疏肝理气	逍遥丸
瘀血阻络	胁肋刺痛，痛有定处，痛处拒按，入夜尤甚，胁肋下或见有癥块。舌紫暗，脉沉涩	祛瘀通络	血府逐瘀胶囊
肝络失养	胁肋隐痛，绵绵不休，遇劳加重，口干咽燥，心中烦热，头晕目眩。舌红少苔，脉细弦数	养阴柔肝	六味地黄丸

三、适宜治疗技术

推拿法

（1）治疗慢性胆囊炎引起的胁痛，在耳穴胆区找压痛点，按揉3分钟。按揉肝俞、胆俞各2分钟，摩揉右上腹2分钟，点按三阴交、胆囊穴各2分钟。

（2）治疗胆石症引起的胁痛，在脚全息穴肝、胆区找压痛点，按揉3～5分钟。按揉胆俞、中脘、阳陵泉各2分钟。在耳穴胰、胆区找压痛点，用王不留行籽贴压。

第九节 胃 痛

一、概述

胃痛，又称胃脘痛，是以上腹胃脘部近心窝处疼痛为主症的病证。

胃痛与胁痛最主要的鉴别点是疼痛的部位。

二、辨证论治（表 3-65）

表 3-65 胃痛的辨证论治

常见证型	主要症状	治法	常用中成药
寒邪客胃	胃痛暴作，恶寒喜暖，得温痛减，遇寒加剧，口淡不渴。苔薄白，脉弦紧	温胃散寒，行气止痛	良附丸附子理中丸
肝气犯胃	胃脘胀痛，攻撑作痛，脘痛连胁，胸闷嗳气，喜叹息、大便不畅，得嗳气、矢气则舒，遇烦恼则痛作或痛甚。苔薄白，脉弦	疏肝解郁，理气止痛	胃苏颗粒气滞胃痛颗粒
食滞胃脘	胃脘疼痛，胀满拒按，嗳腐吞酸，或呕吐不消化食物，其味腐臭，吐后痛减，不思饮食，大便不爽。苔厚腻，脉滑	消食导滞，和胃止痛	保和丸

三、适宜治疗技术

1. 推拿法 ①按内关、外关；②点按足三里；③对于急性胃痛可在背部的脾俞、胃俞周围寻找压痛点。

2. 灸法 取中脘、足三里、内关，急性胃痛加梁丘。用艾条温和灸，每穴 15 分钟。

第十节 呕 吐

一、辨证论治（表3-66）

表3-66 呕吐的辨证论治

常见证型	主要症状	治法	常用中成药
外邪犯胃	突然呕吐，起病较急，常伴有发热恶寒，头身疼痛，胸脘满闷，不思饮食。舌苔白，脉濡缓	疏邪解表，化浊和中	藿香正气丸/软胶囊/水
肝气犯胃	呕吐吞酸，嗳气频作，胸胁胀满，烦闷不舒，每因情志不遂而呕吐吞酸加重。舌边红，苔薄腻，脉弦	疏肝理气，和胃降逆	加味左金丸
食滞胃脘	呕吐酸腐，脘腹胀满，嗳气厌食，得食愈甚，吐后反快，大便或溏或结，气味臭秽。苔厚腻，脉滑实	消食化滞，和胃降逆	保和丸

二、适宜治疗技术

毫针刺法 取中脘、胃俞、内关、足三里。寒吐配上脘、公孙；热吐配商阳、内庭，并可用金津、玉液点刺出血；食滞配梁门、天枢；肝气犯胃配肝俞、太冲。足三里用平补平泻法，内关、中脘用泻法，配穴按虚补实泻法操作。呕吐发作时，可在内关行强刺激并持续运针 1～3 分钟。

第十一节 泄 泻

一、辨证论治（表 3-67）

表 3-67 泄泻的辨证论治

常见证型	主要症状	治法	常用中成药
食滞肠胃	腹痛肠鸣，泻下粪便臭如败卵，并夹有完谷，泻后痛减，脘腹胀满，嗳腐酸臭，不思饮食。舌苔垢浊或厚腻，脉滑	消食导滞，和中止泻	保和丸
寒湿内盛	泄泻清稀，甚如水样，脘闷食少，腹痛肠鸣，苔白腻，脉濡缓。若兼外感风寒，则泄泻暴起，恶寒发热，头痛，肢体酸痛。苔白薄，脉浮	芳香化湿，解表散寒	藿香正气水/胶囊
湿热伤中	泄泻腹痛，泻下急迫，或泻而不爽，粪色黄褐，气味臭秽，肛门灼热，烦热口渴，小便短黄。舌质红，苔黄腻，脉滑数或濡数	清热燥湿，分利止泻	香连丸 复方黄连素片
脾肾阳虚	黎明前脐腹作痛，肠鸣即泻，完谷不化，腹部喜暖，泻后则安，形寒肢冷，腰膝酸软。舌淡苔白，脉沉细	温肾健脾，固涩止泻	四神丸

二、适宜治疗技术

留罐法 取穴天枢、足三里、脾俞、关元、大肠俞。

第十二节 便 秘

一、辨证论治（表3-68）

表3-68 便秘的辨证论治

常见证型	主要症状	治法	常用中成药
热秘	大便干结，小便短赤，身热面赤，口干口臭，胀而腹痛。舌红苔黄燥，脉滑数	泄热导滞，润肠通便	麻仁润肠丸
气虚秘	大便并不干硬，虽有便意，但排便困难，用力努挣则汗出短气，便后乏力，面白神疲，肢倦懒言。舌淡苔白，脉弱	益气润肠	补中益气丸

二、适宜治疗技术

毫针刺法 取大肠俞、天枢、归来、支沟、上巨虚。热秘配合谷、内庭；气虚秘配脾俞、气海。主穴用毫针泻法，配穴按虚补实泻法操作。

第十三节 内伤发热

一、辨证论治（表3-69）

表3-69 内伤发热的辨证论治

常见证型	主要症状	治法	常用中成药
血虚发热	发热，热势多为低热，头晕眼花，身倦乏力，心悸不宁，面白少华，唇甲色淡。舌质淡，脉细弱	益气养血	归脾丸
阴虚发热	午后潮热，或夜间发热，不欲近衣，手足心热，烦躁，少寐多梦，盗汗，口干咽燥。舌质红或有裂纹，苔少甚至无苔，脉细数	滋阴清热	知柏地黄丸
气虚发热	发热，热势或高或低，常在劳累后发作或加剧，倦怠乏力，气短懒言，自汗，易于感冒，食少便溏。舌质淡，苔薄白，脉细弱	益气健脾，甘温除热	补中益气丸
阳虚发热	发热而欲近衣，形寒怯冷，四肢不温，少言懒气，头晕嗜卧，腰膝酸软，纳少便溏，面色㿠白。舌质淡胖或有齿痕，苔白润，脉沉细无力	温补阳气，引火归原	金匮肾气丸
气郁发热	发热多为低热或潮热，热势常随情绪波动起伏，精神抑郁，胁肋胀满，烦躁易怒，口干而苦，纳食减少。舌红，苔黄，脉弦数	疏肝理气，解郁泄热	丹栀逍遥丸

续表

常见证型	主要症状	治法	常用中成药
血瘀发热	午后或夜晚发热，或自觉身体某些部位发热，口燥咽干，但不多饮，肢体或躯干有固定痛处或肿块，面色萎黄或晦暗。舌质青紫或有瘀点、瘀斑，脉弦或涩	活血化瘀	血府逐瘀胶囊/口服液

二、适宜治疗技术

针灸治疗

（1）取大椎、内关、间使，或加灸气海、关元、百会、神阙、足三里，行毫针补法操作。用于治疗气虚发热。

（2）取期门、行间、三阴交，行毫针泻法操作。用于治疗气郁发热。

第十四节 腰 痛

一、辨证论治（表 3-70）

表 3-70 腰痛的辨证论治

常见证型	主要症状		治法	常用中成药
寒湿腰痛	腰部冷痛重着，转侧不利，逐渐加重，静卧病痛不减，寒冷或阴雨天则加重。舌体淡，苔白腻，脉沉而迟缓		散寒行湿，温经通络	小活络丸
湿热腰痛	腰部疼痛，重着而热，暑湿阴雨天气加重，活动后可减轻，身体困重，小便短赤。苔黄腻，脉濡数或弦		清热利湿，舒筋止痛	四妙丸
瘀血腰痛	腰痛如刺，痛有定处，痛处拒按，日轻夜重，轻者俯仰不便，重则不能转侧。舌质暗紫，或有瘀斑，脉涩		活血化瘀，通络止痛	舒筋活血片
肾虚腰痛	腰痛以酸软为主，喜按喜揉，腰膝无力，遇劳更甚，卧则减轻，常反复发作	偏阳虚者伴有面色㿠白，手足不温，少气乏力。舌淡，脉沉细	补肾壮阳，温煦经脉	右归丸
		偏阴虚者伴心烦失眠，口燥咽干，面色潮红，手足心热。舌红少苔，脉细数	滋补肾阴，濡养经脉	左归丸

二、适宜治疗技术

1. 针灸治疗 取阿是穴、大肠俞、委中。寒湿腰痛配腰阳关；瘀血腰痛配膈俞；肾虚腰痛配肾俞；腰脊中线痛配腰夹脊、后溪；腰脊两侧痛配志室、昆仑；腰骶部痛配次髎、腰俞；腰眼部痛配腰眼。主穴均采用泻法。寒湿证加艾灸；瘀血证加刺络拔罐；肾虚证配穴用毫针补法；肾阳虚证加灸法。

2. 推拿法

（1）患者俯卧，分别用滚法、掌根推法、掌擦法在患侧沿太阳经做3～5遍，以背腰部肌肉放松、皮肤微红为度。

（2）按揉肾俞、腰阳关、八髎、环跳、委中、承山各2～3分钟，以酸胀为度。

（3）患者侧卧位，用推、拉、压、扳行腰椎复位，先复患侧，后复健侧。

第十五节 痹 证

一、概述

痹证是由于风、寒、湿、热等邪气闭阻经络，影响气血运行，导致肢体筋骨、关节、肌肉等处发生疼痛、重着、酸楚、麻木，或关节屈伸不利、僵硬、肿大、变形等症状的一种疾病。轻者病在四肢关节肌肉，重者可内舍于脏。<u>治疗原则为祛邪通络，缓急止痛。</u>

二、辨证论治（表 3-71）

表 3-71 痹证的辨证论治

常见证型	主要症状	治法	常用中成药
行痹	肢体关节、肌肉疼痛酸楚，屈伸不利，可涉及肢体多个关节，<u>疼痛呈游走性，初起可见恶风、发热等表证。</u>苔薄白，脉浮或浮缓	祛风通络，散寒除湿	九味羌活丸祖师麻片
痛痹	肢体关节疼痛，痛势较剧，部位固定，<u>遇寒则痛甚</u>，得热则痛缓，关节屈伸不利，局部皮肤或有寒冷感。舌质淡，苔薄白，脉弦紧	散寒通络，祛风除湿	小活络丸
着痹	<u>肢体关节、肌肉酸楚、重着、疼痛</u>，肿胀散漫，关节活动不利，肌肤麻木不仁。舌质淡，苔白腻，脉濡缓	除湿通络，祛风散寒	木瓜丸正清风痛宁片

三、适宜治疗技术

外敷法　食盐 500g，小茴香 120g，研末，共炒热，用布包熨痛处。

第十六节 疖

一、概述

疖是指发生在肌肤浅表部位、范围较小的急性化脓性疾病。其特点是肿势局限,范围多小于3cm,突起根浅,色红、灼热、疼痛,易脓、易溃、易敛。发于暑天的又称"暑疖"或"热疖"。初起分有头疖和无头疖两种,有头疖又称石疖,相当于西医学的毛囊炎;无头疖又称软疖,相当于西医学的汗腺炎。患疖后若处理不当,疮口过小引起脓毒潴留,或搔抓染毒,致脓毒旁窜,在头顶皮肉较薄处易蔓延、窜空而成蝼蛄疖,相当于西医学的头皮穿凿性脓肿。疖病则指多个疖在一定部位或身体各处反复发作,此愈彼起,缠绵不愈。疖病好发于项后发际、背部、臀部。患消渴病、习惯性便秘或营养不良者易患。

二、辨证论治（表3-72）

表3-72 疖的辨证论治

常见证型	主要症状	治法	常用中成药
热毒蕴结	常见于气实火盛患者。好发于项后发际、背部、臀部。轻者疖肿只有一两个，多则可散发全身，或簇集一处，或此愈彼起。伴发热、口渴、溲赤、便秘。苔黄，脉数	清热解毒	连翘败毒丸
暑热浸淫	发于夏秋季节，以小儿、产妇多见。局部皮肤红肿结块，灼热疼痛，根脚很浅，范围局限。可伴发热、口干、便秘、溲赤等。舌苔薄腻，脉滑数	清暑祛湿解毒	六神丸
阴虚内热	疖肿常此愈彼起，不断发生，或散发全身各处，或固定一处，疖肿较大，易转变成有头疽。常伴口干唇燥。舌质红苔薄，脉细数	养阴清热解毒	防风通圣丸
脾胃虚弱	疖肿泛发全身各处，成脓、收口时间较长，浓水稀薄。常伴有面色萎黄、神疲乏力、纳少便溏。舌质淡或边有齿痕，苔薄，脉濡	健脾和胃，清热化湿	参苓白术丸

三、外治法

1. 初起小者用千捶膏盖贴或三黄洗剂外搽；大者用金黄散或玉露散，以金银花露或菊花露调成糊状敷于患处，或紫金锭水调外敷；也可用鲜野菊花叶、蒲公英、芙蓉叶、龙葵、败酱草、丝瓜叶取其一种，洗净捣烂敷于患处，每天 1～2 次，或煎后每日外洗 2 次。

2. 脓成宜切开排脓，掺九一丹、太乙膏盖贴；深者可用药线引流。脓尽用生肌散掺白玉膏收口。

3. 蝼蛄疖宜做"十"字形剪开，如遇出血，可用棉垫加多头带缚扎以压迫止血。若有死骨，待松动时用镊子钳出。可配合垫棉法，使皮肉粘连而愈合。

第十七节 痔

一、概述

痔是直肠末端黏膜下和肛管皮下的静脉丛发生扩大曲张所形成的柔软静脉团或肛管下端皮下血栓形成或增生的结缔组织，俗称痔疮。本病好发于 20 岁以上的成年人，儿童很少发生。

根据发病部位的不同，分为内痔、外痔和混合痔。内痔是指肛门齿状线以上，直肠末端黏膜下的痔内静脉丛扩大曲张和充血所形成的柔软静脉团，是肛门直肠病中最常见的疾病，好发于截石位的 3、7、11 点处，又称为母痔区，其余部位发生的内痔,均称为子痔。其特点是便血,痔核脱出,肛门不适感。

外痔发生于齿状线以下,是由痔外静脉丛扩大曲张或痔外静脉丛破裂或反复发炎纤维增生而成的疾病。其表面被皮肤覆盖,不易出血。其特点是自觉肛门坠胀、疼痛,有异物感。由于临床症状和病理特点及其过程的不同,可分为静脉曲张性外痔、血栓性外痔和结缔组织外痔等。

混合痔是指同一方位的内、外痔静脉丛曲张,相互沟通吻合,使内痔部分和外痔部分形成一整体者。多发于截石位3、7、11点处,以11点处最为多见。兼有内痔、外痔的双重症状。

二、辨证论治(表3-73)

表3-73 痔的辨证论治

常见证型	主要症状	治法	常用中成药
风热肠燥	大便带血,滴血或喷射状出血,血色鲜红,大便秘结或有肛门瘙痒。舌质红,苔黄腻,脉弦数	清热凉血祛风	地榆槐角丸
湿热下注	便血色鲜,量较多,肛门肿物外脱,可自行回纳,肛门灼热,重坠不适。苔黄腻,脉弦数	清热利湿止血	痔康片

续表

常见证型	主要症状	治法	常用中成药
气滞血瘀	肛内肿物脱出，甚或嵌顿，肛管紧缩，坠胀疼痛，甚则内有血栓形成，肛缘水肿，触痛明显。舌质红，苔白，脉弦细涩	清热利湿，行气活血	痔速宁片
脾虚气陷	肛门松弛，内痔脱出不能自行回纳，需用手还纳，便血色鲜或淡，伴头晕、气短、面色少华、神疲自汗、纳少、便溏等。舌淡，苔薄白，脉细弱	补中益气，升阳举陷	补中益气丸

三、外治法

1. 熏洗法 具有活血止痛、收敛消肿等作用。常用五倍子汤、苦参汤。

2. 外敷法 具有消肿止痛、收敛止血、祛腐生肌等作用。应根据不同症状选用油膏、散剂，如麝香痔疮膏、肛泰膏、九华膏、五倍子散等。

3. 塞药法 具有消肿、止痛、止血等作用，如化痔栓、麝香痔疮栓等。

4. 注射法 适用于各期内痔及混合痔的内痔部分。

禁忌证包括外痔、内痔伴肛门周围急慢性炎症或腹泻；内痔伴有严重肺结核或高血压、肝肾疾病或血液病患者；因腹腔肿瘤引起的内痔和临产期孕妇。

5. 手术疗法 对于保守治疗无效的痔可考虑手术治疗。内痔可采用结扎疗法，包括贯穿结扎和胶圈套扎法；结缔组织外痔采用外痔切除术；静脉曲张性外痔采用静脉丛剥离术；血栓性外痔采用血栓外痔剥离术；混合痔采用外痔剥离内痔结扎术。

手术疗法禁忌证包括肛门周围有急性脓肿或湿疮者；内痔伴有痢疾或腹泻患者；因腹腔肿瘤引起的内痔；内痔伴有严重肺结核、高血压、肝脏、肾脏疾患或血液病患者；临产期孕妇等。

第十八节 湿 疮

一、概述

湿疮是一种过敏性炎症性皮肤病，相当于西医学的湿疹。其特点是：皮损对称分布，多形损害，剧烈瘙痒，有渗出倾向，反复发作，易成慢性等。

根据病程可分为急性、亚急性、慢性三类。急性湿疮以丘疱疹为主，炎症明显，易渗出；慢性湿疮以苔藓样变为主，易反复发作。

本病男女老幼皆可发病，但以先天禀赋不耐者为多，无明显季节性，但冬季常复发。根据皮损形态不同，名称各异，如浸淫全身，滋水较多者，称为浸淫疮；以丘疹为主者，称为血风疮或粟疮。

根据发病部位的不同，其名称也不同，如发于耳部者，称为旋耳疮；发于阴囊部者，称为肾囊风；发于脐部者，称为脐疮；发于肘、膝弯曲部者，称为四弯风；发于乳头者，称为乳头风。

二、辨证论治（表3-74）

表3-74 湿疮的辨证论治

常见证型	主要症状	治法	常用中成药
湿热蕴肤	发病快，病程短，皮损有潮红、丘疱疹，灼热瘙痒无休，抓破渗液流脂水，伴心烦口渴，身热不扬，大便干，小便短赤。舌红，苔薄白或黄，脉滑或数	清热利湿止痒	二妙丸龙胆泻肝丸
血虚风燥	病程久，反复发作，皮损色暗或色素沉着，或皮损粗糙肥厚，剧痒难忍，遇热或肥皂水后瘙痒加重，伴有口干不欲饮，纳差，腹胀。舌淡，苔白，脉弦细	养血润肤祛风止痒	皮肤病血毒丸

三、外治法

1. 急性湿疮 初起仅有潮红、丘疹，或少数水疱而无渗液时，外治宜清热安抚，避免刺激，可选用清热止痒的中药苦参、黄柏、地肤子、荆芥等煎汤湿敷，或三黄洗剂、炉甘石洗剂外搽。若水疱糜烂、渗出明显时，外治宜收敛、消炎，促进表皮恢复，可选用黄柏、生地榆、马齿苋、野菊花等煎汤，或10%黄柏溶液，或2%～3%硼酸水冷敷，再用青黛散麻油调搽。

2. 亚急性湿疮 外治原则为消炎、止痒、干燥、收敛，选用青黛膏、3%黑豆馏油、5%黑豆馏油软膏外搽。

3. 慢性湿疮 可选用各种软膏剂、乳剂，一般可外搽湿疹膏、5%硫黄软膏、5%～10%复方松馏油软膏、10%～20%黑豆馏油软膏。

第十九节 痛 经

一、概述

痛经是指妇女正值经期或经行前后出现周期性小腹疼痛或痛引腰骶，甚至剧痛晕厥者，又称"经行腹痛"。

西医妇产科学将痛经分为原发性痛经和继发性痛经。原发性痛经又称功能性痛经，是指生殖器官无器质性病变者；由于盆腔器质性疾病如子宫内膜异位症、子宫腺肌病、盆腔炎或宫颈狭窄等所引起的属继发性痛经。原发性痛经以青少年女性多见,继发性痛经则常见于育龄期妇女。

二、辨证论治(表3-75)

表3-75 痛经的辨证论治

常见证型	主要症状	治法	常用中成药
气滞血瘀	经前或经期小腹胀痛拒按,经血量少,行而不畅,血色紫暗有块,块下痛减,乳房胀痛,胸闷不舒。舌质紫暗或有瘀点,脉弦	理气行滞,化瘀止痛	血府逐瘀胶囊/口服液
寒凝血瘀	经前或经期小腹冷痛拒按,得热痛减,月经或有推后,量少,经色暗而有瘀块,面色青白,肢冷畏寒。舌暗,苔白,脉沉紧	温经散寒,化瘀止痛	少腹逐瘀颗粒痛经丸

三、适宜治疗技术

1. 推拿法 点揉子宫、血海、三阴交、太冲,左右各1~2分钟。患者俯卧,点按肾俞、肝俞、脾俞、八髎各2~3分钟。

2. 留罐法 取次髎、三阴交。适用于痛经实证。

3. 灸法 取关元、三阴交,采用隔姜灸法。适用于痛经虚证和寒凝血瘀证。

4. 穴位贴敷法 取肚脐或腹痛部位贴敷。将香附30g、延胡索15g、当归45g、片姜黄10g研成细末，用布包外敷，用于痛经气滞血瘀证。若属寒凝血瘀证者，可加入吴茱萸30g。

第二十节　月经先后无定期

一、概述

月经先后无定期又称"经水先后无定期""月经愆期""经乱"等，是指月经周期时或提前时或延后7天以上，连续三个周期以上者。本病以月经周期紊乱为特征。

二、辨证论治（表3-76）

表3-76　月经先后无定期的辨证论治

常见证型	主要症状	治法	常用中成药
肝郁	经来先后无定，经量或多或少，色暗红或紫红，或有血块，或经行不畅；胸胁、乳房、少腹胀痛，脘闷不舒，时叹息，嗳气食少。苔薄白或薄黄，脉弦	疏肝理气调经	逍遥丸
肾虚	经行或先或后，量少，色淡暗，质清；或腰骶酸痛，或头晕耳鸣。舌淡，苔白，脉细弱	补肾调经	左归丸

三、适宜治疗技术

拔罐法 取穴：①八髎、膈俞、期门、关元；②三阴交、肝俞、脾俞、肾俞。两组穴位交替使用，行留罐法操作，留罐10～15分钟。

第二十一节 带下病

一、辨证论治（表3-77）

表3-77 带下病的辨证论治

常见证型	主要症状	治法	常用中成药
湿热下注	带下量多，色黄或呈脓性，质黏稠，有臭气，或带下色白质黏，呈豆渣样，外阴瘙痒；小腹作痛，口苦口腻，胸闷纳呆，小便短赤。舌红，苔黄腻，脉滑数	清利湿热，佐以解毒杀虫	妇科千金片 花红颗粒/片
肾阳虚	带下量多，绵绵不断，质清稀如水；腰酸如折，畏寒肢冷，小腹冷感，面色晦暗，小便清长，或夜尿多，大便溏薄。舌质淡，苔白润，脉沉迟	温肾培元，固涩止带	艾附暖宫丸

二、适宜治疗技术

灸法 取神阙、中极、气海、阴陵泉、肝俞、脾俞、八髎，用温灸盒灸，每次15～20分钟。

第二十二节 肺炎喘嗽（小儿咳嗽）

一、辨证论治（表 3-78）

表 3-78 肺炎喘嗽的辨证论治

常见证型	主要症状	治法	常用中成药
风寒闭肺	咳嗽频作，咽痒声重，痰白清稀，鼻流清涕，或恶寒无汗，发热头痛。舌淡红，苔薄白，脉浮紧或指纹浮红	疏风散寒，宣肺止咳	通宣理肺丸
风热闭肺	咳嗽不爽，痰黄黏稠，不易咳出，咽痛，鼻流浊涕，伴有发热恶风，头痛。舌红，苔薄黄，脉浮数或指纹浮紫	疏风解表，宣肺止咳	小儿咳喘灵口服液/颗粒 清宣止咳颗粒
痰热闭肺	咳嗽痰多，色黄黏稠，难以咳出，甚则喉间痰鸣，或伴发热口渴，烦躁不安，小便黄少，大便干结。舌质红，苔黄腻，脉滑数或指纹青紫	清热化痰，宣肺止咳	清金化痰丸

二、适宜治疗技术

留罐法 取大椎、风门、肺俞。或沿上背部督脉、膀胱经行闪罐法操作至皮肤潮红，再于上三穴留罐 5 分钟。

第二十三节 小儿泄泻

一、辨证论治（表3-79）

表3-79 小儿泄泻的辨证论治

常见证型	主要症状	治法	常用中成药
风寒泄泻	大便清稀，夹有泡沫，臭气不甚，肠鸣腹痛，或伴恶寒发热，鼻流清涕，咳嗽咽痒。舌质淡，苔薄白，脉浮紧或指纹淡红	疏风散寒，燥湿止泻	藿香正气液
湿热泄泻	大便泻下急迫，量多次频，呈黄褐稀水或蛋花汤样，或夹少量黏液，气味臭秽，腹痛阵作，发热烦躁，口渴，肢倦乏力，小便短黄，肛门红赤。舌质红，苔黄腻，脉滑数或指纹紫	清热解毒，利湿止泻	葛根芩连微丸
伤食泄泻	脘腹胀满，腹痛即泻，泻后痛减，粪便酸臭，或如败卵，嗳气腐浊，不思饮食，夜卧不安。舌苔厚腻或微黄，脉滑实或指纹淡紫	消食化滞，运脾和胃	小儿化食丸
脾虚泄泻	大便稀溏，多于食后作泻，色淡不臭，时轻时重，面色萎黄，形体消瘦，神疲倦怠。舌淡苔白，脉缓弱或指纹淡	健脾益气，升提止泻	健脾八珍糕

二、适宜治疗技术

1. 推拿法

（1）湿热泻：清补脾土，清大肠，清小肠，退六腑。

（2）风寒泻：揉外劳宫，推三关，摩腹，揉龟尾。

（3）伤食泻：推板门，清大肠，补脾土，摩腹，逆运外八卦。

（4）脾虚泻：推三关，补脾土，补大肠，摩腹，推上七节骨，捏脊。

2. 穴位贴敷法 吴茱萸30g，丁香2g，胡椒30粒。共研细末，每次取1～3g，黄酒调成糊状，敷贴脐部，每日1次。适用于风寒泄泻、脾虚泄泻。

第二十四节　面　瘫

一、概述

面瘫是以口角向一侧㖞斜、眼睑闭合不全为主症的病证，又称为"口眼㖞斜"。若病久不愈，则可致口眼㖞斜难以恢复而至"倒错"。

西医学中，本病多指周围性面瘫，最常见于贝尔麻痹，也可见于亨特（Hunt）综合征等。

二、针灸治疗

1. 基本治疗

治法：祛风通络，疏调经筋。治疗以局部穴和手足阳明经穴为主。

主穴：<u>阳白、颧髎、颊车、地仓、翳风、合谷</u>。

配穴：<u>风寒证配风池、列缺</u>；<u>风热证配外关、曲池</u>；<u>气血不足证配足三里、气海</u>。<u>人中沟㖞斜配水沟</u>；<u>鼻唇沟浅配迎香</u>。

操作：<u>在急性期，面部腧穴手法不宜过重，针刺宜浅，取穴宜少，肢体远端的腧穴手法宜重；在恢复期，可加灸法。</u>

2. 其他治疗

（1）皮肤针法：取<u>阳白、颧髎、地仓、颊车</u>。适用于恢复期。

（2）拔罐法：取阳白、颧髎、地仓、颊车。用三棱针点刺后再加拔火罐，每周2次。适用于恢复期。

（3）电针法：取太阳、阳白、地仓、颊车。适用于恢复期。

（4）穴位贴敷法：取太阳、阳白、颧髎、地仓、颊车。

3. 中药外洗 以<u>牵正散加减</u>，或用治疗本病的口服中药汤剂之药渣，趁热外敷患侧面部及耳后、颈项等部位，每日1次。

第二十五节　漏肩风

一、概述

漏肩风是以肩部持续疼痛，活动受限为主症的疾病，又称"五十肩"。后期常出现肩关节的粘连和肌肉萎缩，肩部活动明显受限，故称"肩凝症""冻结肩"等。

本病相当于西医学的肩关节周围炎，是软组织退行性炎症性病变。

二、针灸治疗

1. 基本治疗

治法：通经活络，祛风止痛。以局部阿是穴为主，配合循经远端取穴。

主穴：肩前、肩髃、肩髎、肩贞、阿是穴、阳陵泉、条口透承山。

配穴：手太阳经证（以肩后侧疼痛为主，肩内收时疼痛加剧）配后溪；手阳明经证（以肩前区疼痛为主，肩内收时疼痛加剧）配合谷；手少阳经证（以肩外侧疼痛为主，外展时疼痛加剧）配外关；手太阴经证（以肩前近腋窝部疼痛为主且压痛明显）配列缺。

操作：先刺远端穴，做较长时间的手法，行针后令患者运动肩关节。肩部穴位要求有强烈的针感，可加灸法。

2. 刺络拔罐法 用皮肤针在肩部压痛点叩刺，使少量出血，加拔罐。

三、推拿治疗

1. 治法 活血化瘀，舒筋活络，松解粘连。

2. 取穴 肩井、肩髃、肩髎、肩贞、曲池、臂臑、天宗。

（1）患者取坐位，医生用一手托患肢手臂约60°，用按、揉、摩或一指禅推法在肩前部、肩外侧、肩后部、上臂往返治疗。配合患肢外展、后伸和旋转被动活动，时间约5分钟。

（2）按揉肩井、肩髃、肩髎、肩贞、曲池、臂臑、天宗，每穴1分钟；同时在肩前部、肱二头肌短头腱处、冈下肌、肩后大圆肌、小圆肌处施用按、揉、点、弹、拨的手法治疗。手法宜深沉缓和，约2分钟。

（3）在肩胛部、肩背部用按、揉、点、拨法等交替治疗。捏、拿、按、揉肩井、三角肌部，约5分钟。

（4）医生一手扶住患肩部，另一手托住其肘部，做肩关节环旋摇动，幅度由小至大，或用大幅度摇肩法，约1分钟。

（5）医生立于患肩背后侧，以一手前臂置于患肩腋下，另一手托其肘部并使肘关节屈曲，利用杠杆原理，一手向上抬，另一手将肘部向内推，以松解关节内粘连，增加关节活动度。

（6）最后在肩关节周围施擦法，以透热为度，并做肩部至前臂搓法，往返搓动3～5次。患肩外展60°，抖动肩部。

第七单元 中成药应用

第一节 应用禁忌

一、中成药与西药的配伍禁忌

一般应尽量避免配伍使用，若必须合用，建议间隔使用，同时注意药物的相互作用，避免发生不良反应。中成药与西药的联合使用可能会出现的不良反应有：

1. 降低药物的疗效 含麻黄碱的中成药，如麻杏止咳露、止咳定喘丸、防风通圣丸等与降压药不宜合用，否则可能会降低降压药的作用。

含酸性药物的中成药，如六味地黄丸与西药氢氧化铝凝胶、氨茶碱、碳酸氢钠、复方氢氧化铝片（胃舒平）<u>不宜同时服用</u>，因后四种西药为碱性药物，同时服用会酸碱中和而使药物失去治疗作用。

<u>含多种金属元素</u>，如钙、镁、铁等矿物质成分的中药（石膏、石决明、瓦楞子、龙骨、牡蛎等）及中成药（止咳定喘丸、龙牡壮骨冲剂等）<u>不宜与四环素类、大环内酯类、异烟肼、利福平等配伍</u>，否则会影响吸收，降低药效。

<u>含有鞣质的中药</u>（如五倍子、石榴皮、山茱萸、虎杖、大黄等）以及中成药（黄连上清丸、牛黄解毒片、七厘散等）<u>不宜与四环素类、红霉素、克林霉素等同服</u>，否则会降低生物利用度。

2. 影响体内酶代谢或破坏酶的作用 <u>含雄黄的中成药</u>（如牛黄解毒丸、六神丸等）<u>不宜与酶制剂合用</u>，否则会抑制酶的活性，降低疗效。

<u>以大黄为主要成分的中成药</u>（如牛黄解毒片、麻仁丸、解暑片等）<u>不能与胰酶、胃蛋白酶等合用</u>，因为大黄的主要成分大黄酚可抑制酶类的消化作用。

<u>含黄连成分的中成药不宜与乳酶生合用</u>，因为前者能使乳酶菌活力丧失，导致乳酶生失去助消化的功能。

3. 增加药物的毒副作用 使用麻黄时，忌与氨茶碱同服，否则二者的药效不仅减低，且能使毒性增加 1～3 倍，引起恶心呕吐、头痛头晕、心律失常等一系列不良反应。

含莨菪烷类生物碱的中药及制剂（如华山参、洋金花、颠茄合剂等）也不宜与强心苷类药物配伍，否则会使机体对强心苷类药物的吸收和蓄积增加，易引起中毒反应。

小活络丹、香连丸、贝母枇杷糖浆中分别含有乌头碱、黄连碱、贝母碱，若与西药阿托品、咖啡因、氨茶碱同服，很容易出现药物中毒。

4. 加重或诱发并发症 中药桃仁、白果、杏仁等不能与催眠镇静药（如氯氮平、地西泮等）合用，因为它们会抑制呼吸中枢，损害肝功能。

六神丸、麝香保心丸、益心丹等中成药与普罗帕酮（心律平）、奎尼丁同服，可导致心搏骤停而出现危险。

富含钾的中药（如夏枯草、白茅根）不宜与保钾利尿药合用，否则可产生高血钾，引起血压升高。

银杏叶制剂与阿司匹林合用可增加血小板功能的抑制，造成出血现象；与对乙酰氨基酚、麦角胺或咖啡因等成分的药物同服会引起硬膜下血肿；与噻嗪类利尿剂同服会引起血压升高。

5. 药物作用相互拮抗 药效拮抗会使药物作用降低或丧失。

如麻黄碱具有中枢兴奋作用，如与镇静催眠药氯丙嗪、苯巴比妥等同用则会产生药效的拮抗。

枳实抗休克的有效成分N-甲基酰胺对羟福林主要作用于α受体，当与α受体阻断药酚妥拉明同用时，会使药效降低。

含糖皮质激素样物质的中药（如鹿茸、何首乌、甘草、人参）不能与降糖药（如甲苯磺丁脲、苯乙双胍、胰岛素）同用，否则会引起血糖升高。

6. 引起沉淀或过敏反应 复方丹参注射液不宜与低分子右旋糖酐注射液混合静脉滴注；对于高敏体质的患者，庆大霉素应避免与柴胡注射液混合使用，否则可导致过敏性休克或严重的过敏症。

7. 影响药物排泄 尿液的酸碱度会影响肾脏对弱酸性或弱碱性药物的排泄。如山楂、乌梅等能酸化尿液，使利福平、阿司匹林等酸性药物吸收增加，加重肾脏的毒性反应；而与碱性药物四环素、红霉素同用，会使其排泄增加，疗效降低；其与磺胺类药物同用，可引起血尿、尿闭等症状。

二、中成药的用药禁忌

（一）证候禁忌

每种中成药都有其特定的功效和适用范围，对于临床证候都有所禁忌，称为证候禁忌。如安宫牛黄丸，功能清热解毒、豁痰开窍，属于凉开宣窍、醒神救急之品，主治热闭神昏证。若见面青身凉、苔白脉迟、寒闭神昏者，则当禁用本药，应选用温开宣窍之苏合香丸。

（二）配伍禁忌

中成药之间的配伍 如两个具有相似功效的中成药合并使用，可能出现某种成分重复使用，若是毒性药材或药性猛烈之品，则易发生毒副作用。如附子理中丸与金匮肾气丸均含有附子，二者配合应用，相当于增加了附子的用量，可能引起毒副作用。

（三）妊娠禁忌

凡禁用药妊娠期间绝对不能使用，慎用药可根据孕妇体质及病情需要审慎使用。

禁用药多是大毒的药物、引产堕胎药、破血消癥药、峻下逐水药，如砒霜、雄黄、轻粉、斑蝥、蟾酥、麝香、马钱子、乌头、附子、土鳖虫、水蛭、虻虫、三棱、莪术、商陆、甘遂、大戟、芫花、牵牛子、巴豆等。

慎用药包括有通经祛瘀类的桃仁、红花、牛膝、蒲黄、五灵脂、穿山甲、王不留行、凌霄花、虎杖、卷柏、三七等；行气破滞类的枳实、大黄、芒硝、番泻叶、郁李仁等；辛热燥烈类的干姜、肉桂等；滑利通窍类的冬葵子、瞿麦、木通、漏芦等。

（四）饮食禁忌

在古代文献中曾记载有"甘草忌猪肉、菘菜、海菜；薄荷忌鳖肉；麦冬忌鲫鱼；常山忌生葱、生菜；鳖甲忌苋菜；牡丹忌蒜、胡荽；丹参、茯苓、茯神忌醋及一切酸；威灵仙、土茯苓忌面汤茶"等。在服药期间，一般忌食生冷、腥膻、油腻等不易消化及有刺激性的食物。

（五）特殊人群禁忌

儿童应根据体重或年龄计算用药剂量和给药途径；避免滥用滋补类药物和注射液；尽量避免使用含有毒性成分较大的中成药；尽量缩短儿童用药疗程，及时减量或停药。

老人因机体器官组织衰老，对药物的吸收、代谢速度减慢，故应避免使用对心脏、肝脏、肾脏、血管等组织有损害的药物。

运动员因其职业特殊性，应避免使用含有兴奋性成分的药物，具体要求参照国家食品药品监督管理局2009年公布的"含兴奋剂目录所

三、影响中成药的安全因素及控制措施

(一) 与药品相关的安全性风险因素

1. 中成药本身存在毒性。
2. 中药饮片质量存在差异。
3. 中成药制备工艺存在差异。
4. 中成药说明书安全信息缺乏。

(二) 与临床应用相关的风险因素

中成药使用中出现不良反应的主要原因：

1. 中药自身的药理作用或所含毒性成分引起的不良反应。

2. 特异性体质对某些药物的不耐受、过敏等。

3. 方药证候不符，如辨证不当或适应证把握不准确。

4. 长期或超剂量用药，特别是含有毒性中药材的中成药，如朱砂、雄黄、蟾酥、附子、川乌、草乌、北豆根等，过量服用即可中毒。

5. 不适当的中药或中西药的联合应用。

第二节 用　法

1. 调敷法　将外用散剂或锭剂用适当的液

体调成或研成糊状,敷于患处的一种常用的外治法。如用茶水调服如意金黄散,取茶叶解毒消肿之效;醋研紫金锭,取醋干燥止痛之功;黄酒或白酒调敷七厘散、九分散、五虎丹等,取酒活血通经、疗伤止痛之效;花椒油调敷青蛤散,取花椒燥湿止痒之功;也有用香油或蛋清调敷的,则取其有润肤的保护作用。

2. 炖服法 中成药中的胶剂如鹿角胶、龟板胶、鳖甲胶、阿胶等单服时均可加黄酒或糖、水,隔水加热使之溶化(又称烊化)后服下。

3. 鼻饲法 对一些神志昏迷或因口腔疾患不能口服的患者,采用将药物稀释后通过鼻饲管注入胃中的一种给药方法。如常用治中风昏迷、热病神昏、小儿惊风等急重病证的安宫牛黄丸、紫雪散、局方至宝丹等可用鼻饲法给药。

第三节 肺系病证常用中成药

中成药	功效	主治	用法用量/使用注意
感冒清热颗粒	疏风散寒,解表清热	风寒感冒	
通宣理肺丸	解表散寒,宣肺止嗽	风寒束表、肺气不宣所致的感冒咳嗽	
银翘解毒丸	疏风解表,清热解毒	风热感冒	用芦根汤或温开水送服
连花清瘟胶囊	清瘟解毒,宣肺泄热	流行性感冒属热毒袭肺证	
双黄连合剂	疏风解表,清热解毒	外感风热所致的感冒	苦寒易伤胃气,脾胃虚寒者慎服,过敏体质者慎用
板蓝根颗粒	清热解毒,凉血利咽	肺胃热盛所致的咽喉肿痛,急性扁桃体炎、腮腺炎	
藿香正气水(胶囊)	解表化湿,理气和中	外感风寒、内伤湿滞或夏伤暑湿所致的感冒,胃肠型感冒	

续表

中成药	功效	主治	用法用量/使用注意
防风通圣丸（颗粒）	解表通里，清热解毒	外寒内热，表里俱实；瘰疬初起，风疹湿疮	
玉屏风颗粒	益气，固表，止汗	表虚不固，自汗恶风，面色㿠白，或体虚易感风邪者	开水冲服。宜饭前服用
橘红丸	清肺，化痰，止咳	痰热咳嗽，痰多，色黄黏稠，胸闷口干	
急支糖浆	清热化痰，宣肺止咳	外感风热所致的咳嗽；急性支气管炎、慢性支气管炎急性发作	
养阴清肺丸	养阴润燥，清肺利咽	阴虚肺燥，咽喉干痛，干咳少痰或痰中带血	孕妇慎用；过敏体质者慎用；忌烟、酒及辛辣、生冷、油腻食物

第四节 心脑系病证常用中成药

中成药	功效	主治	用法用量/使用注意
速效救心丸	行气活血，祛瘀止痛，增加冠脉血流量，缓解心绞痛	气滞血瘀型冠心病，心绞痛	孕妇禁用；伴有中重度心力衰竭的心肌缺血者慎用
复方丹参滴丸（片）	活血化瘀，理气止痛	气滞血瘀所致的胸痹、冠心病心绞痛	吞服或舌下含服。孕妇慎用
血府逐瘀丸（胶囊、口服液）	活血祛瘀，行气止痛	气滞血瘀所致的胸痛、头痛	丸剂：空腹，用红糖水送服
麝香保心丸	芳香温通，益气强心	气滞血瘀所致的胸痹	具有强心作用，不宜与洋地黄类药物同用
清开灵口服液	清热解毒，镇静安神	外感风热时毒、火毒内盛所致诸症；呼吸系统多种病症	

续表

中成药	功效	主治	用法用量/使用注意
安宫牛黄丸	清热解毒，镇惊开窍	用于热病，邪入心包诸症，中风昏迷及脑炎、脑出血、败血症等	孕妇慎用；不宜过量久服、神志清醒后当停用；含有雄黄，不宜与硝酸盐、硫酸盐类同服；肝肾功能不全者慎用；由闭证变为脱证时，应立即停药
苏合香丸	芳香开窍，行气止痛	痰迷心窍所致的痰厥昏迷、中风偏瘫、肢体不利，以及中暑、心胃气痛	香燥药物过多，易耗散正气，不宜久服
川芎茶调丸	疏风止痛	外感风邪所致的头痛，或有恶寒、发热，鼻塞	饭后清茶送服。本品药性发散，易伤正气，中病即止，不可多服、久服
华佗再造丸	活血化瘀，化痰通络，行气止痛	痰瘀阻络之中风恢复期和后遗症期	
天王补心丸	滋阴养血，补心安神	心阴不足，心悸健忘、失眠多梦，大便干燥	本品含朱砂，不宜长期服用，不可与含溴化物、碘化物的药物同用

续表

中成药	功效	主治	用法用量/使用注意
地奥心血康胶囊	活血化瘀，行气止痛，扩张冠脉血管，改善心肌缺血	预防和治疗冠心病、心绞痛以及瘀血内阻之胸痹	月经期妇女及有出血倾向者慎用
生脉饮	益气复脉，养阴生津	气阴两亏，心悸气短，脉微自汗	口服。不宜同时服用藜芦、五灵脂、皂荚或其制剂
血栓通注射液	活血祛瘀，扩张血管，改善血液循环	视网膜中央静脉阻塞、脑血管病后遗症、内眼病、眼前房出血等	大剂量使用时，需观察血压变化；低血压者慎用；不推荐本品与其他药物在同一容器内混合使用
丹参注射液	活血化瘀，通脉养心	冠心病胸闷、心绞痛	本品是纯中药制剂，使用前必须对光检查

第五节 脾胃系病证常用中成药

中成药	功效	主治	用法用量/使用注意
补中益气丸	补中益气，升阳举陷	脾胃虚弱，中气下陷所致的泄泻、脱肛、阴挺	
参苓白术丸	补脾胃，益肺气	脾胃虚弱，食少便溏，气短咳嗽，肢倦乏力	
归脾丸	益气健脾，养血安神	心脾两虚诸症，食欲不振，崩漏便血	
附子理中丸	温中健脾	脾胃虚寒，脘腹冷痛，呕吐泄泻，手足不温	
香砂养胃丸	温中和胃	胃阳不足，湿阻气滞所致的胃痛、痞满	
气滞胃痛颗粒	疏肝理气，和胃止痛	肝郁气滞，胸痞胀满，胃脘疼痛	
保和丸	消食，导滞，和胃	食积停滞，脘腹胀满，嗳腐吞酸，不欲饮食	因肝病或心肾功能不全所致之不欲饮食、脘腹胀满者不宜用
麻仁润肠丸	润肠通便	肠胃积热，胸腹胀满，大便秘结	
复方黄连素片	清热燥湿，行气止痛，止痢止泻	大肠湿热，赤白下痢，里急后重或暴注下泻，肛门灼热；肠炎、痢疾	含鞣质的中药与盐酸小檗碱合用后，可生成难溶性鞣酸盐沉淀，降低疗效
四神丸	温肾散寒，涩肠止泻	肾阳不足所致的泄泻	

第六节 肝胆系病证常用中成药

中成药	功效	主治	用法用量/使用注意
逍遥丸	疏肝健脾,养血调经	肝郁脾虚所致的郁闷不舒、胸胁胀痛、头晕目眩、食欲减退、月经不调	胁痛属湿热毒瘀所致的肝胆病不宜用;慢性肝病(如肝硬化)阴虚火旺者慎用;肝肾阴虚,久而化火者不宜用
茵栀黄颗粒	清热解毒,利湿退黄	肝胆湿热所致的黄疸,急、慢性肝炎	寒湿所发黄疸不宜用;自身免疫性肝炎、原发性胆汁性肝硬化和原发性硬化性胆管炎的黄疸应慎用
消炎利胆片	清热,祛湿,利胆	肝胆湿热所致的胁痛、口苦,急性胆囊炎、胆管炎	本品所含苦木有一定毒性,不宜过量、久服;用于治疗急性胆囊炎感染时,应密切观察病情变化,若发热、黄疸、上腹痛等症状加重时,应及时请外科处理
护肝片	疏肝理气,健脾消食	具有降低转氨酶的作用。用于慢性肝炎及早期肝硬化	1个月疗程期间全面观察肝功能及相应体征是否好转,以免延误病情。如果肝功能全面好转,需停用本药品时应递减剂量,不宜骤停,以免ALT反跳

第七节　肾系病证常用中成药

中成药	功效	主治	用法用量/使用注意
六味地黄丸	滋阴补肾	肾阴亏损,头晕耳鸣,腰膝酸软,骨蒸潮热,盗汗遗精,消渴	
金匮肾气丸	温补肾阳,化气行水	肾虚水肿,腰膝酸软,小便不利,畏寒肢冷	本品含附子,不可过服、久服
知柏地黄丸	滋阴降火	阴虚火旺,潮热盗汗,口干咽痛,耳鸣遗精,小便短赤	
杞菊地黄丸	滋肾养肝	肝肾阴亏,眩晕耳鸣,羞明畏光,迎风流泪,视物昏花	
五苓散	温阳化气,利湿行水	阳不化气、水湿内停所致的水肿	
排石颗粒	清热利水,通淋排石	下焦湿热所致的石淋,泌尿系结石	

第八节　其他病证常用中成药

中成药	功效	主治	用法用量/使用注意
小活络丸	祛风散寒,化痰除湿,活血止痛	风寒湿邪闭阻、痰瘀阻络所致的痹病	温黄酒或温开水送服

续表

中成药	功效	主治	用法用量/使用注意
尪痹颗粒	补肝肾，强筋骨，祛风湿，通经络	肝肾不足、风湿阻络所致的尪痹，类风湿关节炎	
消渴丸	滋肾养阴，益气生津	气阴两虚所致的消渴病	本品含格列本脲，应严格按处方使用，并注意监测血糖

第九节 调经类常用中成药

中成药	功效	主治	用法用量/使用注意
乌鸡白凤丸	补气养血，调经止带	气血两虚，身体瘦弱，腰膝酸软，月经不调，崩漏带下	不宜同时服用藜芦、五灵脂、皂荚及其制剂
艾附暖宫丸	理气养血，暖宫调经	血虚气滞、下焦虚寒所致的月经不调、痛经	治疗痛经，宜在经前3～5天开始服药，连服1周。如有生育要求应在医师指导下服用
益母草膏（颗粒）	活血调经	血瘀所致的月经不调、产后恶露不绝，产后子宫复旧不全	

续表

中成药	功效	主治	用法用量/使用注意
更年安片	滋阴清热，除烦安神	肾阴虚所致的绝经前后诸证，围绝经期综合征	
桂枝茯苓丸	活血化瘀，消癥	妇人宿有癥块，或血瘀经闭，行经腹痛，产后恶露不尽	经期停服

第十节　止带类常用中成药

中成药	功效	主治	用法用量/使用注意
妇科千金片	清热除湿，益气化瘀	湿热瘀阻所致的带下病、腹痛	气滞血瘀证、寒凝血瘀证者不宜用
花红颗粒（片）	清热解毒，燥湿止带，祛瘀止痛	湿热瘀滞所致的带下病、月经不调	

第十一节　小儿肺系病证常用中成药

中成药	功效	主治	用法用量/使用注意
小儿肺咳颗粒	健脾益肺，止咳平喘	肺脾不足，痰湿内壅所致的咳嗽或痰多稠黄，咳吐不爽，气短，喘促；小儿支气管炎	高热咳嗽慎用

第十二节 小儿脾胃系病证常用中成药

中成药	功效	主治	用法用量/使用注意
小儿化食丸	消食化滞，泻火通便	食滞化热所致的积滞	服用前应除去蜡皮、塑料球壳。本品可嚼服，也可分份吞服
健儿消食口服液	健脾益胃，理气消食	小儿饮食不节损伤脾胃引起的纳呆食少诸症，甚则厌食恶食	
小儿泻速停颗粒	清热利湿，健脾止泻，缓急止痛	治疗小儿泄泻、腹痛、纳差（尤适用于秋季腹泻及迁延性、慢性腹泻）	

第十三节 皮肤与外科常用中成药

中成药	功效	主治	用法用量/使用注意
连翘败毒丸	清热解毒，消肿止痛	热毒蕴结肌肤所致的疮疡，症见局部红肿热痛、未溃破者	疮疡阴证者慎用
防风通圣丸（散）	详见本章第三节防风通圣丸（颗粒）		

续表

中成药	功效	主治	用法用量/使用注意
京万红软膏	活血解毒，消肿止痛，去腐生肌	轻度水、火烫伤、疮疡肿痛、创面溃烂	生理盐水清理创面，涂敷本品或将本品涂于消毒纱布上，敷盖创面，消毒纱布包扎，每日换药一次
马应龙麝香痔疮膏	清热燥湿，活血消肿，去腐生肌	湿热瘀阻所致的各类痔疮、肛裂，亦用于肛周湿疹	用于痔疮便血肿痛时应将备用的注入管轻轻插入肛门内，挤入2g左右药膏；用于肛裂时，把药膏敷于裂口内，敷药前应将肛门洗净

第十四节　骨伤科常用中成药

中成药	功效	主治	用法用量/使用注意
七厘散	化瘀消肿，止痛止血	跌仆损伤、血瘀疼痛、外伤出血	
跌打丸	活血散瘀，消肿止痛	跌打损伤、筋断骨折、瘀血肿痛、闪腰岔气	
云南白药	化瘀止血，活血止痛，解毒消肿	用于跌打损伤、瘀血肿痛、各种出血证、手术出血、疮疡肿毒及软组织挫伤、闭合性骨折、支气管扩张及肺结核咳血、溃疡病出血，以及皮肤感染性疾病	瘀血肿痛与未流血者用酒送服。凡遇较重的跌打损伤可先服保险子一粒，轻伤及其他病症不必服

第十五节　五官科常用中成药

中成药	功效	主治	用法用量/使用注意
明目地黄丸	滋肾，养肝，明目	肝肾阴虚，目涩畏光，视物模糊，迎风流泪	肝经风热、肝火上扰者不宜用
鼻炎康片	清热解毒，宣肺通窍，消肿止痛	风邪蕴肺所致的急、慢性鼻炎，过敏性鼻炎	不宜过量、长期服用；用药期间不宜驾驶车辆、管理机械及高空作业
黄氏响声丸	疏风清热，化痰散结，利咽开音	风热外束、痰热内盛所致的急、慢性喉瘖	阴虚火旺所致的急、慢性喉瘖者慎用
口腔溃疡散	清热，消肿，止痛	火热内蕴所致的口舌生疮、黏膜破溃、红肿灼痛	用消毒棉球蘸药擦患处，一日2～3次